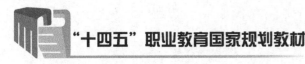

"十四五"职业教育国家规划教材

U0148306

智慧健康养老服务与管理专业

老年人

LAONIANREN
XINLI HULI

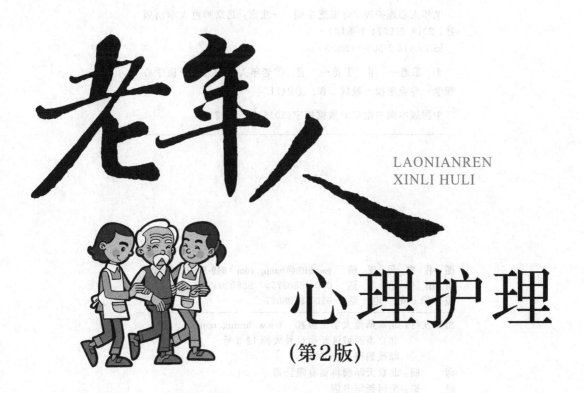

心理护理

（第2版）

主　编◎蒋玉芝

副主编◎王晓秋　苏小林　唐　丹

参　编◎彭　婷　王　港　龙　环

　　　　马丽娟　经莹洁　郭明磊

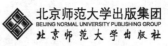

北京师范大学出版集团
BEIJING NORMAL UNIVERSITY PUBLISHING GROUP
北京师范大学出版社

图书在版编目(CIP)数据

老年人心理护理 /蒋玉芝主编. —北京：北京师范大学出版社，2019.8(2024.7重印)

ISBN 978-7-303-19208-3

Ⅰ.①老… Ⅱ.①蒋… Ⅲ.①老年人－护理学－医学心理学－专业学校－教材 Ⅳ.①R471

中国版本图书馆 CIP 数据核字(2015)第 153226 号

图 书 意 见 反 馈　gaozhifk@bnupg.com　010-58805079
营 销 中 心 电 话　010-58802755　58800035
编 辑 部 电 话　010-58808077

出版发行：北京师范大学出版社　www.bnupg.com
　　　　　北京市西城区新街口外大街 12-3 号
　　　　　邮政编码：100088

印　　刷：北京天泽润科贸有限公司
经　　销：全国新华书店
开　　本：787 mm×1092 mm　1/16
印　　张：15.5
字　　数：350 千字
版　　次：2023 年 9 月第 2 版
印　　次：2024 年 7 月第 14 次印刷
定　　价：35.80 元

策划编辑：易　新　　　　　责任编辑：易　新
美术编辑：焦　丽　　　　　装帧设计：焦　丽
责任校对：陈　民　　　　　责任印制：马　洁　赵　龙

本书编委会

主　编：蒋玉芝　长沙民政职业技术学院

副主编：王晓秋　长沙民政职业技术学院

苏小林　长沙民政职业技术学院

唐　丹　中国人民大学

参　编：彭　婷　长沙民政职业技术学院

王　港　江苏经贸职业技术学院

龙　环　长沙市第一社会福利院

马丽娟　赤峰学院附属医院

经莹洁　赤峰学院附属医院

郭明磊　泰康健康产业投资控股有限公司

内容简介

本教材共分六个项目，分别介绍老年人心理护理的基本认知、老年人心理护理基本技能、老年人社会适应与心理护理、老年人心理障碍与心理护理、老年人心身疾病与心理护理、老年人死亡教育与临终关怀等知识和基本技能。它是将心理学的基本理论和技巧运用到临床老年护理工作中。

本教材结合专业特点，进行基于工作过程的项目设计和任务分解，从职业岗位和心理护理工作实际出发，选择常见老年心理问题和老年心理护理典型案例来设计教材内容，任务下设计有学习目标、工作任务描述、基本知识准备、工作任务分解与实施、拓展训练、推荐阅读、参考文献等环节，书中还穿插有知识链接、小贴士、小测验等，让学生在多种形式的学习中掌握知识，提高能力。

本教材对应开设了《老年心理护理实务》在线精品课程（平台为智慧职教 MOOC 学院），可以在智慧职教官网首页 MOOC 学院点击进去，在搜索处直接输入《老年心理护理实务》即可，也可以在智慧职教首页直接输入《老年心理护理实务》，查阅智慧健康养老服务与管理专业群下的本课程资源。

第 2 版前言

　　培养什么人？怎样培养人？为谁培养人？是教育的根本问题。教材是教学的主要参考和依据，关系到培养什么样的人以及怎样培养、为谁培养人的问题。由蒋玉芝主编、北京师范大学出版社 2015 年出版的《老年人心理护理》教材已经使用了四年，该教材从发行以来，作为"十二五"职业教育国家规划教材，得到了相关院校和养老行业企业的广泛关注，成为老年服务与管理专业核心课程教材和养老行业企业老年人心理护理工作领域的重要参考书，对促进和提高老年心理护理相关课程的教学效果和实践工作水平发挥了一定的作用，初步实现了编委会和出版社编写出版本教材的初衷。

　　由于当时编者时间、经验等方面的原因，本教材第 1 版存在一些不足，经过几年的使用，逐渐凸显了一些亟须解决的问题，内容和形式也需要紧跟行业发展和专业发展，与时俱进。新媒体时代，职业教育教学环境和理念不断变化，职业教育教材发展的趋势将是模块化、立体化和便捷化。本教材第 2 版在这些方面进行了改进与完善。

　　本教材以习近平新时代中国特色社会主义思想为指导，坚决贯彻落实习近平总书记关于职业教育工作和教材工作的重要指示批示精神，深入贯彻以人民为中心的发展思想，为老有所养持续用力，为培养更多智慧健康养老领域高素质技术技能人才服务。与第一版的《老年人心理护理》相比较，本教材沿用了其基本思路，按照养老护理工作中老年心理护理工作实际场景设计教材内容。根据学生和岗位实际特点，实行项目导向、任务驱动的模式，力求实现"做中教，做中学"。通过基于工作过程的项目设计和任务分解，从职业岗位和心理护理工作实际出发，选择常见的老年心理问题和老年心理护理典型案例来设计教材内容，任务下设计有学习目标、工作任务描述、基本知识准备、工作任务分解与实施、拓展训练、推荐阅读、参考文献等环节，书中还穿插有知识链接、小贴士、小测验等，方便学生在多种形式的学习中掌握知识，提高能力。根据使用教材的师生的反馈意见和建议，结合专家的指导和编者们的讨论，本次教材再版，除了对老年人心理护理理念和技术进行了与时俱进的更新外，最大的变化就在于减少理论部分内容，增加可操作性，另外，在教辅资源上，增加了配套图文影音资料，尽量方便使用者利用碎片化时间便捷学习。

本书系湖南省教育厅科学研究项目"养老机构老年人心理弹性影响因素及提升对策研究"（项目编号：19C0098)阶段性研究成果，是湖南省职业教育教学改革研究项目"1＋X证书制度下养老专业人才培养模式改革与实践研究"（项目编号：ZJGB2020012)阶段性改革成果。

本教材再版得到了教学一线的专业教师、高校老年心理学专家的悉心指导，借鉴吸收了国内外老年心理护理、老年心理咨询领域众多专家、学者的著作、教材及相关网站上一些资料，绝大多数已在参考文献中列出，在此特致谢意。本教材编写和完善过程中吸纳了行业专家的建议和意见，得到了北京师范大学出版社易新老师的指导和帮助，在此一并表示感谢。由于学术水平、研究能力、教学经验和实务经验等方面的限制，仍有一些缺憾，恳请各位读者批评指正。

编　者

前　言

随着现代科技和生物医学的发展以及医学模式转变为"生物—心理—社会"模式，各种心理因素对人的健康和疾病的影响逐渐受到人们的关注，心理护理也应运而生。在人口老龄化程度日趋严峻的今天，老年人的养护成为社会关注的重点，老年人养护问题中的心理护理也得到越来越多的重视。如何提高老年人的心理健康水平，如何提高老年人的社会适应能力，如何使老年人在身心愉悦的状态下度过各自的晚年，已成为当今老年人心理护理的重要内容。

本教材面向老年服务与管理专业，定位于中高职学校职业教育"技能化、职业化"的要求，打破传统的教材模式，按照养老护理工作的老年心理护理工作实际场景设计教材内容。根据学生和岗位实际特点，实行项目导向、任务驱动的模式，力求实现"做中教，做中学"。通过基于工作过程的项目设计和任务分解，从职业岗位和心理护理工作实际出发，选择常见老年心理问题和老年心理护理典型案例来设计教材内容，任务下设计有学习目标、工作任务描述、基本知识准备、工作任务分解与实施、拓展训练、推荐阅读、参考文献等环节，书中还穿插有知识链接、小贴士、小测验等，使学生在多种形式的学习中掌握知识、提高能力。

本教材主要作为职业院校老年服务与管理专业的教科书，也可作为老年心理护理工作者、老年社会工作者及其他相关工作人员的学习参考书。

在编写上，本教材具有以下主要特点：

（1）在编写原则上，突出以职业能力为核心。教材编写贯穿"以岗位需求为导向，以职业能力为核心"的理念，结合行业实际，反映岗位需求，从职业教育要求出发，做到理论够用，技能实用。

（2）在编写队伍上，既有多年从事老年心理护理教学工作的高校教师，也有常年从事老年心理护理工作的临床医生和护士，他们为本教材的理论和技能内容的完善提供了大力支持。

（3）在编写模式上，采用项目导向、任务驱动的模式。任务提出和描述贴近学生岗位实际，基本知识的准备体现学科要求，工作任务的实施体现技能过程与要求，拓展训练和推荐阅读利于学生课后技能训练以及课后知识延伸。

本教材编写过程中，由于编者水平有限，加之作者中大部分高校教师擅长理论，欠缺临床实践；国内职教方面老年心理护理教材缺少等都给本教材编写带来了一定困难。虽各位编委力求教材内容尽量贴近实际工作，但仍存在一些不足，欢迎使用者多提宝贵意见和建议，使之进一步完善。

　本教材在编写过程中吸纳了行业专家的建议和意见，借鉴吸收了目前老年心理护理、老年心理咨询领域有关教材和研究成果，得到了北京师范大学出版社周光明编审、易新编审的指导和帮助，在此一并表示感谢。

编　者

目 录

项目一 老年人心理护理的基本认知

 项目情境聚焦

党的二十大报告明确指出："实施积极应对人口老龄化国家战略，发展养老事业和养老产业，优化孤寡老人服务，推动实现全体老年人享有基本养老服务。""重视心理健康和精神卫生。"对于老年人而言，生命质量的提高，不仅要有一个健康的身体，而且要有良好的心态。因此，老年护理工作者在做好老年人身体保健的同时，也需要做好老年人的心理护理工作。

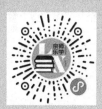

（扫二维码看：项目一 思政案例：国家卫健委 老年心理关爱行动 关注老年人健康状况）

思考与讨论：老年心理关爱行动具体要求有哪些？对你未来从事养老服务与管理，有什么启发？

任务一
了解老年人心理护理

学习目标

素质目标：培养学生尊老爱老的职业精神；
　　　　　　具有精神养老的服务意识。

知识目标：了解心理护理的定义；
　　　　　　掌握老年人心理护理的主要内容；
　　　　　　了解老年人心理护理的一般程序及注意事项。

能力目标：熟悉老年人心理护理的一般程序；
　　　　　　能为老年人制定针对性的心理护理方案。

工作任务描述

　　某老年公寓新入住了一位70多岁的李大爷，他自入住公寓以后每天只是独自静坐，不思饮食。公寓方为了李大爷的健康，想尽了一切办法为他做出各种各样的美食，甚至很多服务人员也从家里带来许多小吃，想激发李大爷的食欲。但一切的努力都收效甚微，眼看着李大爷迅速消瘦，身体状况一天比一天差，公寓负责人很着急，找来公寓从事心理和社会工作的工作人员帮忙。

　　思考：

　　1. 李大爷可能出现了什么问题？如何确定李大爷的问题？

　　2. 如何为李大爷开展心理护理服务？

基本知识准备

一、心理护理的定义

　　心理护理是以心理学的理论为指导，以良好的人际关系为基础，运用心理学的方法，通过语言和非语言的沟通，改变护理对象不良的心理状态和行为，促进康复或保持健康的护理过程。

　　现代医学模式已由单纯的生物医学转化为"生物－心理－社会"综合模式。受"生物－心理－社会"综合模式的影响，医学对患者的认知亦发生了深刻的变化，由偏重于躯体因素转向同时关注患者的心理创伤和反应，由仅着眼于生物学因素分析转向同时重视心理社会因素的作用。疾病谱和死亡谱的研究表明，现代造成大量死亡的疾病（如心脑血管疾病、癌症等）都是多因素致病，无数研究已充分证实心理社会因素在疾病的发生、病程的转归中均起到重要作用，因此心理护理在患者身体康复和健康维护中发挥着重要作用。

二、心理护理的意义

随着社会的发展和医学的进步，人们已经开始认识到人类诸多器质性病变与心理社会因素密切相关。生物医学模式逐渐向生物—心理—社会医学模式转变。随着生物—心理—社会医学模式的普及，护理模式也发生了深刻的变化，护理工作不仅关注患者的生理需求，还高度关注患者的心理和社会需求。现代医学心理学研究证明，患者的心理活动以及护理人员对患者施加的心理护理会影响治疗效果，因此，临床中有"三分治疗，七分护理""心理护理先行"等说法。

心理护理不只限于临床应用，还被广泛应用于家庭、教育机构、社区服务和养老机构等。其服务对象也不局限于身体患有疾病的人，还涉及不同的心身疾病患者。即使是正常人，也可以通过心理护理，维护身心健康。

为老年人开展心理护理，有利于促进身体康复。随着年龄的增长，老年人难免遭受慢性疾病的困扰，心理护理可以帮助患病老年人缓解负面情绪、增强信心和建立积极的生活态度，可以帮助患病老年人更好地配合医疗和护理，从而更快地恢复健康。

为老年人开展心理护理，有利于维护心理健康。随着年龄的增长，老年人可能会面临各种心理挑战，如孤独、焦虑、抑郁等。这些情绪问题可能对老年人的日常生活造成负面影响，例如影响睡眠、食欲等。心理护理通过专业的手段和方法，增强老年人的心理健康意识，传授他们处理情绪问题的技巧，并提供必要的支持和建议，维护他们的心理健康。

为老年人开展心理护理，有利于改善人际关系。研究表明，社会支持与老年人生活满意度紧密相关。当老年人遇到人际困扰或社会支持不足时，心理护理可以帮助老年人了解自己的情绪和需求，提高自我认知和自我调节能力，有助于他们更好地处理与他人的关系，减少冲突和误解。心理护理还可以提供一些沟通技巧和情绪管理方法的培训，使老年人能够更有效地表达自己的想法和情感，增强与他人的互动和信任，建立和保持健康的人际关系。

为老年人开展心理护理，有利于增强社会适应。老年人不仅要应对健康问题，还要应对社会角色变化以及社会发展变化等方面的挑战，常常面临社会适应问题。心理护理通过一系列的干预措施，如心理咨询、心理疏导和心理健康教育，可以增强老年人的心理韧性和应对能力，帮助老年人更好地适应社会环境。

总之，心理护理不仅有利于提高老年人生活质量，还有利于减轻家庭和社会负担，减少照护压力。

三、心理护理的一般程序

根据信息论、系统论、控制论的观点，以老年病人为例，将心理护理的程序分为以下五步。

(一)心理护理评估

心理护理评估是心理护理的第一步，是心理护理诊断及制订心理护理计划的重要依据。护理人员通过观察、晤谈、调查、心理测量等手段，对老年人作综合信息的收集工作，收集老年人主、客观资料，了解老年人的人格特征，掌握老年人的心理状态和行为习惯产生的原因和发展规律。

(二)心理护理诊断

心理护理诊断与医疗诊断有所不同，是在收集老年人生理、心理、社会等综合信息的基础上，对老年人作综合的临床心理护理诊断，了解并确定老年人的心理状态，对老年人进行心理问题类型及严重程度分类，并分析老年人心理问题产生的原因。

(三)心理护理计划制订

心理护理计划针对心理护理问题确定相应的护理目标，并制订相应的具体护理措施。在列出心理护理诊断或护理问题后，制定心理护理目标；再根据目标制定解决心理问题的对策和措施。制定心理护理目标时，应有明确的针对性，是应针对现存的或潜在的心理护理问题，目标应包括具体要达到的结果及时间。计划应符合和满足老年人生理、心理、社会需要。

(四)心理护理的实施

组成多学科护理团队，在护理实践中实施心理护理计划中的各项心理护理措施。

(五)心理护理效果评价

对心理护理计划是否达到预期目标进行评估。即检验预期效果是否能达到，列出执行措施后出现的反应及结果；再将反应与原来制定的护理目标进行比较、以观察是否达到要求。

四、老年人心理护理的主要内容

(一)老年人心理特点与心理护理

心理现象包括心理活动过程和人格心理。心理活动过程又包括认知心理活动、情绪情感活动、意志活动；人格心理又包括人格心理倾向(需要、动机、兴趣等)和人格心理特征(气质、性格、能力等)。个体在不同年龄阶段，心理现象有不同的特点。

生理变化常常是心理变化的基础，但心理变化也会影响生理状况。随着年龄的增加，人的生理和心理会有一系列的变化，如脑动脉硬化、严重的高血压，轻则可能会削弱老年人的记忆力和工作能力，严重的可能会引起认知减退或认知障碍。长期因病卧床不起，生活不能自理的老年人，可能产生孤独、焦虑、抑郁情绪等。为了做好老年人的心理护理工作，进一步提高老年人的生活质量，我们需要了解老年人认知变化及特点、情绪情感变化及特点、意志变化及特点，以及老年人人格变化及特点，并在此基础上开展针对性心理护理。

(二)老年人社会适应问题的心理护理

人到老年，随着年龄的增长，更容易遭遇各种丧失，容易面临各种变故，要面对社会角色变更、人际交往环境变化、身体生理衰变等人生特殊阶段的诸多问题，例如空巢现象、离退休、婚姻家庭、养老模式等变化，需要老年人更多地在心理和行为上做出调整，达成与环境的和谐，也需要为老服务人员针对各类老年人社会适应问题开展心理护理，提高老年人生活质量。

(三)老年人心理障碍的心理护理

老年人因身体各项机能发生退行性变化以及生活环境、生活状态的改变，可能产生各种异常心理过程、异常人格特征及异常行为方式，例如老年认知障碍、老年抑郁障碍等。有针对性地开展心理护理将有利于减少心理障碍对老年人的身心健康的危害。

(四)老年人心身疾病的心理护理

心身疾病是一种与心理和社会因素密切相关，以躯体症状表现为主的疾病。疾病的发生、发展以及转归都与心理、社会因素的刺激有关。老年人因生理、心理上的特点和特定的社会心理因素的影响，较年轻人更易患心身疾病。如原发性高血压、冠心病、糖尿病、恶性肿瘤、消化性溃疡、支气管哮喘、紧张性头痛等。心理护理对心身疾病的预防和康复必不可少。

(五)与死亡相关问题的心理护理

老年人因为身心衰老或疾病往往距离死亡更加迫近，他们面对死亡有关的心理问题更加突出，如何提高老年人对死亡的理性认识，增强心理接纳、从容面对人生丧失和死亡，也是老年心理护理的重要内容。

五、心理护理注意事项

在老年人心理护理过程中，除了注意表达关心、尊重以外，还有一些特殊的注意事项。

(一)注意老年护理对象的性格特征

"了解什么样的人得了病，比了解一个人得了什么病更重要。"每个人都有独特的性格，这会影响他们的情绪和行为反应，甚至影响疾病的产生与康复。了解护理对象的性格，更能有针对性地开展心理护理；同时，了解并尊重护理对象的性格特征，也是建立良好护患关系的基础。例如，有的老年人可能性格开朗、积极，而有的则可能较为内向、敏感。根据老年人性格的不同，护理人员应采取不同的沟通方式，以更好地理解和满足他们的需求。

(二)注意老年护理对象的情绪特征

"七情可以致病，也可以治病。"情绪状态会影响一个人的健康和生活质量。在心理护理过程中，需要细心观察护理对象的情绪变化，以确定他们是否感到焦虑、抑郁或其他负面情绪。例如，老年人的抑郁焦虑常常与失眠互为因果，处理老年人的睡眠问题时，就要重视情绪的影响。

（三）注意老年护理对象的心理需求

心理护理要注意满足老年人不同的心理需求。不仅要锦上添花，更要雪中送炭。在护理过程中，应通过积极的沟通、倾听和关心来了解和满足他们的心理需求。例如，某独居老人并不一定就是经济困难，生活不方便，可能更多的是社交需要和爱的需要。

（四）注意语言的作用

语言是沟通的重要工具，是传递心理关爱的重要途径。使用简单、直接的语言与护理对象交流，确保他们能够理解信息。同时，注意自己的语调和措辞，以免传达错误的信息或造成不必要的困扰。例如，对于听力不好的老年人，可以适当提高音量，但也要避免过于刺耳。对于有方言的老年人，可以适当使用方言进行沟通，以增加亲切感和信任感。

（五）注意暗示的作用

在心理护理过程中，心理暗示是一种重要的影响手段。人们容易受到他人的影响，特别是在护理情境中。因此，护理人员应避免给出可能会让护理对象感到不安或产生负面联想的消极暗示。例如，避免在言语或行为上给护理对象传递出负面信息或负能量，以免加重他们的心理负担。

（六）注意环境的作用

环境对人的心理状态有很大影响。要确保护理环境干净、整洁、安全，并尽可能地使其适应护理对象的需求和喜好。例如，可以为老年人提供一个温馨、舒适的环境，放置一些绿植或装饰物，增加空间的舒适感和温馨感，让老年人感受生机和活力。

（七）注意协助解决实际问题

在心理护理过程中，要尽力协助解决护理对象的实际问题，老年人的心理压力往往与实际问题密切相关，如日常生活需求、医疗问题等。通过解决实际问题，提供社会支持，可以更好地减轻老年人心理压力和日常烦恼，达到心理护理的目的。

 拓展训练

"周五病"

"哎哟，疼啊！我这浑身都疼，腰疼、背疼、大腿也疼，我得上医院！"护工将韩淑琴一推进养老院的办公室，她就开始大声喊疼。

轮椅上的韩淑琴今年70多岁，脑血栓后遗症让她再也无法下地。虽然嘴里大声喊着疼，但老人厚厚的老花镜片下，不停转动的眼睛里不时还会透出一丝"狡黠"。

韩淑琴家里有两个儿子和一个女儿。儿子都是司机，女儿做护士，两个孙子在读书。因为子女们无暇照顾老人，将她送到了嘉德老年公寓。

"到周五了，是该疼了，一见到儿子就好了!"坐在办公室里的郭俊笑着悄悄对本刊记者说。其实，老人平时身体还不错，但每到周五这天，她就害怕子女们因为各种原因不来看她。所以，她总是以身上疼为理由让孩子们带她去医院检查。这样，她就可以和家人待在一起。

[资料来源：谁来赡养老人。瞭望东方周刊，2010(37)]

思考：

1. 案例中韩奶奶的"周五病"说明了什么问题？

2. 如何为韩奶奶开展心理护理，摆脱"周五病"？

请同学们分组讨论、分析，并以小组为单位展示心理护理方案。

 推荐阅读

1. 崔丽娟．养老院老人的心理护理．上海：上海科学技术文献出版社，2000

2. 高云鹏．老年心理学．北京：北京大学出版社，2013

3. 陈露晓．老年人心理问题诊断．北京：中国社会出版社，2009

4. 马志国．老年幸福秘籍．北京：中国人口出版社，2020

5. 彭华茂，王大华．你好，我的白发人生．北京：机械工业出版社，2022.

任务二
老年人心理健康与维护

 学习目标

> **素质目标**：尊重老年人心理需求；
>   重视老年人心理健康。
>
> **知识目标**：掌握心理健康的定义；
>   了解老年人心理健康的标准及影响因素。
>
> **能力目标**：能根据老年人心理健康的标准对老年人心理健康状态进行初步
>   评估；
>   能熟练运用维护老年人心理健康的一般方法。

 工作任务描述

> 周奶奶今年65岁，最近她家附近的几家银行都深受其扰。周奶奶最近半年来频频出入附近银行查找账户，不断向家人诉说银行私吞了她的7万元存款，还坚持去银行讨要说法。家人知道没这回事，试图说服周奶奶，但周奶奶坚持自己的看法，还为家人不站在自己这一边感到痛苦，甚至吵闹。周奶奶家人不得不寻求咨询师帮助，周奶奶家人还透露了一个情况，周奶奶平时还总怀疑邻居偷自家的米和油之类的。
>
> **思考：**
> 1. 要帮助周奶奶及家人，心理咨询师还要进一步获取哪些资料？
> 2. 周奶奶可能存在什么问题，依据是什么？

基本知识准备

一、心理健康与老年人心理健康

(一)心理健康的定义

党的二十大报告提出了要推进健康中国建设，要重视心理健康和精神卫生。对于什么是心理健康，心理学界的定义有多种。《国家职业资格培训教程心理咨询师》的定义是：心理形式协调、内容与现实一致和人格相对稳定的状态。

(二)老年人心理健康的标准

心理健康是健康的重要组成部分，对老年人健康长寿有重要影响。如何判断是否心理健康？老年人心理健康的标准是什么呢？关于这些，目前还没有统一的标准，本书参考我国老年心理学家许淑莲和吴振云等的研究，从以下五个方面进行考虑。

1．认知功能基本正常

人进入老年期，认知功能稍有减退，只要基本正常就属于健康范畴。例如听、视觉稍有衰退者，可通过佩戴眼镜、助听器、放大镜等方法弥补；判断事物不常发生错觉、幻觉；能轻松地记住一读而过的7位数字；思维过程有条理，没有紊乱现象等。

2．情绪稳定，善于调适

情绪情感反应适度，情绪情感反应与事件性质一致；积极的情绪多于消极的情绪，能坦然面对生活中各类事物。在人的一生中，总会遇到各种各样的喜怒哀乐，高兴时不要欣喜若狂，因为过度兴奋会造成内分泌的紊乱，增加心脑血管的压力，不利于健康；悲伤时要能控制自己，而不是沉溺其中不能自拔。如果悲伤、焦虑、恐惧等消极情绪作为一种稳定的心境，持续时间超过一定限度，都可能会导致心理障碍的发生。

3．性格健全、开朗乐观

个性是个体区别于他人的稳定而统一的心理特征的总和，作为个性的核心，性格是一个人对现实稳定的态度和习惯化了的行为方式的总和。因为生理机能的衰退，老年人可能对周围事物有时会表现出一些自我关心、警戒怀疑、固执守旧，但只要不是过分偏激，且大多数情况下性格稳定随和，具有坦荡的胸怀和乐观的心境，那么都是可以理解的。

4．社会适应良好、能应对各种应激事件

进入老年后，从岗位上退下来，社会身份、生活内容等许多方面也必然随之变化。能否从心理上积极适应新的生活，是老年人心理健康的标准之一。看问题客观现实，具有较强的自我控制能力，适应复杂的社会环境，对事物的纷繁复杂始终保持良好的情绪，是老年人社会适应良好的表现。有些老年人离开长期工作的岗位后感到无所适从。有一位退休干部，过去对工作兢兢业业，工作就是他的全部生活。他退休后感到生活索然无味。家人曾劝他早晨出去活动一下身体，可他有好多次竟不自觉、习惯地走到了原来的机关附近。当他猛然醒悟自己已不需再去上班时，心中出现一阵强烈的失落感。如果类似的种种不适应，持续1个月，甚至更长的时间，自己仍然调整不过来，那就应当寻求心理学工作者的帮助了。

5．人际关系和谐、有一定的交往能力

人际关系融洽与否，对人的心理健康影响较大。老年人融洽和谐的人际关系表现为：乐于与人交往，能与家人保持情感上的融洽并得到家人发自内心的理解和尊重，又有几个相知相惜的老朋友；在交往中保持独立而完整的人格，有自知之明，不卑不亢；能客观评价他人，不偏激，能取人之长补己之短，宽以待人，不斤斤计较，能与人友好相处；既乐于帮助他人，也乐于接受他人的帮助。

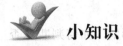 **小知识**

心理异常与否"三原则"

根据心理学对心理活动的定义，即"心理是脑对客观现实的主观反映"，以下三条心理学原则，可以作为判断心理正常与异常的依据。

原则一 主观世界与客观世界的统一性原则。心理是客观现实的反映，正常的心理活动或行为，都应与客观环境保持一致性，即统一性(或同一性)。人的心理或行为只要与外界失去同一性，就难以为人所理解。

原则二 心理活动的内在协调性原则。知、情、意、行协调一致是人类精神活动的整体性表现，一个人的心理过程之间具有协调一致的关系。协调性表现在认知与环境刺激、内心体验与行为表现协调一致，如面临喜事喜气洋洋，遭遇痛苦的事情伤心难过。这就是认知、情感与行为反应协调一致。相反，对痛苦的事情做出快乐的反应，就是异常状态。

原则三 人格的相对稳定性原则。个体在长期的生活中都会形成自己独特的人格心理特征(或个性心理特征)。这种人格特征形成之后具有相对的稳定性，在没有重大外界变革的情况下，一般是不易改变的。例如，在没有明显外部原因的情况下，一个用钱很仔细的人突然挥金如土，其心理活动可能出现了异常状态。

二、影响老年人心理健康的因素

国内有很多关于老年人心理健康影响因素的研究，综合各研究成果，主要表现在以下几方面。

(一)社会角色转变

社会角色的改变，不仅意味着失掉了某种权利，更为重要的是丧失了原来所担当的那个角色的情感并丢掉了几十年来形成的行为方式。例如老年人退休后，在角色上的显著变化就是从职业角色进入了闲暇角色。农村老年人由于其经济条件和劳动习惯的限制，处于职业角色和闲暇角色双层角色中，但最终仍要进入完全的闲暇角色。老年人退休后逐渐从主体角色演变为依赖角色。年龄越大，对儿女的依赖程度越高。人到老年期，失去配偶的可能性日益增大。一旦配偶丧失，剩下的一方即进入单身角色。老年人处于角色变换多发期，角色变化会带给老年人较大的心理压力，甚至带来身心的严重不适，从而威胁老年人心理健康。

(二)经济状况

经济是保证老年人正常日常生活和享受健康的基础，我国老年人的经济收入一般都低于在职人员，加上医疗服务费用逐渐上升，使老年人的经济来源缺乏独立可靠的保障。老年人的经济来源主要靠自己的劳动和儿女供给，对于丧失劳动能力，儿女收入不佳的老年人而言，经济问题更加突出。经济收入不足，社会地位不高，使这类老年人容易产生自卑心理。经济状况会直接影响老年人的营养状况、生活条件和所享受的医疗卫生服务，从而影响其身心的健康。

(三)家庭环境

家庭是人类生活的最基本单位，老年人离退休后，从社会转向家庭，家庭便成为老年人最重要的精神、物质和生活的依托。因此家庭对老年人具有特殊的意义，对老年人的身心健康也具有重大的影响。许多老年人由于丧偶、独居、夫妻争吵、亲友亡故、婆媳不和、突发重病等意外刺激，生活于"空巢家庭"或极不愉快的家庭氛围中，不仅导致生活上的诸多不便，而且在心理上也会产生许多问题，最终直接或间接地影响老年人的身心健康。

(四)身心衰老

具有思想追求的老年人，通常在离开工作岗位之后，都不甘于清闲。他们渴望在有生之年，能够再为社会多做一些工作，"退而不休，老有所为"便是老年人崇高精神追求的真实写照。然而，许多志存高远的老年人，身心健康状况却并不理想。他们或者机体衰老严重，或者身患多种疾病，有的在感知、记忆、思维等心理能力方面的衰退也非常明显，这样使得一些老年人陷入深深的苦恼和焦虑之中。

三、老年人心理健康的维护

(一)社会层面

从微观角度维护老年人的心理健康。有研究显示：健全医疗保障制度，提倡科学合理的生活方式，促进老年人身体健康是保持心理健康的重要前提。此外，应对老年人采取适当的干预措施，通过不同渠道，采取不同方式，使他们不断提高文化水平，培养各种有益的兴趣爱好。这不仅促进其自身的情绪调适、社会适应和人际交往能力，延缓其认知功能减退，全面改善其心理健康状况，而且也有助于老年人在享受社会提供的养老资源的同时，发挥自己的知识才能，老有所为，实现自我价值。

从宏观角度维护老年人心理健康。我们可以参考孙颖心等学者的建议，从以下几方面入手：

1. 进一步加快经济发展，提高老年人生活质量

老年人生活质量决定着老年人的心理健康水平。生活质量越高，老年人的整体健康水平也将越高。现在我国已经解决了温饱问题，今后老年人将强烈要求身心的健康发展，提高生活质量已成为新时期更广泛而本质的要求。

2. 弘扬尊老敬老的社会风气，建立起健康和谐的代际关系

中华民族尊老敬老的传统源远流长，成为民族优秀文化的重要组成部分，对保证老年人的身心健康发挥了巨大的作用。在精神文明建设中，应充分利用新闻媒体，大力宣传尊老敬老的优良传统，弘扬表彰尊老敬老的先进集体及个人，谴责虐待老年人的行为。开展尊老敬老的教育，落实尊老敬老的内容。

3. 大力发展教育，全面提高人口素质，为老年人心理健康创造前提条件

一个国家人民的健康水平主要受国家的经济和卫生事业发展的影响，同时还取决于居民的文化素质教育。人民只有充分利用各种公共卫生设施，人人实行自我保健，

才能提高健康水平。提高人口素质,包括文化素质,是提高老年人心理健康水平的先决条件。

4. 普及心理健康教育,强化心理健康管理

我们要重视老年群体的健康问题,提高老年人的生命质量。但从整个人口来看,老年阶段的健康主要还应注重从基础抓起,需要人生全程的健康保障。我们现在谈及21世纪老年人的生命质量,就需要关注目前的中青年乃至儿童的健康。许多慢性病尽管发生在老年时期,但实际上起源于中青年时期,但是不良的生活习惯和行为方式随着岁月不断累加的结果。所以普及健康教育,强化健康管理,增强人群的自我保健意识和能力,以及早期检查、早期诊断更为重要。

5. 大力宣扬老年心理保健成功的典型,广泛宣传老年心理保健工作

老年心理保健工作对于提高老年人的生活质量和社会福祉至关重要,因此应该得到更多的关注和大力宣传。我们可以通过开展心理健康讲座和培训,让更多的老年人及家属、养老工作者及相关部门和机构了解老年人心理保健的意义、心理保健的知识和方法等,除了用传统的广播、电视、报纸宣传以外,更要善于利用微信、抖音等网络平台,通过公众号、视频号、抖音号等进行宣传及科普。

6. 提高老年健康服务队伍的整体水平

加强老年健康教育队伍建设,为普及老年健康教育提供专业的人才支持,同时探索适宜的发展模式,把老年医疗、心理保健工作纳入社区卫生发展规划,逐步建立起社区老年医疗保健服务体系,加强老年医疗、心理保健服务设施建设,按照区域卫生规定原则,建设老年人医疗服务、康复、护理和临终关怀等方面的设施,大力发展家庭病床等上门服务,为老人提供预防、医疗康复及护理等便捷的一体化服务。

(二)个人层面

人进入老年期后,生理、心理都会出现一系列变化。人体的各种组织和器官的结构、功能都会逐渐地出现种种退行性的衰老变化,感知力减退、记忆力下降、智力结构改变、情绪出现不稳定、人格发生某种变化。离退休后,工作和生活环境发生了一系列转折,如从工作上的参加者转为旁观者,从以工作为重心转为以闲暇为重心,从以单位为核心转为以家庭为核心,从紧张的生活转为清闲的生活,从接触的人多、事多到接触的人少、事少,也就是说,从动态转为了静态,从而可能在思想上由积极状态变为消极状态,精神上由有依赖感变为无依赖感,在思想、生活、情绪、习惯、人际关系等方面出现不适应。为此,老年人要保持心理健康应当注意以下几点。

1. 躯体疾病的防治

老年人比年轻人易患躯体疾病,特别是高血压、动脉硬化、慢性支气管炎、肺心病、糖尿病、恶性肿瘤等。这类疾病严重影响老年人的健康。老年人要及时或定期检查身体,早期发现,早期治疗。如发现了某种慢性病,也不要紧张、恐惧、惊慌和悲观,安心、平静、乐观是取得良好疗效的重要因素。

2. 接受现实,保持乐观的情绪

要承认并勇于接受现实。这就要充分认识到人的生老病死的自然规律是不可抗拒的。对于进入老年期以后个体的生理和心理各方面趋于衰退的变化,在思想上要有所准备，承认现实并能够正确对待、泰然处之。将工作岗位让位于青年人，是有利于提高工作质量，有利于社会前进的。在离退休前，做好充分的思想准备，安排好离退休后的生活，使生活内容丰富多彩。到了晚年，有些人觉得对社会、对人民做出了贡献，觉得不枉此生，得以安心欢度晚年。也有些人过去成就不高，哀叹"少壮不努力，老大徒伤悲"，对未来忧心忡忡。后一种态度，对老年人是极为不利的。他们需要心理调整，需要鼓舞、支持，保持乐观愉快的情绪，做到胸襟开阔，思想开朗。

3. 坚持老有所学，老有所为

活到老、学到老。坚持学习，可使人紧跟时代的车轮前进，使人放宽眼界，仍然生活在集体之中。将学习所得加上自己过去的知识和经验，用于社会活动之中，做些有益于集体、有益于公众的事，可使生活过得有意义。

坚持学习，进行脑力锻炼，可以促进老年人的心理活动，特别是记忆力和智力。坚持学习是延缓和推迟衰老的重要措施。

根据自己的实际情况和具体条件，尽可能在机关、单位以及家庭做一些力所能及的事情，把自己的潜能发挥出来。老年人经验多、阅历深，在社会生活的各个领域仍然可以继续发挥作用。这样不但有益于社会，也有益于老年人本身，使他们的内心世界重新变得充实起来，有利于克服或减少那种忧郁感、老朽感、失落感、颓废感和空虚感。

4. 培养兴趣爱好，丰富生活

怎样把闲暇的生活时间安排得饶有乐趣，丰富多彩，这是老年人保持心理健康的一个重要问题。到户外或公园进行一些自己喜欢的轻松的体育活动，如散步或慢跑、练气功或打太极拳等，可以呼吸新鲜空气，增进血液循环，既有益于身体健康，在心理上也可以得到一种轻松愉快、青春焕发的感受。老年人还可以通过养鸟、养鱼、种花等来填补生活上的空白并增添生活的情趣，使自己精神有所寄托。

有些老人，兴趣与爱好越来越少，日子长了，会产生"活着无意义"的悲观情绪。兴趣与爱好对青年、壮年和老年人都是重要的。它们既可丰富生活内容，激发对生活的兴趣，又对大脑是种具有积极意义的休息，可以协调、平衡神经系统的活动，使神经系统更好地调节全身各个系统、各个器官的生理活动。因此，对推迟和延缓衰老可起到积极作用。

在我国，正在广泛地提倡老年人应坚持和培养各种兴趣和爱好，现在，在许多城市中创设有老年大学。老年人在学校中，既进行学习，又培养多种兴趣和爱好，例如棋类、桥牌、音乐演奏和欣赏、书法、绘画等。

5. 保持良好的人际关系

一方面老年人自己应有自知之明，不要倚老卖老、指手画脚、发号施令，进行所谓权威性的指挥，而要实事求是，承认"弱者"的地位。另一方面作为晚辈，则应该理解老年人的心理状态，充分体谅他们各种能力的衰退现象以及当前的处境与心情，更多地给予安慰、体贴和照顾，让他们轻松愉快地欢度晚年。

老年人对某件事情的看法同别人不一致时，对原则性的重要问题应心平气和地分析和讨论来求得一致。实在达不到一致时，也应求同存异，而不应因此影响人际关系。

对非原则性的小事,则应多尊重别人的意见,自己谦虚些。别人有什么事,主动去帮助别人。应以助人为乐为本,保持良好的人际关系。互敬互助,心情舒畅,有益于心理健康。

四、老年人心理档案建立与管理

老年心理健康维护是一个长期持续的动态的过程,机构或社区可以结合具体实际,探索符合本机构或本社区的心理健康管理服务模式,构建一套集老年人的心理健康档案、心理体检管理、心理综合干预技术、心理干预评价为一体的心理健康管理平台,既方便开展分析研究,又有利于提高工作效率,为老年人提供连续、综合、有效、个性化的心理健康服务。本教材结合专业实际,综合文献和不同机构经验,为读者提供档案表格参考。

养老机构或社区可以通过电脑等通信设备建立一般电子档案,方便统计查询并及时进行动态管理。有条件的机构或社区,还可充分运用信息技术,建立老年人心理健康档案管理平台,通过云端数据库存取数据。

表 1-1 _____ 机构/社区 老年人心理健康档案汇总表

档案号	姓名	性别	出生年月	心理健康及关注程度	房间/住址	联系方式
0001	张三	男	194503	轻度认知障碍,情绪低落,心慌难以入睡,需重点关注	福寿楼606	182……
0002						
0003						

表 1-2 _____ 机构/社区 老年人心理健康档案表

档案号			身份证号			
个人信息	姓名		性别		出生年月	
	民族		籍贯		政治面貌	
	婚姻状况		文化程度		宗教信仰	
	爱好特长		职业史		健康史	
	居住情况		现住址		联系方式	
	经济状况		紧急联系人及电话		与紧急联系人关系	

续表

心理健康状况	认知功能	MMSE		MOCA		其他____
	情绪状态	GDS		SAS		其他____
	性格特点					
	社会适应					
	人际关系					
主要心理困扰及原因						
心理健康服务记录						
心理健康服务效果						
关注程度		□一般关注		□重点关注		□跟踪关注
建档人签字			时间		地点	

老年人心理健康档案管理系统

欢迎使用老年人心理健康档案管理系统

请输入用户名和密码

用户名 _____

密码 _____   登录

图 1-1 老年人心理健康档案管理系统界面图

 练习题(扫二维码查看练习题答案)

一、名词解释

1. 心理护理

2. 心理健康

二、简答题

1. 简述心理护理的一般程序。

2. 简述心理护理的主要内容。

3. 心理护理有哪些注意事项?

4. 简述老年人心理健康的标准。

5. 如何维护老年人心理健康?

三、案例题

李爷爷今年64岁,最近遇到一些不开心的事情,又动了一个手术,受了点打击，出现精神恍惚、语无伦次的情况。早些天，他姐姐去看望他，他开门后说："嘘，我老婆装了窃听器，你们说话小声点。"正常的时候，思路清晰，糊涂的时候就要叫人小心这个小心那个，指指点点，总觉得有人要害他。

思考：

1. 根据老年人心理健康标准对李爷爷进行判断，李爷爷出现了什么症状？
2. 李爷爷应该做哪些进一步的检查？
3. 李爷爷需要接受哪方面的帮助？

请同学们分组讨论、分析，并以小组为单位展示讨论结果。

项目二　老年人心理护理基本技能

项目情境聚焦

　　当人逐渐步入老年期，将遇到比青年期更多的生活事件和社会刺激，如亲友离世、自身疾病、社会地位丧失、经济地位下降、生活孤独等，都容易使老年人发生心理障碍。因此对老年人心理特点及存在的问题进行心理评估，在此基础上针对性地对老年人开展心理咨询与心理治疗工作，对提高老年人生活质量，改变老年人的心理障碍以及不良生活方式和不良行为习惯有着重要的意义。

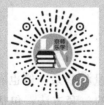

（扫二维码看：项目二思政案例：国家卫健委：心理健康促进行动发布）
思考与讨论：心理健康促进行动号召公众正确认识心理健康问题，提到了哪些群体是心理健康促进的重点群体？

任务一
老年人心理评估常用技术

学习目标

素质目标：具有细心耐心热心的职业素养；
　　　　　具有公平公正，科学严谨的评估精神。

知识目标：掌握老年人心理评估的定义和种类；
　　　　　了解老年人心理评估的过程及条件；
　　　　　掌握老年人心理评估的常用技术。

能力目标：能正确运用老年人心理评估的常用方法；
　　　　　能为老年人制订心理评估方案。

工作任务描述

　　苏奶奶，75岁，入住长沙市第三社会福利院4年，近一年来表现异常，常常乱发脾气，白天常嗜睡而夜晚则到处乱走，另外常常忘记自己的东西放在哪里，忘记自己刚刚做过的事和说过的话，并且经常和护理人员发生矛盾。

　　思考：

　　1. 苏奶奶可能出现了什么问题？需要做哪些检查？

　　2. 如何对苏奶奶进行心理评估？

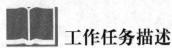 基本知识准备

一、老年心理评估的定义

　　心理评估与心理测验或心理测量相联系，但也有一定的区别。心理评估是对心理品质水平做出全面的鉴定时常采用的一套方法，包括非正式的评估方法（如观察）和正式的方法（如晤谈、评定量表、调查表、问卷和心理测验）。心理测验包括在心理评估之中。

　　老年心理评估是指依据用心理学方法和技术搜集得来的资料，对老年人的心理特征与行为表现进行评鉴，以确定其性质和水平并进行分类诊断的过程。老年心理评估既可以采用标准化的方法，如各种心理测验；也可以采用非标准化的方法，如评估性

会谈法、观察法、自述法等，后面这几类方法也可设法加以改进，以提高其结构化程度和量化水平。

二、老年人心理评估主要方法

心理评估主要方法有会谈法、观察法、心理测验法等。

(一)会谈法

会谈是心理咨询与辅导的基本方法，也是一种心理评估手段。通过会谈可以从较大范围内获取有关资料，以供分析研究。通过与被试者会谈，可以了解其心理信息，同时观察其在会谈时的行为反应，以补充和验证所获得的资料，进行描述或者登记记录以供分析研究。会谈法的效果取决于问题的性质和研究者本身的会谈技巧。例如冠心病康复期的心理行为问题可以通过定期与家属座谈，获得有关心理社会因素资料并可以进行等级记录。

(二)观察法

在心理评估中，离不开对被试者的观察，这也是评估者获得信息的常用手段。观察的结果需要经过科学而正确的描述加以"量化"。

目标行为：在心理评估中观察内容常包括仪表、体形、人际交往风格、言谈举止、注意力、兴趣、爱好、各种情境下的应对行为等。实际观察中，应根据观察目的，观察方法及观察的不同阶段选择观察目标行为。对每种准备观察的行为应给予明确的定义，以便准确地观察和记录。

资料记录：常因观察方法不同而采用不同记录方式。一般而言，定式观察有固定的记录程序和方式，只要严格遵循即可；非定式观察常采用描述性记录方法，不仅要记录观察到的目标行为表现、频率，还要进行推理判断。

(三)心理测验法

心理测验是为心理评估搜集数量化资料的常用工具。在临床护理工作中，心理测验是心理或行为变量的主要定量手段。通过测量人的行为，去推测受测者个体的智力、人格、态度等方面的特征与水平。例如，通过人格量表、智力量表、症状量表等获得较高可信度的量化记录。心理测验种类繁多，必须严格按照心理测量科学规范实施，才能得到科学的结论。

心理测验可按不同的标准进行分类。按照所要测量的特征可把测验分成认知测验、人格测验和神经心理测验。认知测验包括智力测验、特殊能力测验、创造力测验、成就测验。人格测验包括多项人格调查表、兴趣测验、成就动机测验、态度量表等。按照一次测量的人数，可把测验分为个别测验与团体测验。按照测验材料及被试作答方式，可分为言语测验与操作测验。基于不同的人格理论，人格测验又有自陈量表(基于特质理论)、投射测验(基于精神分析理论)、主体测验(例如 Q 分类技术、角色建构贮存测验，基于现象学理论)与行为测验(基于行为主义学习理论)等。

随着咨询心理学和临床心理学的发展，心理测验已成为咨询心理学家确认求助者问题和临床心理学家对患者症状进行诊断的重要手段。对于在咨询与心理治疗过程中运用各种心理测验,张人骏等提出了三点注意事项。

(1)要正确选择测验材料。任何心理测验都有一定的适用范围,超出一定的范围,测验的效度和信度就不可靠了。

(2)不要滥用心理测验。心理测验是为了帮助诊断和分析,如果通过与咨询或治疗对象的交谈,对其问题已形成明确的看法,就可放弃不必要的心理测验。

(3)测验结果要可靠。为了做到这一点,首先专业人员要有标准的指导语、标准的答案和统一的记分方法,不可因人而异;其次要使咨询或治疗对象打消思想顾虑,如实地完成测验项目。

中国心理学会1992年12月颁布的《心理测验工作者的道德准则》中第一条和第五条分别规定:"心理测验工作者应知道自己承担的重大社会责任,对待测验工作须持有科学、严肃、谨慎、谦虚的态度""心理测验工作者应保证以专业的要求和社会的需求来使用心理测验,不得滥用和单纯追求经济利益"。中国心理学会2015年5月在《心理测验工作者职业道德规范》第7条强调"应以正确的方式将测验结果告知受测者。应充分考虑到测验结果可能造成的伤害和不良后果,保护受测者或相关人免受伤害"。在老年人心理评估中,同样要注意遵守相关职业道德准则和规范。

三、评估过程

因评估对象和目的不同,评估过程的分段虽并非全部一样,但一般分成四个阶段。

(一)准备阶段

了解被评者的问题(阅读申请单),与申请人商定评估手段和步骤。

(二)信息输入

信息输入是指通过调查、观察、晤谈以及问卷、评定量表和心理测验等收集有关的信息。

(三)信息加工

对收集到的信息进行处理,作出分析,然后进行解释。

(四)信息输出

在以上各阶段工作的基础上提出解决问题的建议。建议要针对申请人的要求。在评估过程中发现新问题时,对新问题的解决办法也包括在建议之中。

此外,随访阶段虽然不列在上述过程中,但是也很重要。这是因为要了解所提出的建议是否符合实际情况,能否取得应有的效果,便要进行随访,并将结果记录于个案材料中。根据这些随访信息,核实自己的判断,并纠正评估不确切处和错误处。

四、评估者应具备的条件

好的评估者应具备两方面的主要条件,即专业知识和心理素质。

(一)专业知识

要对这些内容进行评估首先要对其有充分的认识。例如要评估能力,就要对其组成部分如智力、记忆能力等有足够的认识。以智力为例，还要对它的性质、结构、发展以及智力与疾病的关系等有充分的了解。对记忆来说，在未了解记忆的性质、种类、机制以及记忆障碍的各种形式与疾病的关系时，一则不会正确评估，二则也无法解释结果。

为了认识评估对象，还要掌握评估技术；要精通多种测验手段，并具有对结果的分析能力和应用结果的能力。

(二)心理素质

良好的评估者要具备适合本工作的心理品质。如：

1. 敏锐的观察能力

心理评估要善于观察表情，除面部表情外，姿势、声调等的表情作用也不可忽视。人类表情方式有许多共同性，但不同民族和不同个体之间也有差异。有人认为东方人的表情比西方人含蓄，但也有人喜怒哀乐都流于表面，在某些病理情况下会出现特殊的表情，这些在观察中都是应该要注意的。

2. 共情(同理心、通情)

指能分享他人的情感，或者说能设身处地，懂得别人的思想感情和性格。不通情的人，无法做到对被评估者的通情。

3. 智力

形成概念、理解"弦外之音"、善于利用线索以及利用经验，这些都是作为一个心理评估工作者所不可缺少的心理素质，而这些又都是智力的内容。

4. 自知之明

只有认识自己才能认识他人。要做到无偏见，处理事务时不盲目自信，也不轻信盲从，才能做到恰如其分的评估。

5. 社交技能

情绪稳定、有独立性、受人欢迎、对人有兴趣方可成为好的评估人员。

工作任务分解与实施

人口老龄化与老龄问题已成为全世界关注的重要社会问题，老年人口比例逐渐增加，老年人的心理卫生问题也日益突出。有研究显示老年期心理障碍和精神障碍的患病率呈明显上升趋势，严重危害着老年人的身心健康。在老年人的心理卫生评估中，除了专门用于老年人的心理评估量表外，多数是用通用的成人量表来评定。下面介绍几种常用的老年心理评估量表。

一、简易精神状态检查表

认知障碍指与学习记忆以及思维判断有关的大脑高级智能过程出现异常。核心症状为智力减退。认知障碍虽然也可应用标准化的智力检查，如韦氏成人智力测验，但对人力和时间的要求较高，不易取得老年人的合作。简易精神状态检查表(Mini-mental State Examination, MMSE)，具有快速、简便的优点，对评定员的要求不高，只需经过简单的训练便可操作，适用于社区和基层，可为进一步检查和诊断提供依据。

简易精神状态检查表,由 Folstein 编制于 1975 年。被选入诊断用检查提纲(DIS),用于美国 ECA 的精神疾病流行病学调查;最近世界卫生组织(WHO)推荐的复合国际诊断用检查(CIDI),亦将之组合在内。国内有李格和张明园会两种中文修订版本,本测验以张氏根据美国一学者在芝加哥唐人街及蔡国钧、李格于 1988 年在上海的预初试验结果修订的版本为主。

(一)项目及评定标准

MMSE 共 19 个项目,30 小项。项目 1~5 为时间定向。项目 6~10 为地点定向。项目 11 分三小项,为语言即刻记忆。项目 12 为五小项,检查注意和计算。项目 13 分三小项,为查短程记忆。项目 14 分二小项,为物体命名。项目 15 为语言复述。项目 16 为阅读理解。项目 17 分三小项,为语言理解。项目 18 原版本为写一句句子,考虑到中国老人教育程度,改成说一句句子,检测言语表达。项目 19 为图形描画。

被测者回答或操作正确记"1"分,错误、拒绝回答或说不会做记"0"分。

(二)结果分析

MMSE 的主要统计指标为总分,为所有记"1"的项目(小项)的总和,即回答(操作)正确的项目(小项)数,范围为 0~30,目前关于认知功能障碍的分界值有不同版本,一般以 26 分作为认知功能障碍的分界值:≤9 分,重度;10~20 分,中度;21~24 分,轻度;≤26 分,可能有认知障碍。

根据国内对 5055 例社区老人的检测结果证明,MMSE 总分和教育程度密切相关,提出不同教育程度的分界值:文盲组(未受教育)为 17 分,小学组(教育年限≤6 年)为 20 分,中学或以上组(教育年限>6 年)为 24 分。

(三)评定注意事项

要向被试者直接询问。如在社区中调查,注意不要让其他人干扰检查,老人容易灰心或放弃,应注意鼓励。具体要求如下。

(1)第 11 项只允许主试者讲一遍,不要求被试者按物品次序回答。如第一遍有错误,先记分;然后再告诉被试者错在哪里,并再让他回忆,直到正确。但最多只能"学习"5 次。

(2)第 12 项为"连续减 7"测验,同时检查被试者的注意力,故不要重复被试的答案,也不得用笔算。

(3)第 17 项的操作要求次序准确。

 资料

中文版简易智能状态检查表(MMSE)

姓名:_____ 性别:____ 年龄:_____ 文化程度:_____

评定时间:_____ 既往病史:_____

项目			记录	评分	
I 定向力 （10分）		星期几		0	1
		几日		0	1
		几月		0	1
		什么季节		0	1
		哪一年		0	1
		省市		0	1
		区县		0	1
		街道或乡		0	1
		什么地方		0	1
		第几层楼		0	1
II 记忆力 （3分）		皮球		0	1
		国旗		0	1
		树木		0	1
III 注意力和 计算力（5分）		100－7		0	1
		－7		0	1
		－7		0	1
		－7		0	1
		－7		0	1
IV 回忆能力 （3分）		皮球		0	1
		国旗		0	1
		树木		0	1
V 语言能力 （9分）	命名能力	呈现手表		0	1
		呈现钢笔		0	1
	复述能力	四十四只石狮子		0	1
	阅读能力（读并做）	闭上您的眼睛		0	1
	三步命令	右手拿纸		0	1
		两手对折		0	1
		放在您的大腿上		0	1
	书写能力	您给我写一句完整的句子		0	1
	结构能力			0	1
总　分					

二、痴呆简易筛查量表

痴呆简易筛查量表(Brief Screening Scale for Dementia，BSSD)是张明园1987年编制的，本量表易于掌握、操作简便、可接受性高，是一个有效、适合我国国情、应用较为广泛的痴呆筛查量表。

1. 项目及评定标准

BSSD有30个项目，包括了常识/图片理解(4项)、短时记忆(3项)、语言/命令理解(3项)、计算/注意(3项)、地点定向(5项)、时间定向(4项)、即刻记忆(3项)、物体命名(3项)等诸项认知功能。

评分方法简便，每题答对得1分，答错为0分。

2. 结果分析

统计量为BSSD的总分，范围为0～30分，分界值文盲组为16分，小学组(教育年限≤6年)为19分，中学或以上组(教育年限＞6年)为22分。

3. 评定注意事项

(1)年、月、日(第1～3题)。按照阳历纪年或阴历纪年回答为正确。

(2)五分硬币、钢笔套、钥匙圈。回忆时(第12～14，21～23题)无须按照顺序。

(3)连续减数(第15～17题)。上一个计算错误得0分，而下一个计算正确，后者可得1分。

(4)命令理解(第18～20题)。要按指导语将三个命令说完后，请被试者执行。

 资料

痴呆简易筛查量表 BSSD

指导语：老年人常有记忆和注意等方面问题，下面有一些问题检查您的记忆和注意能力，都很简单，请听清楚再回答。

1. 现在是哪一年?

2. 现在是几月份?

3. 现在是几日?

4. 现在是星期几?

5. 这里是什么市(省)?

6. 这里是什么区(县)?

7. 这里是什么街道(乡、镇)?

8. 这里是什么路(村)?

9. 取出五分硬币，请说出其名称。

10. 取出钢笔套，请说出其名称。

11. 取出钥匙圈，请说出其名称。

12. 移去物品(五分硬币)，问"刚才您看过哪些东西"。

13. 移去物品(钢笔套)，问"刚才您看过哪些东西"。

14. 移去物品(钥匙圈),问"刚才您看过哪些东西"。

15. 一元钱用去 7 分,还剩多少?再加 7 分,等于多少?再加 7 分,等于多少?

16. 请您用右手拿纸(取)。

17. 请将纸对折(折)。

18. 请把纸放在桌子上(放)。

19. 请再想一下,让您看过什么东西?(五分硬币)

20. 请再想一下,让您看过什么东西?(钢笔套)

21. 请再想一下,让您看过什么东西?(钥匙圈)

22. 取出图片(孙中山或其他名人),问"请看这是谁的相片?"

23. 取出图片(毛泽东或其他名人),问"请看这是谁的相片?"

24. 取出图片,让被试者说出图的主题。(送伞)

25. 取出图片,让被试者说出图的主题。(买油)

26. 我国现在的总理是谁?

27. 一年有多少天?

28. 中华人民共和国是哪一年成立的?

三、蒙特利尔认知评估量表

蒙特利尔认知评估量表(Montreal cognitive assessment,MoCA)是 Nasreddine 与其工作伙伴一起于 2004 年编制的,主要应用于轻度认知功能障碍患者中快速筛查,是一种认知筛查工具。该量表是在 MMSE 的认知内容和评分规范标准的基础上改进后制订的,通过对大量临床患者的探索和实验进行了验证,其主要包含了视空间的执行功能、记忆、延迟记忆、语言流畅、抽象思维能力、命名能力,定向力、注意力能力等方面的认知能力评价,总计 30 分,全表耗时大约在 10 分钟。相对于 MMSE 量表,MoCA 量表除了保留了一些 MMSE 量表中的对于语言流畅和记忆能力的内容之外,还增加了较多的关于视空间功能执行功能的检测项目,使其能更好地发现以延迟性的记忆受损为主要表现的 MCI(轻度认知功能障碍)患者。所以 MoCA 量表相对于 MMSE 量表,对辨别 MCI 患者则具备更好的敏感性及特异性。

资料

MoCA 量表

姓名：　　　　　性别：　　　　　出生日期：　　　　　教育水平：　　　　　检查日期：

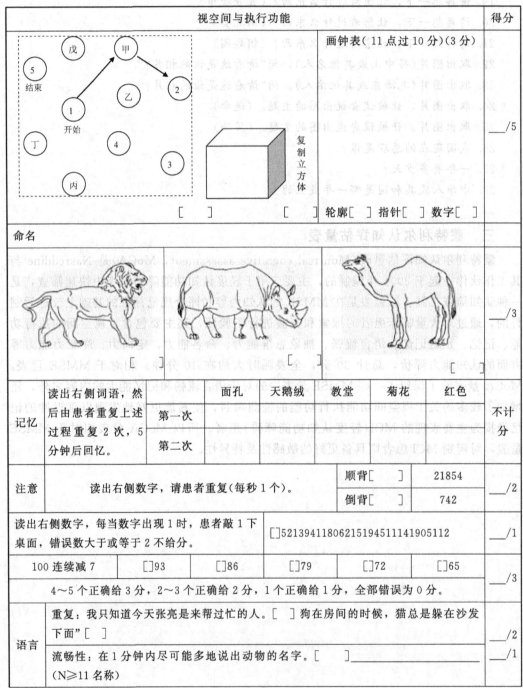

视空间与执行功能		得分
[戊 甲 5结束 乙 2 1开始 丁 4 丙 3] [ ]	画钟表（11 点过 10 分）（3 分） 复制立方体 轮廓[ ] 指针[ ] 数字[ ]	___/5

命名				
[ ]	[ ]	[ ]		___/3

记忆	读出右侧词语，然后由患者重复上述过程重复 2 次，5 分钟后回忆。		面孔	天鹅绒	教堂	菊花	红色	不计分
		第一次						
		第二次						

注意	读出右侧数字，请患者重复（每秒 1 个）。	顺背[ ]	21854	___/2
		倒背[ ]	742	

读出右侧数字，每当数字出现 1 时，患者敲 1 下桌面，错误数大于或等于 2 不给分。	[ ]52139411806215194511141905112	___/1

100 连续减 7	[ ]93	[ ]86	[ ]79	[ ]72	[ ]65	___/3
4～5 个正确给 3 分，2～3 个正确给 2 分，1 个正确给 1 分，全部错误为 0 分。						

语言	重复：我只知道今天张亮是来帮过忙的人。[ ] 狗在房间的时候，猫总是躲在沙发下面"[ ]	___/2
	流畅性：在 1 分钟内尽可能多地说出动物的名字。[ ] _____ （N≥11 名称）	___/1

续表

抽象	词语相似性：香蕉—橘子＝水果　　[　　]火车—自行车　　[　　]手表—尺子						___/2
延迟回忆	回忆时不能提醒	面孔[　　]	天鹅绒[　　]	教堂[　　]	菊花[　　]	红色[　　]	仅根据非提示记忆得分 ___/5
	分类提示：						
	多选提示：						
定向	日期[　　]　　月份[　　]　　年代[　　]　　星期几[　　]　　地点[　　]城市[　　]						___/6
总分							___/30

四、老年临床评定量表

老年临床评定量表(rating scale，SCAG)是 Shader 于 1974 年编制的，由量表协作研究组张明园等修订中国常模。它主要用来评定老年精神病人治疗前后的变化，适合于所有老年精神病人，特别是住院者。

(一)项目及评定标准

SCAG 由 18 个项目组成，加上总体印象共 19 项。分 7 级评分，1～7 分，分别为：①无；②很轻；③轻；④中等；⑤偏重；⑥重；⑦极重。量表作者规定了各项条目的定义和评定线索。

1. 情绪抑郁

指沮丧、悲观、无能为力、绝望、疑病、被家庭和亲友弃之不顾感、早醒等。按患者主诉、态度和行为评定。

2. 意识模糊

指对环境、人物和时间的关系不确切(似乎"并非身历此时此地")，思维缓慢，理解、铭记和操作困难，思维不连贯。按患者在检查时的反应和行为及上次检查后医疗档案中的意识模糊发作情况评定。

3. 警觉性

指注意和集中困难，反应性差。按检查所得评定。

4. 始动性

对开始或完成工作任务、日常活动甚至是个人必需的事，缺乏自发性兴趣。按观察评定。

5. 易激惹

心神不宁、易怒、易受挫折，对应激或挑战情景耐受性差。按检查时的一般态度和反应评估。

6. 敌对性

攻击性言语、憎恶、怨恨、易争吵、攻击行为。按检查印象及观察到的病人对他人的态度和行为评定。

7. 干扰他人

频繁地不必要地要求指导和帮助,打扰他人。按检查及平时的行为评定。

8. 不关心环境

对日常事情、以往关注的娱乐或环境(如新闻、电视、冷热、噪声等)缺乏兴趣。按检查时的诉说和平时行为的观察评定。

9. 社交能力减退

与他人关系差、不友好,对社交活动和交流性娱乐活动态度消极,孤单离群。按平时观察而不按病人诉说评定。

10. 疲乏

懒散、无精打采、萎靡不振和倦怠乏力。按病人诉说及日常观察评定。

11. 不合作

不服从指导、不能按要求参加活动。即使参加也是心怀不满、怨恨或不考虑他人。按检查和平时观察评定。

12. 情绪不稳

指情感反应的不持久和不确切,如易哭、易笑、易对非激发性情景产生明显的正负反应。按观察评定。

13. 生活自理

指照料个人卫生、修饰、梳洗、进食的能力减退。不按病人自述,而按观察结果评定。

14. 食欲

不愿进食或进食减少,挑食或偏食,体重减轻,需补充额外饮食。按其进食行为是否需要鼓励及体重变化评定。

15. 头昏

包括真正的眩晕、不明确的失去平衡或失去运动能力的发作、头部的非头痛性主观感觉(如头晕)。结合体检和主诉评定。

16. 焦虑

担忧、忧虑、对目前和未来过分关注、害怕,以及某些功能性主诉,如头痛、口干等。按其主观体验及体检时发现的颤抖、叹息、多汗等体征评定。

17. 近记忆缺损

记不起来新近发生的、对病人具有一定重要性的事件或经历,如亲人访视、进食内容、环境明显变化和个人活动。按一套规定问题询问并评定。

18. 定向障碍

地点、时间定向差,错认,甚至搞不清自己是谁。按检查所得评定。

19. 总体印象

综合检查、观察及全部临床资料,评定病人的生理和心理功能状况。

(二)结果分析

统计指标包括总分和单项分,其中最重要的是总分,即第 19 项(总体印象)。量表作者未提供分界值。该量表曾多次用于药理学研究,如痴呆病人的药物治疗,认为它能较敏感地反映治疗前后的症状和行为的改变。

(三)评定注意事项

评定应由熟悉病人情况、经过训练的精神科医师进行。评定依据包括精神检查、病史记录及其他有关资料。

资料

老年临床评定量表(SCAG)

	无	很轻	轻	中等	偏重	重	极重
1. 情绪抑郁	1	2	3	4	5	6	7
2. 意识模糊	1	2	3	4	5	6	7
3. 警觉性	1	2	3	4	5	6	7
4. 始动性	1	2	3	4	5	6	7
5. 易激惹	1	2	3	4	5	6	7
6. 敌对性	1	2	3	4	5	6	7
7. 干扰他人	1	2	3	4	5	6	7
8. 不关心环境	1	2	3	4	5	6	7
9. 社交能力减退	1	2	3	4	5	6	7
10. 疲乏	1	2	3	4	5	6	7
11. 不合作	1	2	3	4	5	6	7
12. 情绪不稳	1	2	3	4	5	6	7
13. 生活自理	1	2	3	4	5	6	7
14. 食欲	1	2	3	4	5	6	7
15. 头昏	1	2	3	4	5	6	7
16. 焦虑	1	2	3	4	5	6	7
17. 近记忆缺损	1	2	3	4	5	6	7
18. 定向障碍	1	2	3	4	5	6	7
19. 总体印象	1	2	3	4	5	6	7

五、老年抑郁量表

老年抑郁量表(the Geriatric Depression Scale，GDS)由 Brink 等(1982)创制，是专用于老年人的抑郁筛查表。Brink 等(1982)、Yesavage 等（1983）、Hyer 和 Blount (1984)分别对 GDS 进行检验，结果表明 GDS 有较好的信效度，并与 SDS、HRSD、BDI 等常用抑郁量表有较高的相关。

(一)项目及评定标准

GDS 以 30 个条目代表了老年抑郁的核心，包含以下症状：情绪低落、活动减少、易激惹、退缩、痛苦的想法，对过去、现在与将来的消极评价。每个条目都是一句问话,要求受试者以"是"或"否"作答。30个条目中的10条(1,5,7,9,15,19,21,27,29,30)用反序计分(回答"否"表示抑郁存在),其他20条用正序计分(回答"是"表示抑郁存在)。每项表示抑郁的回答得1分。

(二)结果分析

Brink建议按不同的研究目的(要求灵敏度还是特异性)用9～14分作为存在抑郁的界限分。一般地讲,在最高分30分中得0～10分可视为正常范围,即无郁症,11～20分显示轻度抑郁,而21～30分为中重度抑郁。该表用于筛查老年抑郁症,但其临界值仍有疑问。

(三)评定注意事项

GDS是专为老年人创制并在老年人中标准化了的抑郁量表,在对老年人的临床评定上,它比其他抑郁量表有更高的符合率,在年纪较大的老年人中这种优势更加明显。本量表为56岁以上者的专用抑郁筛查量表,而非抑郁症的诊断工具,每次检查需15分钟左右。临床主要评价56岁以上者以下症状:情绪低落、活动减少易激惹、退缩以及对过去、现在和将来的消极评价。但56岁以上主诉食欲下降、睡眠障碍等症状属于正常现象,使用该量表有时易误评为抑郁症。因此分数超过11分者应做进一步检查。

 资料

老年抑郁量表(the Geriatric Depression Scale,GDS)

选择最切合您一周来的感受的答案,在每题后[　]内答"是"或"否"。

您的姓名(　　)性别(　　)出生日期(　　　)职业(　　)文化程度(　　　)

1. 你对生活基本上满意吗?[　]
2. 你是否已放弃了许多活动和兴趣?[　]
3. 你是否觉得生活空虚?[　]
4. 你是否常感到厌倦?[　]
5. 你觉得未来有希望吗?[　]
6. 你是否因为脑子里有一些想法摆脱不掉而烦恼?[　]
7. 你是否大部分时间精力充沛?[　]
8. 你是否害怕会有不幸的事落在你的头上?[　]
9. 你是否大部分时间感到幸福?[　]
10. 你是否常感到孤立无援?[　]
11. 你是否经常坐立不安,心烦意乱?[　]
12. 你是否希望待在家里而不愿去做些新鲜的事?[　]
13. 你是否常常担心将来?[　]
14. 你是否觉得记忆力比以前差?[　]
15. 你觉得现在活得很惬意吗?[　]

16. 你是否常感到心情沉重？〔　〕

17. 你是否觉得像现在这样活着毫无意义？〔　〕

18. 你是否总为过去的事烦恼？〔　〕

19. 你觉得生活很令人兴奋吗？〔　〕

20. 你开始一份新的工作很困难吗？〔　〕

21. 你觉得生活充满活力吗？〔　〕

22. 你是否觉得你的处境已毫无希望？〔　〕

23. 你是否觉得大多数人比你强得多？〔　〕

24. 你是否常为些小事伤心？〔　〕

25. 你是否常觉得想哭？〔　〕

26. 你集中精力有困难吗？〔　〕

27. 你早晨起来很快活吗？〔　〕

28. 你希望避开聚会吗？〔　〕

29. 你做决定很容易吗？〔　〕

30. 你的头脑像往常一样清晰吗？〔　〕

六、老年焦虑量表

老年焦虑量表(Geriatric Anxiety Inventory，GAI)，也称老年焦虑问卷，是由澳大利亚学者 Pachana 与合作者编制。该量表在语言表述上考虑到各类认知水平老年人的适用性，并将躯体症状排除在外。研究已证实该量表具有良好的信度和效度，并能准确地识别出老年焦虑症患者，准确率达 84%(Pachana ，2007)。该量表在设计过程中特别重视国际通用性，到目前为止已经成功翻译成超过 20 个语言版本。

(一)项目及评定标准

老年焦虑量表(GAI)，包括 20 个项目，请被试根据自己一周以来的感受以"是"或"否"作答，"是"计 1 分，"否"计 0 分，总分为 0—20 分，分数越高，焦虑越严重

(二)结果分析

由于本量表未在中国进行临床施测，因此暂时缺乏严格的诊断标准，目前大部分医院借用澳大利亚标准(10/11)来区分焦虑症状的严重程度，将总分高于 10 分的老年人归为焦虑症风险人群。

(三)评定注意事项

目前，中文版老年焦虑量表尚未进行大量临床施测，未能确定诊断标准。我们需要参考或结合其他焦虑量表和临床观察进行评估。

资料

老年焦虑量表(Geriatric Anxiety Inventory，GAI)

请根据最近一周内您的感受对下列题目作答。如果您基本同意题目对您的描述，

请在"是"下的表格中画"√";如果基本不同意题目对您的描述,请在"否"下的表格中画"√"。

项目	是	否
1. 我总是在担忧。		
2. 我觉得做出一个决定很困难。		
3. 我经常觉得紧张不安。		
4. 我觉得很难放松下来。		
5. 我经常由于担忧而不能享受生活。		
6. 一点小事也会给我很大烦恼。		
7. 我经常觉得心里七上八下的。		
8. 我觉得自己是爱担忧的人。		
9. 即使一点儿小事也会让我不由自主地担心。		
10. 我经常感到紧张。		
11. 我的想法经常让我很焦虑。		
12. 担忧引起我肠胃不舒服。		
13. 我觉得自己是个神经紧张的人。		
14. 我总是预感到最坏的事情会发生。		
15. 我经常胆战心惊的。		
16. 我觉得我的担忧干扰了我的生活。		
17. 我经常被各种担心压垮。		
18. 有时我因为焦虑感到胃痉挛。		
19. 过度的担忧使我错失了一些东西。		
20. 我经常觉得心烦意乱。		

七、焦虑自评量表

焦虑自评量表(Self-rating Anxiety Scale,SAS)由 Zung 于 1971 年编制,用于评定焦虑病人的主观感受。SAS 测量的是最近一周内的症状水平,评分不受年龄、性别、经济状况等因素的影响,但如果应试者文化程度较低或智力水平较差不能进行自评。

(一)项目及评定标准

SAS 共 20 个项目,每个项目有 4 级评分,其标准为:1 分表示没有或很少有;2 分表示小部分时间有;3 分表示相当多时间有;4 分表示绝大部分时间或全部时间有。评定的时间范围,应强调是"现在或过去一周"。正向评分题,依次评为粗分 1、2、3、4 分;反向评分题(第 5、9、13、17、19 题),依次评为粗分 4、3、2、1 分。

(二)结果分析

SAS 的主要统计指标为总分。将 20 个项目的得分相加算出总分"Z"。根据 $Y=1.25 \times Z$，取整数部分为标准分。按照中国常模，SAS 标准分的分界值为 50 分，其中 50～59 分为轻度焦虑，60～69 分为中度焦虑，69 分以上为重度焦虑。

(三)评定注意事项

SAS 可以反映焦虑的严重程度，但不能区分各类神经症，必须同时应用其他自评量表或他评量表如 HAMD 等，才有助于神经症临床分类。

资料

焦虑自评量表(Self-rating Anxiety Scale，SAS)

填表注意事项：下面有二十条文字，请仔细阅读每一条，把意思弄明白，然后根据您最近一星期的实际情况在适当的方格里画"√"，每一条文字后有四个格，表示：①没有或很少时间；②小部分时间；③相当多时间；④绝大部分或全部时间。

	①	②	③	④
1. 我觉得比平时更容易紧张或着急	①	②	③	④
2. 我无缘无故感到害怕	①	②	③	④
3. 我容易心里烦乱或感到惊恐	①	②	③	④
4. 我觉得可能将要发疯	①	②	③	④
*5. 我觉得一切都很好	①	②	③	④
6. 我手脚发抖打颤	①	②	③	④
7. 我因为头疼、颈痛和背痛而苦恼	①	②	③	④
8. 我觉得容易衰弱和疲乏	①	②	③	④
*9. 我觉得心平气和，并且容易安静坐着	①	②	③	④
10. 我觉得心跳得很快	①	②	③	④
11. 我因为一阵阵头晕而苦恼	①	②	③	④
12. 我有晕倒发作，或觉得要晕倒似的	①	②	③	④
*13. 我吸气呼气都感到很容易	①	②	③	④
14. 我的手脚麻木和刺痛	①	②	③	④
15. 我因为胃痛和消化不良而苦恼	①	②	③	④
16. 我常常要小便	①	②	③	④
*17. 我的手脚常常是干燥温暖的	①	②	③	④
18. 我脸红发热	①	②	③	④
*19. 我容易入睡并且一夜睡得很好	①	②	③	④
20. 我做噩梦	①	②	③	④

拓展训练

贺奶奶，63岁，已退休多年，最近半个月来家人观察到老人出现了原因不明且持续2周以上的情绪低落和沮丧，常表现为无精打采、郁郁寡欢、孤独、想哭等，同时伴有焦虑、烦躁、易激惹并表现出敌意。

思考:

1. 贺奶奶主要有哪些症状?

2. 请大家根据老年人心理评估的方法分析可以采用哪种类型的评估量表对贺奶奶存在的问题进行心理评估。

3. 请列出评估的过程、注意事项，并对其结果进行分析。

推荐阅读

1. 高云鹏. 老年心理学. 北京: 北京大学出版社, 2013

2. 孙颖心. 老年心理护理与康复咨询. 北京: 经济管理出版社, 2007

任务二

老年人心理咨询与心理治疗常用技术

学习目标

素质目标：具有同理心，尊重理解老年人；
　　　　　　具有强烈的责任心，客观中立。

知识目标：掌握心理咨询与心理治疗的定义和关系；
　　　　　　了解老年人心理咨询的对象、任务、类型、形式和要求；
　　　　　　掌握老年人心理咨询的方法；
　　　　　　掌握老年人心理治疗的常用技术。

能力目标：能掌握和正确运用老年人心理咨询常用方法；
　　　　　　能为老年人制定心理干预方案。

工作任务描述

　　一位72岁的老人独自居住。他得了慢性哮喘和糖尿病，但他不愿意住进儿子家，因为他不愿意自己成为"负担"。没有明确的药物治疗，他的体重开始慢慢减轻，也不再用平常的态度照顾自己。他吃了很多甜饼干，又开始吸烟。他不再检查自己的血糖浓度，他的房间又脏又乱，到处扔着脏衣服。虽然儿子试着劝阻他，他的体重还是继续减轻。

　　思考：

　　1. 这位老人可能出现了什么问题？需要做哪些检查？

　　2. 如何对老人开展心理咨询与治疗？

基本知识准备

　　"咨询"一词有询问、商议、建议、忠告、给人以帮助的意思。心理咨询（psychological counseling）是指求助者（即要求进行心理咨询的人）与心理咨询师之间，就求助者提出的问题和要求进行共同分析、研究和讨论，找出问题的所在，经过心理咨询师的启发和指导，找出解决问题的方法，以克服情绪障碍并恢复与社会环境的协调适应能力，维护身心健康。

　　心理咨询的终极目的是助人自助。它是一门使人愉快、让人成长的科学。这里的成长，是心理学意义上的人格成长，它含有心理成熟、增强自主性和自我完善的意思。

一、心理咨询与心理治疗的定义

(一) 心理咨询的定义

心理咨询这一概念有广义和狭义之分，广义概念，它涵盖了临床干预的各种方法或手段；狭义概念主要是指非标准化的临床干预措施。也就是说，广义的"心理咨询"这一概念，包括了"狭义的心理咨询"和"心理治疗"这两类临床技术手段。

关于心理咨询的操作性定义，古今中外的不同学者有着不同的说法。人本主义心理学家罗杰斯认为，心理咨询是通过与个体持续的、直接的接触，向其提供心理帮助并力图促使其行为态度发生变化的过程。马建青在《辅导人生——心理咨询学》中将心理咨询定义为运用有关心理科学的理论和方法，通过解决咨询对象(即求助者)的心理问题(包括发展性心理问题和障碍性心理问题)，来维护和增进身心健康，促进个性发展和潜能开发的过程。我们认为，要吸纳各种不同见解的合理内核，按照高度抽象性和概括性来下一个定义：心理咨询是心理咨询师协助求助者解决心理问题的过程。

心理咨询的对象主要是正常人和亚健康状态者，而不是患者。它为解决人们在学习、工作、生活、保健和防治疾病方面出现的心理问题(心理困扰、心理危机、心理负荷等)提供有关的理论指导和实际帮助，使人们的认识、情感、态度与行为有所改变，以达到更好地适应社会、环境与家庭的目的，增进心身健康。

(二)心理治疗的定义

心理治疗又称精神治疗，是指以心理学的理论系统为指导，以良好的医患关系为桥梁，运用心理学的技术与方法治疗病人心理疾病的过程。按照给各类事物下定义的科学原则，心理治疗定义只有一句话："心理治疗是心理治疗师对求助者的心理与行为问题进行矫治的过程。"

从广义上来说，心理治疗不仅广泛适用于精神科临床，在综合医院的其他科和预防医学中也起着重要作用，甚至还可应用于一般正常人。例如，一个人生活在社会上，需与周围人群交往，如果参加集体心理治疗训练班，可以互相讨论，训练如何与人相处，提高交往的能力，有助于适应社会生活。从狭义上来说，任何精神疾病和心身疾病都可以用心理治疗作为主要或辅助手段。由于一种疾病可以采用多种心理治疗方法，如焦虑症既可用支持疗法也可用行为治疗，而一种心理治疗方法又可以治疗多种疾病。因此，我们还必须根据不同心理障碍和治疗对象的条件，选择最佳心理治疗方法。一般认为，常用心理治疗的适应范围如下。

1. 社会心理应激引起的各种适应性心理障碍

诸如一个人未能处理好人际关系等原因，而表现为心境不悦、自责自卑、悲观失望等，常需要进行心理治疗，如支持性心理治疗和环境安置等。遭受突然的生活事件刺激表现急性心理障碍时也可使用心理治疗。

2. 综合医院临床各科的心理问题

内科病人患有躯体疾病而无求治欲望或治愈信心，甚至将自己疾病看得过分严重，或者躯体疾病病人的心理反应等，都需要用个别心理治疗，通过安慰、支持、劝慰、保证、疏导和调整环境等方法来帮助病人认识疾病的性质等有关因素，调动病人的主动性来战胜疾病。

3. 心身疾病

常见的心身疾病如冠心病、原发性高血压、心律失常、支气管哮喘、消化性溃疡、溃疡性结肠炎、心因性肥胖症和偏头痛、雷诺氏病以及类风湿性关节炎等，均可使用松弛疗法、默想训练、气功训练和生物反馈等方法。

4. 神经症性障碍

(1)神经衰弱需要支持疗法、体育活动、体力劳动和气功训练等综合治疗。

(2)癔症主要以暗示疗法为主，对转换型癔症也可进行精神分析法治疗。催眠疗法治疗癔症是暗示治疗的例证。

(3)强迫症和恐惧症主要以行为治疗为主，因为强迫症和恐惧症被认为是在生活中习得的不良行为，必须通过特殊的正确的学习方法，减轻和消除病态的症状和行为，以新的、合乎要求的行为矫正取代病态行为。常采用松弛训练、系统脱敏、生物反馈和气功训练等办法。

(4)焦虑症，首先要帮助病人消除对急性焦虑发作所产生的种种精神负担和恐惧心理，结合病情的性质和原因采用支持疗法。配合交互抑制法可以较好地抑制焦虑反应。

(5)抑郁性神经症和疑病症，主要以支持疗法为主，给予鼓励、劝告、保证或暗示等方法。

(6)抑郁症，研究发现社会心理应激和认知歪曲对抑郁症的发生起重要作用，采用认知疗法具有一定疗效。

(7)精神分裂症恢复期的心理治疗也很重要，目的是帮助病人提高对疾病的认识，促进自知力的恢复，巩固疗效以防止复发。

(8)病态人格也可使用心理治疗，帮助他们认识个性的缺陷所在，并指导矫正行为的方法。

(9)性心理障碍，阳痿和早泄等性功能障碍可以用性治疗包括性教育、性感集中训练等。

(10)酒精中毒和药物依赖等可用家庭治疗、厌恶疗法和环境改变等治疗。

(11)其他精神科问题，如儿童行为问题，神经性厌食症和神经性贪食症，精神发育不全的技能训练。

(12)其他问题：

①口吃可用行为疗法，但病程长者不宜使用。

②书写痉挛症可采用放松训练和生物反馈。

③神经肌肉疾病如周围神经肌肉的损伤、痉挛性斜颈、大脑性瘫痪和中风偏瘫等均可使用生物反馈疗法，训练病人控制肌电活动，达到重新随意控制瘫痪的肢体。气功训练也有效果。

④遗尿和大便失禁也可用生物反馈疗法训练。

二、心理咨询与心理治疗的关系

心理咨询和心理治疗目前都归属于临床心理学的范畴,但它们确实是两类不同性质的心理学操作技术。当然,心理治疗与心理咨询的关系非常密切。在中国,许多心理咨询门诊实际上也在进行心理治疗的工作,心理咨询似乎与心理治疗同义。在国外,虽然心理咨询与心理治疗有不同名称,帮助者与求助者也有不同名称,但人们对心理咨询与心理治疗之间有无不同,仍有争议。一些人不赞成对二者进行区分。他们把咨询与心理治疗当作同义词来看待。另一些人则认为,二者是有区别的,但又在二者究竟有何不同上意见分歧。美国人哈恩(M. E. Hahn)的一段话经常被人们引用:"据我所知,极少有咨询工作者和心理治疗专家对已有的在咨询与治疗之间的明确区分感到满意……意见最一致的几点是:(1)咨询与心理治疗是不能完全区别开的;(2)咨询者的实践在心理治疗专家看来是心理治疗;(3)心理治疗专家的实践又被咨询者看作是咨询;(4)尽管如此,咨询和心理治疗还是不同的。"

(一)相似之处

1. 理论方法

二者所采用的理论方法常常是一致的。例如:咨询心理学家对求助者采用的求助者中心治疗的理论与方法或合理情绪疗法的理论与技术和心理治疗专家采用的同种理论与技术别无二致。

2. 工作对象

二者进行工作的对象常常是相似的。例如:心理咨询人员与心理治疗工作者可能都会面对求助者的婚姻问题。

3. 工作目标

在强调帮助求助者成长和改变方面,二者是相似的。咨询与心理治疗都希望通过帮助者和求助者之间的互动,达到使求助者改变和增长的目的。

4. 工作方式

二者都注重建立帮助者与求助者之间的良好的人际关系,认为这是帮助求助者改变和成长的必要条件。

(二)主要区别

1. 工作对象的差异

心理咨询的工作对象主要是正常人,正在恢复或已恢复的病人。心理治疗则主要是针对有心理障碍的人。

2. 问题性质的差异

心理咨询着重处理的是正常人所遇到的各种问题,主要问题有日常生活中人际关系的问题,职业选择方面的问题,教育过程中的问题,婚姻家庭中的问题等。心理治疗的适应范围则主要为某些神经症、某些性变态、心理障碍、行为障碍、心身疾病、康复中的精神病人等。

3. 咨询时间的差异

心理咨询用时较短,一般咨询次数为一次至几次;而心理治疗费时较长,治疗有几次到几十次不等，甚至次数更多，经年累月才可完成。

4．治疗层面的差异

心理咨询在意识层次进行，更重视其教育性、支持性、指导性工作，焦点在于找出已经存在于求助者自身的内在因素，并使之得到发展；或在对现存条件分析的基础上提供改进意见。心理治疗的某些学派，主要针对无意识领域进行工作，并且其工作具有对峙性，重点在于重建病人的人格。

5．治疗目标的差异

心理治疗工作是更为直接地针对某些有限的具体的目标而进行的；心理咨询的目的则比较模糊，其目标是使人产生改变和进步。

三、老年心理咨询的对象

(一)老年心理咨询的对象

老年心理咨询的主要对象可以分为四类。

(1)精神正常，但遇到了与心理有关的现实问题并请求帮助的人群，这类咨询属于"发展性咨询"，如老年人的婚姻家庭问题，离退休后的社会适应问题等；

(2)精神正常，但心理健康出现问题并请求帮助的人群，这类咨询属于"心理健康咨询"，如老年人的焦虑不安；

(3)特殊人群：临床治愈的老年精神病患者；

(4)不能合作或无法自诉、交谈的老人，不能作为心理咨询的直接对象，但可以通过其家属或亲友、同事陪伴，给予间接的心理咨询的指导意见。所以，老年人的家属也可成为老年心理咨询的对象。

(二)老年心理咨询的条件

(1)具有一定的智力基础。老年心理咨询的对象首先应具备的条件是智力应该在正常范围内，起码能够叙述自己的问题以及其他相关情况，并能够理解和领悟咨询师的帮助。

(2)内容合适。有些心理问题适合心理咨询，有些则需要药物治疗。一般说，老年人的心因性问题，尤其与心理社会因素有关的各种适应不良、情绪调节问题、心理教育与发展问题等更适合心理咨询的领域。严重的神经症病人，发作期、症状期的精神病求助者，由于与外界接触不良，缺乏自知力、自制力，难以建立人际关系，因此，一般不属于心理咨询的范围。

(3)人格基本健全。老年心理咨询的对象应无严重的人格障碍。因为严重的人格障碍不仅可阻碍咨询关系的建立，也会影响咨询的进行，而且人格的问题旷日持久，需要深入的心理治疗才能奏效。因此，有严重人格障碍的老年求助者不适合进行心理咨询。

(4)动机合理。如果缺乏自我改变的动机，而是希望别人改变，或动机不合理，经咨询师反复做工作后仍缺乏合理动机的老年求助者，一般不适宜做心理咨询。

(5)有基本的交流能力。老年心理咨询的对象应该能够较清楚、明白地表达自己的问题,能较顺利体会咨询师的意思,并随之采取行动的老年人,较适合进行心理咨询,并能有一定的疗效。

(6)对心理咨询有一定的信任度。求助者对心理咨询及心理咨询师所持的理论、方法应给予充分信任。如果求助者越相信咨询是有效的,咨询师是优秀的,其理论和方法是先进的、实用的,就越有可能取得良好的心理咨询效果;反之,心理咨询效果就差。

(7)匹配性好。匹配性是指咨询师与求助者的相互接受,相互容纳的程度。

四、老年心理咨询的任务

老年心理咨询的任务在于使来访的老年人或家属与心理咨询师进行交流,提供老年人的情况和存在的问题,共同切磋,并能适时听取心理咨询师的指导和建议。但心理咨询师的主要任务是帮助老年人逐渐改变与外界格格不入的思维、情感和反应方式,并学会与外界相适应的方式,自己解决问题。具体任务如下。

(一)认识自己的内外世界

当一位心理咨询师面对一位求助的老人,企图通过改善他的认知去帮助他的时候,这时,心理咨询的第一任务就是帮助他认清自己的内外世界。人们不断积累经验,到一定时候,在自己的内心世界,便形成所谓的"经验系统"。这种经验系统,反过来又能影响人对外部世界的认识,影响人们对待事物的态度,影响人的决策、行为,等等。这就是说,人面对客观世界,不是绝对消极被动的。人的内、外世界之间,是处在相互作用的过程中。正是这种相互作用,使得人类能在生存和发展中,具备一种"积极适应"的能力。咨询师在与求助者讨论如何认识自己的内外世界时,指出这种内外世界的相互作用以及人的"积极适应"能力,也是咨询任务的一部分。特别是对那些有外控倾向的宿命论者,这样更有必要。

老年人心理咨询中的大部分问题,是由于自身的人格特点和处事风格而引起的,但这些求助者常常不能意识到这一点。心理咨询师不能改变外在的条件,但可以从求助者自身解决问题。咨询师还可以帮助老年求助者认识到,大部分心理问题是由内部产生的,外部环境不过是一个方面。人们遇到的与周围环境之间或人与人之间的问题,正是内部冲突的外部表现和反映。通过咨询,人们发现,大部分冲突是他们自己造成的,同时通过心理咨询学会了使软弱的内心世界变得坚强起来,以便使老年求助者的余生过得更惬意、更充实、更美满。

(二)纠正不合理的欲望和错误观念

求助者经常非常确信自己的动机和需要是正确的、合理的,认为自己十分清楚需要什么,但实际上并非如此。他们的心理问题往往是由于这种盲目自信造成的。但是,当他们走进心理咨询室、与心理咨询师交换意见之后,他们才恍然大悟,他们的观念错了!正是他们的错误观念,将他们引入无法摆脱的困境。心理咨询可以帮助他们坦然面对以往的错误观念,帮助他们不再自我欺骗。

(三)学会面对现实和应对现实

任何人都有三种时态：过去、现在和未来。过去的永远是历史，历史绝对不会倒退或者重来。它只能负载着我们的一切经历，永远留在我们的身后。心理咨询师的任务是帮助求助者学会面对现实，帮助他们提高应对现实问题的能力。有很多求助者，他们的心理问题，可能是由于不敢面对现实生活而造成的，有的人可能在现实生活中遭遇了失败或者严重挫折，很可能就走上了逃避现实的道路。有些老年人无法面对年老带来的一些生理上、生活上的变化，不愿接受年老的事实，由此产生心理的不平衡，或者做出逃避现实的举动。人们面对现实需要勇气，而逃避现实并不困难。他们只要用全部的时间和精力回味过去、计划未来，现实生活中的问题就被排挤出局。为此，心理咨询师的重要任务之一就是帮助求助者回到现实中来。

(四)学会理解他人

任何个体，都有发自人性的依附本能。彼此理解是满足此类本能的必要条件。而现实生活中，很多求助者面对现实世界中的名利冲突以及其他冲突时，打破了人性内在的平衡，使依附本能被淹没。心理咨询师要尽最大努力协助求助者唤起自己的依附本能，他们就能自觉地理解他人以及理解群体对自己的重要性。这将成为缓解，甚至平复人际道德冲突、恢复人性平静的关键。

(五)增强自知之明

咨询师要应用心理技术引导求助者，使用客观的做人标准，反省自己，全面正确地了解自己。

(六)协助求助者建立合理有效的行为模式

受不合理行为模式困扰的求助者，若想改变自己的现状，必须在心理咨询师的协助下，建立一种新的、合理的行为模式。只有按照这种合理的行为模式生活，他的行动才可以变成"新的有效行为"。解除心理问题的要害，不在于求助者能否控制自己的思想和欲望，而在于求助者能否将合理的思想和欲望付诸行动。

五、老年心理咨询的内容

(1)协助老年求助者认识及接受老年。

(2)帮助老年求助者重新整合过去生活的意义，从而使老年人产生人生完美的积极的、正面的感受。

(3)改善老人与家人的关系和相处问题。

(4)支持老人积极参与社区活动，使其晚年生活更加充实。

(5)帮助老年人建立科学、健康的晚年生活方式和心理准备，积极地应对人生晚年期各种"生活事件"(如丧偶、重病、空巢家庭等)。

(6)辅导老年人正确认识死亡及接受死亡的来临，而减少愤怒及恐惧的消极情绪。

六、老年心理咨询的类型

(一)心理咨询按其内容可分为障碍咨询和发展咨询

1. 障碍咨询

所谓障碍咨询是指对存在程度不同的非精神病性心理障碍、心理生理障碍者的咨询，以及某些早期精神病人的诊断、治疗或康复期精神病人的心理指导。重点是控制或消除症状、预防复发。从事这类咨询的人员需要受过充分的精神医学和临床心理学训练，咨询的地点一般为专门的心理卫生机构、综合性医院下设的心理咨询机构、社区心理卫生机构以及由专业人员开设的私人诊所等。

2. 发展咨询

所谓发展咨询是指帮助求助者更好地认识自己和社会，充分开发潜能，增强适应能力，提高生活质量，促进人的全面发展。如老年人的婚姻问题、家庭问题、离退休后生活规划等。从事这类咨询的人员除了有坚实的心理学基础外，还要具有哲学、社会学、教育学、文化人类学等方面的广博知识。咨询的地点一般为非医疗机构，如老年大学、社区、老年公寓等。

障碍咨询与发展咨询是相互联系的，去除心理障碍为心理发展奠定了基础，而良好的心理发展将减少心理障碍的发生。在具体实施时，有时很难将两者完全割裂开来，有些咨询既属于障碍咨询，也属于发展咨询。

(二)心理咨询按其对象的多少可分为个别咨询和团体咨询

1. 个别咨询

个别咨询指咨询者与求助者之间的单独咨询。它是心理咨询最常见的形式，它的优点是针对性强、保密性好，咨询效果明显，但咨询成本较高，需要双方投入较多的时间、精力。

2. 团体咨询

团体咨询，亦称集体咨询、小组咨询，指根据求助者所提出的问题，按性质将他们分成若干小组，咨询者同时对多名求助者进行咨询。它是一种很有前途的咨询形式。其突出的优点是咨询面广、咨询成本低，对某些心理问题或心理障碍效果明显优于个别咨询。不足之处是同一类问题也可能因个体差异而表现出明显的个体性，单纯的团体咨询往往难以兼顾每个个体的特殊性。为此，应扬长避短，在团体咨询中，辅之以个别咨询。

七、老年心理咨询的具体形式

老年心理咨询的具体形式主要有门诊咨询、通信咨询、电话咨询、专栏咨询和现场咨询等。

(一)门诊心理咨询

门诊心理咨询也叫面询，就是求助者到心理咨询机构专门设置的心理咨询室，与咨询师面对面地进行沟通。面询的优点是不容易受外界的干扰，有利于求助者顺利地倾诉自己的问题。有利于咨询师通过观察求助者的言行，了解到更深层的信息。及时对咨询进行调整，保证最佳的咨询效果。目前面询是一种主导的心理咨询形式，咨询效率最高，咨询效果也最好。

门诊心理咨询原来是医院门诊的一个专业领域，最早主要限于精神病院，后来发展到综合医院，进一步又形成了社区性的独立的心理咨询形式。目前在国内，一些精神病院、综合医院、科研机构、养老机构设立了心理咨询门诊，部分地区还设立了独立的心理咨询机构。

(二)电话心理咨询

电话心理咨询指通过电话的方式进行心理咨询。这种形式方便快捷，不受时间和地域限制，多用于进行心理危机干预。一般心理障碍患者也可应用电话咨询，还可利用电话咨询向人们提供各种科学知识和心理卫生知识，解决人们各种各样的心理问题。但一般电话咨询内容不能太多，涉及的面不宜太宽。尤其有些老年人说话啰唆，会造成占线时间太长，使真正需要紧急咨询者反而打不进电话，这就失去了作为缓解危机的电话咨询的意义。因而对老年人电话咨询只能解答一些紧要问题，然后约他来门诊面谈。

(三)互联网心理咨询

互联网心理咨询指通过互联网进行心理咨询，当老年人能熟练地使用微信、QQ 等互联网社交工具后，可通过互联网接受心理咨询服务。它的优点是安全性和保密性好，且不受地域限制。但咨询中容易受外界因素的干扰，影响咨询效果。如：网络受阻，网络中断，可能导致交流不及时或非人为造成的沟通障碍等。

互联网咨询对于那些由于个人身体条件、地域环境的限制不能直接而方便地寻求心理咨询，以及由于个人生活风格或生活习惯，不愿意面对心理学家的人们来说，尤为必要。他们可以通过互联网与心理咨询师进行心理咨询，达到解决心理问题的目的。

(四)人工智能心理咨询

在人工智能(AI)工具使用越来越普遍的情况下，AI 技术也被应用于心理咨询领域，AI 心理咨询工具能够理解自然语言并生成对应的回复，为人们提供一定程度的心理支持。当智能手机在老年人群中逐渐普及，老年心理咨询师也可以使用 AI 助手，把一部分可替代的、机械性的心理会谈工作交给 AI 助手，腾出来时间打磨心理咨询技能、专注于更复杂的咨询本身。这种辅助咨询前线接待的 AI 心理咨询工具，能降低机构的运营成本，同时提高工作效率与质量，使心理咨询机构有更多精彩的可能性。

(五)书信心理咨询

书信心理咨询是通过书信的形式进行的，传统的书信心理咨询多用于路途较远或不愿意暴露身份的求助者。在互联网发达的区域，电子邮件已经逐渐取代传统纸质书信，发挥交流作用。帮助者根据求助者来信中所描述的情况和提出的问题，进行疑难解答和心理指导。书信心理咨询的优点是较少避讳，缺点是不能全面地了解情况，只能根据一般性原则提出指导性的意见。求助者的来信往往杂乱无章，所述问题往往过泛过滥，有些甚至超出了心理咨询的范围。因此，一些心理咨询机构在接到求助者的信件时，往往给求助者寄去心理咨询的专用病史提纲，或者相应的心理或行为自评量表，让求助者按规定的形式填写后寄回，这样，可以使书信心理咨询更加规范。由于方法学上的困难，对于书信心理咨询的效果不太好统计研究，但是实际工作中表明，书信咨询对于某些求助者还是很有帮助和益处的。对于比较严重的问题，咨询者可以在书信中建议求助者前来当面咨询。

(六)专栏心理咨询

专栏心理咨询是通过报纸、杂志、电台、电视、新型自媒体等传播媒体，介绍心理咨询、心理健康的一般知识，或针对一些典型问题进行分析、解答的一种咨询方式。目前，国内有许多报纸、出版物都开辟有心理咨询的专栏，包括一些专门的心理咨询、心理卫生的刊物、医学杂志、科普读物等。许多电台、电视台等也有相关的节目。严格地说，这种形式的心理咨询的作用更多的是普及和宣传相关的知识，而非真正的心理咨询，其优点是覆盖面大，科普性强，缺点是针对性不强。

应用专栏形式的心理咨询，如电视、广播、杂志、报纸等特别适宜于老年人，因很多老年人不好动，或不能动，外出咨询不容易，而通过广播、电视，老年人在家里坐在沙发上或卧在床上就可以获得不少需要咨询的知识，这对一般老年人来说是一件事半功倍的事。因此，这种形式的心理咨询较适合老年人。

(七)现场心理咨询

这是指心理咨询师深入家庭或老年公寓等现场进行指导，根据心理学的原则提出切合实际的处理意见，或对老年人进行集体或个别的心理咨询，常可收到较好的效果。其方法主要是通过观察、调查研究，提出改进工作、改善环境条件的建议，提供切合实际情况的心理咨询现场服务。现场心理咨询发展最深入的是家庭心理治疗，已经逐渐发展为一种独立的咨询治疗形式，家庭治疗把重点放在家庭各成员之间的人际关系上，通过组织结构、角色扮演等方式了解这个小群体，以整个家庭系统为对象，发现和解决问题。目前，我国从事老年心理咨询的专业人员非常有限，心理咨询服务尚未构成合理的组织体系，咨询人员又严重不足，为了满足众多老年人的需要，专业人员适当地开展现场咨询是非常必要的。

八、老年心理咨询师应具备的素质

从事任何职业的人都需要具备一定的条件。心理咨询被认为是一种特殊的助人工作，需要德才兼备。从事这个工作的心理咨询师不但要用他的知识和技术为求助者服务，还要了解求助者的内心世界，洞悉求助者的生活隐私，帮助他们认识心理困难的真正原因并改正适应不良的行为，促进其心理的成长。因此，他必须具备一些特殊的条件。老年心理咨询是一项复杂、艰巨而又崇高的工作，它是在生物—心理—社会医学模式日趋形成的影响下发展起来的。老年人生活阅历丰富，但个性方面又常常是固执己见，咨询人员若没有较深厚、扎实的理论功底及丰富的咨询经验，是很难做好老年心理咨询工作的。我国著名心理咨询专家钟友彬教授在他的著作《现代心理咨询》一书中提出，心理咨询师必须具备人格素养基础、知识条件和技巧条件。

(一)人格素养基础

许多学者都提到心理咨询师的人格条件是做好心理咨询工作的最重要因素，也是心理咨询师应当具备的首要条件。心理咨询师的人格是心理咨询工作的支柱，是咨询关系中最关键的因素。如果一个心理咨询师不具备助人的人格条件，他的知识和技术就不会有效地发挥作用，而且可能有害；心理咨询师如果仅仅具有广博的理论知识和咨询技巧，但缺乏同情人、关心人的品格，不能坦诚待人，不能赢得信任，缺乏对人际关系的敏感性，他就只能是一个技术工匠。

所谓人格是指一个人的整个精神面貌，是具有一定倾向性的、稳定的心理特点的总和，包括气质、性格、兴趣、信念和能力等。心理咨询师应当具备的人格条件是指哪些内容呢？

1. 心理相对健康

心理咨询师的健康水平至少要高于他的求助者。心理咨询师本人也是人，也有许多欲望，如希望得到爱，希望被接受、被承认、被肯定，希望有安全感。但他有能力在咨询关系以外来求得这些欲望的满足，以保证有效地完成心理咨询师这一社会角色的任务，不致引起角色紧张。心理咨询师也生活在和他的大多数求助者相同的社会环境里，也会有各种生活难题，也会出现心理矛盾和冲突，但他可以保持相对的心理平衡，而且能在咨询关系以外来解决他的心理矛盾和冲突，不至于因为个人的问题干扰咨询工作。一个合格的心理咨询师应当是一个愉快的、热爱生活、有良好适应能力的人。那些情绪不稳定的人，经常处于心理冲突状态而不能自我平衡的人，是不能胜任心理咨询工作的。

2. 乐于助人

只有乐于助人的人才能在咨询关系中给求助者以温暖，才能创造一个安全、自由的气氛，才能接受求助者各种正性和负性的情绪，才能进入求助者的内心世界。"乐于助人"这个条件说起来容易，但并非任何人都具有这种品质。一个外科医生尽管他手术技巧很高明，可以治好病人的外科疾病。但他不一定在心理上乐于帮助他的病人。那些只关心自己的事情的人，那些性格孤僻、寡言少语、缺乏热情的人，是难以胜任心理咨询工作的。

3. 责任心强

能耐心地倾听求助者的叙述，精力集中不分心，使求助者感到对他们的困难表示关心。能诚恳坦率地和求助者谈心，使他们愿意暴露内心的隐私和秘密，值得他们信任。那些工作马虎，不能专心致志的人，那些办事拖拉、不负责任、又不能和求助者谈心的人，是做不好心理咨询工作的。

以上这些人格条件是在先天素质基础上和环境的长期影响下形成的，是相对稳定的心理特点，不是仅靠学习理论知识可以得到的。因此，从事心理咨询工作的人，要想胜任这项工作，应考虑自己的人格条件。

(二)知识条件

做好心理咨询工作要有必备的理论知识。心理咨询不是仅靠良好的愿望、热情和一般常识来安慰、劝说那些处于困境的求助者或鼓励心理病人向疾病斗争。有时，廉价的安慰反而引起求助者的不解、反感和阻抗。心理咨询和心理治疗是科学工作，要用科学的助人知识来帮助求助者，使他们认识困扰着他们的真正原因，改正或放弃适应不良的行为，使心理成熟起来。

心理咨询师必须有普通心理学、儿童心理学、人格心理学、社会心理学、心理卫生学、变态心理学、心理测量学、临床心理学等方面的基本理论知识，并掌握心理助人技能及家庭治疗、行为矫正、音乐治疗、认知疗法等咨询治疗的方法与技巧。对于从事老年心理咨询工作的人来说，在加强医学知识学习的同时，还应了解老年心理学、老年学、老年生理学、老年社会学等方面的知识。

只有将理论知识与实践能力有机结合起来，才能理解求助者的困难是怎样形成的，矛盾和冲突的根源在哪里，他们的心理症状的真正意义是什么，又是用什么防御手段来对付内心冲突的。然后才谈得上有针对性地协助求助者分析问题，并引导求助者走出困境，促进人格的成长。

(三)技巧条件

心理咨询师要有熟练的助人技巧。包括以下几个方面。

(1)在初诊阶段时，能形成初步印象，理解求助者的心理问题，为达此目的应掌握观察法、谈话法以及分析相关问题的手段和技巧。

(2)能及时进行自我平衡，在受到求助者不良情绪感染后，能在最短时间内，重新使自己的心态恢复平静。

(3)能在平等交谈中，启发求助者进行正确的独立思考。

(4)有灵活性，随时转变咨询方式，以克服求助者的阻抗和掩饰。

(5)有把握谈话内容和谈话方向的能力，从而达到了解求助者内心世界的目的。

心理咨询的理论知识和技巧是可以学到的。除了从书本上学习以外，更重要的是在实际工作中不断地向求助者学习、不断地总结经验。上面所说的人格条件，知识条件和技巧条件都很重要，不能互相代替。

正如卡瓦纳(Cavanagh,1982)所说：一个好的心理咨询师应当是个人品质、学术知识和助人技巧的结合体。

 ## 工作任务分解与实施

一、老年心理咨询的过程

老年心理咨询的过程可以分为心理诊断、帮助和改变、结束和巩固三个阶段。

(一)第一阶段：心理诊断阶段

(1)咨询师与求助者建立良好的咨询关系，并收集求助者相关的资料；听取老年求助者或其家属的叙述，达到了解老年求助者及其动机和需要的目的。首先是了解来访老年人的基本情况，包括姓名、性别、年龄、文化程度、原来的职业等。这些内容可以通过来访的老年人或陪同人所填写的表格加以了解。表格可设计得详细一些，除以上内容外，还可以包括简要的学历、生活经历、重大的生活事件、原工作环境、家庭环境、健康状况、需要咨询的问题以及临床诊断、人格与情绪等心理测验的结果等多项内容。通过这些项目可对老年求助者有一个概括的了解，再通过老年咨询者的家属、亲友等做进一步了解。一般来说，要让老年求助者充分表达思想，在自然、愉快的气氛中进行咨询，就要使老年求助者愿意让心理咨询师进入他的内心世界，将个人的看法、感受向心理咨询师表达。咨询师和求助者建立良好的关系以便于咨询师能更全面地了解求助者的情况，对求助者做出更准确的判断。

（2）咨询师根据老年求助者提供的信息进行系统思考、认真分析，进而抓住老年求助者的心理矛盾和思想症结，并与老年求助者共同制定咨询目标和实施方案。咨询目标的确定需要求助者和咨询师的共同参与、共同配合。

（二）第二阶段：帮助和改变阶段

这个阶段咨询师将运用各种咨询技能，各种咨询流派的具体干预技术对求助者进行帮助。此时心理咨询师可以初步设计并提出解决老年求助者心理症结的多种办法，并和老年求助者一起研究这些方法可能引起的结果并进行评价，让他们通过对比进行最优化选择，选择一个最为适合自己的解决办法。在此过程中，咨询师一方面要用摆事实、讲道理的方式帮助老年求助者纠正认识上的偏差，另一方面要通过有针对性的心理和行为指导，为老年人解决心理问题，解除其心理上的压力，促使老年求助者与环境达到和谐一致。在工作方法上还要注意心理咨询的目的是引导老年求助者认识自己、接受自己，尽量发挥自己的潜能，对自己的行为和生活有新的信念，否则就不能达到改变老年人心理障碍的目的。

（三）第三阶段：结束和巩固阶段

在此阶段咨询师和求助者一起对照咨询方案，看是否已经取得了阶段性的成效。对于还未解决的问题和尚未达到的目标，寻找原因并采取相应的对策。

二、老年心理咨询的常用技巧

（一）会谈技巧

会谈是指心理咨询师与老年求助者相互接受有特定目的的一种专业性谈话。在这个过程中，双方交换观念、表达态度、分享情感、交流经验，老年求助者向工作员袒露心声，工作人员向老年求助者表达愿意协助的态度，并借此收集有用资料，同时向求助者传递一种新的观念、希望、支持、信心，以提升老年求助者的能力。在会谈中需要运用如下一些技巧。

1. 专注

专注是工作人员对老年求助者的语言、情绪、心理的高度关注。这种专注既有非语言的肢体专注表达，如工作人员要面向求助者，面部表情要松弛，手势要自然，眼神要亲切，身体适当向前倾向求助者，等等；也有非语言的心理专注表达，如注意倾听求助者的说话，观察求助者的手势、神态、身体动作及语气语调，揣摩求助者的心理以及体会求助者话语的"言外之意"。

2. 真诚

工作人员的真诚有助于与求助者的专业关系的建立。真诚地表示愿意协助的态度，以真正的自我对待求助者，不用专业的脸谱或权势吓人，可以有效地降低求助者的自我防御。

3. 同理心

这是指工作人员对老年求助者的一种"感同身受"和理解。同理心有高低层次之分。低层次的同理心仅仅表明工作人员只是进入了求助者的浅层的内心世界，并且对求助者的感觉与理解作了一定的表达。而高层次的同理心则是在良好的专业关系的基础上，工作人员尝试运用专业的力量去影响求助者，引导求助者从更客观的角度看待自己的问题，同时能够明察出潜在的、隐含的或透露出不足的部分并对此进行有效的沟通。

4. 鼓励

鼓励是指工作人员运用口头语言和身体语言的方式肯定老年人的一些积极表现，鼓励老年人继续表达自己，例如点头、微笑、身体前倾等。

5. 引导性技巧和影响性技巧

专注、倾听、同理心和鼓励是支持性技巧，除此之外，还有引导性技巧（澄清、对焦、摘要等）和影响性技巧（提供信息、自我披露、建议、忠告、对质等）。

(二)老年心理咨询的特殊影响技巧

1. 怀旧疗法

怀旧疗法又称为缅怀疗法、回忆疗法、回想法等，是指老年人在专业工作者的引导下回顾以往的生活，重新体验过去生活的片段，并给予新的诠释，从而协助老年人了解自我，减轻失落感，增加自尊及促进积极化的一种工作手法。

怀旧疗法不仅广泛应用于认知障碍老年人护理中，也越来越多地用在其他老年群体的心理护理中。怀旧疗法通过鼓励老年人分享过去的经历和故事，促进老年人的表达和沟通，帮助他们更好地与他人建立联系，增强社交支持；通过回想过去的快乐和成功，增强自我认同感和满足感，增强积极的情绪，帮助老年人更好地应对生活中的挑战。有英国一家护理中心曾使用怀旧疗法治疗老年认知症患者，通过搜集20世纪50年代的物品搭建怀旧房间，成功唤起了病人旧有的记忆，大量减少了老年认知症患者服用安定药的用量。

怀旧疗法可以一对一地进行，也可以采取团体怀旧的方式。专业工作者可以使用一些引发回忆的辅助工具，如老照片、老物件、经典音乐、怀旧电影等，也可以通过讨论传统节日、经典游戏活动等形式，来唤起老年人的回忆，激发老年人的表达兴趣。

近年来，虚拟现实（VR）技术在心理领域得到了广泛的应用。已有研究将VR技术融入怀旧疗法中，为老年人提供沉浸式怀旧体验。例如，我国香港版VR怀旧疗法通过虚拟场景设计，为老年人提供沉浸式怀旧体验，怀旧年代集中在20世纪70年代，素材主要由日常物品、旧照片、经典游戏、明星人物、新闻节目、休闲和娱乐等怀旧主题组成；我国VR怀旧疗法目前处于研发阶段，拟搭建5个怀旧场景。怀旧内容包括如下几方面的内容。①过去的家：农村和城镇各设计一个；②过去的生活方式：包括20世纪70年代前内地民众常见的日常生活细节；③过去的工具：内置了20世纪70年代以前家庭常用工具；④过去的经典节目：集中在 20 世纪五六十年代中央电视台播放的经典新闻和娱乐节目；⑤过去的纪录片：集中在 20 世纪 70 年代或之前中央电视台制作的纪录片，以便怀旧过去内地城市或农村的风貌。

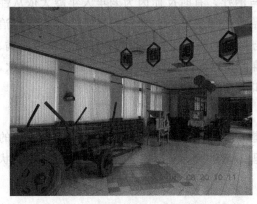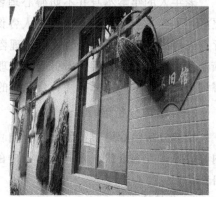

图 2-1　某养老机构的怀旧长廊　　　图 2-2　某养老机构的怀旧馆

怀旧疗法是指让老人回顾过往生活中最重要、最难忘的时刻，在回顾中重新体验快乐、成就、尊严等多种有利于身心健康的情绪，帮助他们找回自尊和荣耀的一种工作手法。

2. 生命回顾

生命回顾是指通过生动地缅怀过去一生成功或失败的经历，让老人重建完整的自我的一种工作手法。生命回顾和怀旧不同的是，前者是对整个人生的回顾，而不只是回顾生命中最重要的事件和时刻。这种技巧的目的是通过老年求助者的内省来重新体味人生的价值和意义。生命回顾可以结合人生故事书、生命故事汇等方法进行。

具体运用怀旧和生命回顾技巧要注意以下几点。

(1)建立相互信任的工作关系。

(2)鼓励老年求助者诉说往事，初期可集中于较为愉快的人生经历，然后才慢慢过渡到较为消沉的往事。

(3)侧重聆听老年求助者在诉说经历时的感受，尤其注意他们喜怒哀乐的情绪，对那些被压抑的感受应该帮助他们抒发出来。

(4)对有子女的老年求助者，他们作为父母的经历及感受需要表达出来，以协助个案的诊断和治疗。

(5)对于有丧偶的经历，加上因病或意外而导致伤残的老年求助者，工作人员要协助他们把痛苦的感觉宣泄出来，尤其是配偶对求助者生命的意义。

(6)当怀旧情绪被抒发后，工作人员可以采用"时间紧迫"技巧，协助老年求助者从过往生活重回现实中。

(7)生命回顾是协助老年求助者中肯地评价自己一生的经历，而不是让其过分自责。如果遇到这种情形，工作人员应帮助求助者分析导致自己失败的外在因素，以避免求助者把所有责任都担在自己的身上。

三、老年心理咨询与治疗技术

老年人的年龄本身并不妨碍心理咨询与治疗,有时反而因为老年人年龄大依从性更好,不容易半途而废,比青年人咨询与治疗效果更好。对老年人进行心理咨询与治疗首先要注意确定问题是否属于心理咨询与治疗的范畴,有些疾病,如重性精神疾病、脑器质性病变、身体疾病所引起的心理障碍,心理咨询与治疗只能起辅助作用。其次,咨询与治疗技术的选择必须符合老人的认知能力、适应能力和爱好。

(一)精神分析治疗

精神分析治疗通过移情分析、自由联想,梦和失误的分析等技术,深入到老人的内心世界,发掘潜伏在人的无意识中的心理矛盾冲突,让病人领悟其中真义、使病状自然消失。

1. 移情分析

移情是指当事人在咨询治疗过程中,把治疗者当成他过去生命中的一个重要人物(父母、子女等其他重要人物),当事人以对待这些重要人物的情感来对待治疗者,治疗者在当事人心目中成为某个人的替代者。移情分析有利于深入了解当事人的心理问题的深层次原因。如果治疗者可以和老人建立起信任安全的治疗关系,老人把治疗者当成心目中某个人物,治疗者可以通过移情来了解老人过去的情绪反应,并进一步引导出痛苦经历,那么老人压抑已久的不愉快心理冲突会全部发泄出来,从而达到解除他心理负担的目的。

2. 自由联想

鼓励老人无拘无束毫无保留地进行倾诉,治疗者循循善诱。挖掘老人内心深处心理矛盾冲突和痛苦之源,被压抑的情绪、欲望与冲动得以释放,精神创伤、心理障碍得以排除。

3. 释梦

梦的内容象征性地显示了无意识的某些信息。从分析梦可以获得老人压抑于无意识中问题的线索。

除了用上述方法对老人的心理进行分析和帮助外,还要了解老年人中出现的回归现象,回归是指人格已经发展到某一阶段之后,由于某种不利的原因,放弃已经习惯的态度、现实思维及行为模式,返回到早先的某一阶段,使用较幼稚的方式来满足自己的欲望从而免受挫折和失望。当遇到挫折和应激时,心理活动会退回到较早年龄阶段的水平,以原始、幼稚的方法应对当前情景。例如生活中经常有"老小孩"的说法,就体现出一种回归的现象。

此外,精神分析的理论认为某些被压抑的欲望会引起人的心理疾病,病态的压抑则会导致心理疾病,即以神经症的形式表现出来,如恐惧症、强迫症等,实际上都有"隐意",老人自己也觉察不到,心理分析即要使潜意识中的"症结"意识化,老人对此有所领悟,病症也就会随之消除。所以,在实际咨询与治疗中,我们不仅要让老人领悟自己被压抑的内心冲突,而且,还要给予宣泄的机会,老人的唠叨就是一种心理宣泄方法。

（二）行为治疗

行为治疗或条件反射治疗是建立在行为学习理论基础上的一种治疗方法，即是以行为学习理论为指导，按一定的治疗程序，来消除或纠正人们的异常或不良行为的一种心理治疗方法。行为疗法的基本认识是：异常行为与正常行为一样，都是通过学习获得的，人的行为习惯既可能通过学习获得，同样也可以通过学习而改变或消失。行为治疗具体方法有多种，例如放松训练法、系统脱敏法、代币管制法、厌恶疗法等。在此介绍几种适合老年人心理与行为特点的常用调适方法。

1. 放松训练

放松训练又称松弛训练，是行为疗法中使用最广泛的技术之一。放松训练有很多种方法，包括呼吸放松法、渐进式肌肉放松法、想象放松法、意念放松法等，我国的气功、太极拳等也有放松的作用，放松训练可以降低心率和血压，缓解紧张、焦虑、不安、愤怒等情绪，也可以用于缓解失眠、神经性头痛、哮喘等。接下来重点介绍呼吸放松法和渐进式肌肉放松法。

（1）呼吸放松法

①可根据实际情况，选择不同的姿势，通常用3种：

坐姿：坐在椅子上，身体挺直，腹部微微收缩，背部不要靠着椅背，双脚着地，自然分开，与肩同宽。

卧姿：躺在床上或沙发上，双脚向两边自然张开，双手自然伸直，放在身体两侧。

站姿：站在地上，双脚自然分开，与肩同宽，双手自然下垂。

②微闭双眼，把注意力放在腹部肚脐下方，也可将一只手放在小腹上。

③用鼻孔慢慢地吸气，感受到空气进入腹部，腹部随着吸入空气不断增加，慢慢鼓起来。

④吸足气后，稍微憋一下，用口和鼻将气体从腹中慢慢地吐出来，感受腹部慢慢瘪下去。

⑤保持深而慢的呼吸，吸气和呼气中间有一个短暂的停顿。持续做几分钟。

（2）渐进式肌肉放松法

①准备工作

选择安静安全舒适不受干扰的环境进行训练，光线不宜太亮，温湿度适宜，尽量减少无关刺激。

找一个舒服的姿势，这个姿势使老年人有放松之感，可靠在沙发上或躺在床上。

②放松顺序

顺序没有绝对要求，一般自上而下，头部→手臂部→躯干部→腿部，也可以调整顺序，例如手臂部→头部→躯干部→腿部。护理人员教老年人放松时可做3遍，第一遍护理人员边示范边带老年人做，第二、三遍由护理人员发指令，老年人以舒服的姿势闭眼躺好或坐好，跟随护理人员的指令进行练习。

指令参考举例："请把注意力放到您的前额，皱起前额肌肉，保持紧张，然后放松，体验放松后的感觉……"

③放松方法

每部分肌肉放松的训练过程均为如下 5 个步骤：集中注意——肌肉紧张——保持紧张——解除紧张——肌肉松弛。

每一部位紧张——放松过程，护理人员可结合具体部位保持紧张的动作，采用口语化和舒缓的放松引导语。如手臂部的放松，护理人员可以这样进行引导："请伸出您的右手，把注意力放到您的右臂，弯曲右臂，用力再用力，注意手臂绷紧的感觉……坚持一下，……再坚持一下……好，放松……您的手臂很放松，体验放松后的感觉，非常好。"

④注意事项

提醒老年人注意力集中在紧张或放松的部位，紧张或放松时，配合呼吸变化。紧张时吸气屏气，放松时呼气。一般每天练习 1—2 次，每次大约 15 分钟。放松时可以伴随一些舒缓的轻音乐。

2. 系统脱敏法

系统脱敏疗法是整个行为疗法中最早被系统应用的方法之一。系统脱敏疗法已经发展出了多种变式，临床上多用于治疗恐惧症及强迫性神经症等。首先了解老人焦虑和恐惧是由什么样的刺激引起的，将所有的焦虑反应由弱到强按次序排成"焦虑层次"。教会老人松弛方法，使老人感到轻松甚至安睡。再把松弛反应逐步地有系统地和焦虑阶层的刺激反应由弱到强同时配对出现，形成交互抑制情况，由弱到强循序渐进，最终把由于条件反射(即学习)而形成的最强焦虑予以消除(脱敏)。

(三)认知疗法

提到认知疗法，人们很容易想到认知行为疗法，两者关系密切，但并不等同。认知疗法(CT)是一种相对独立的治疗形式；而认知行为疗法(CBT)则是一组疗法的总称。只不过，有时人们会使用 CBT 这个术语来指代认知疗法。认知疗法是根据认知过程影响情感和行为的理论假设，通过认知行为技术来改变患者的不良认知的治疗方法。认知疗法的基本观点：认知过程是行为和情感的中介，适应不良行为和情感与不良认知有关。

它与传统的行为疗法不同，它不仅重视适应不良行为的矫正，而且更重视改变患者的认知方式和认知—情感—行为三者的和谐。

治疗的步骤：

(1)介绍认知疗法，再找出求助者的不合理思维方式和信念，讲清不合理信念与情绪困扰之间的关系。

(2)向求助者指出，他们有能力消除自己消极的情绪状态。

(3)通过以与不合理信念辩论的方法为主的治疗技术，帮助求助者认清信念之不合理，进而放弃这些不合理的信念，帮助求助者产生某种认知层次的改变。在这一步实施时要注意老年人自尊很强的特点，语气要委婉。

(4)不仅要帮助求助者认清并放弃某些特定的不合理信念，而且要从改变不合理信念入手，帮助他们学会以合理的思维方式代替不合理的思维方式，以避免重做不合理信念的牺牲品。

（四）生物反馈治疗

生物反馈治疗是应用现代设备，有间隔地不断提供给人特殊生理过程的信息（如肌电活动、皮电活动、皮肤温度、心率、血压、脑电等）。这些过程受神经系统的控制，这种生物加工的信息，称为生物反馈。在临床上多用于治疗心身疾病，如用于心血管系统的生物反馈训练，对高血压老人可用血压生物反馈来训练老人自我调节血压的下降。对心律不齐的老人可用脉搏的生物反馈来改变心律不齐的症状。生物反馈还可用来消除疼痛，使肌肉松弛。生物反馈治疗即通过电子仪器将肌肉、脑和心脏等电活动放大并转化为视觉或听觉形式显示出来，多次训练达到松弛、调节的作用。

（五）音乐治疗

音乐具有生理、治疗、感情、道德认识、集中注意力、记忆、智力等效应，音乐治疗有物理和心理两大作用机制。物理—生理作用，音乐是有规律的弹性机械波，经由感官施加能量及运动行使于人体，引起体内相应的活动改变，如镇痛、催眠、解除紧张的效果。心理—行为作用，音乐能使人怡情悦性、陶冶性情、塑造美好的性格，美妙的音乐激起人的美感与想象（包括色彩、形象的联想），改善和调节情绪。积极的情绪可通过内脏活动的最高中枢系统来改善机体功能。

音乐疗法属心理治疗方法之一，是利用音乐促进健康，特别可作为消除心身障碍的辅助手段。根据心身障碍的具体情况，可以适当选择音乐欣赏，如独唱、合唱、器乐演奏、作曲、舞蹈、音乐比赛等形式。心理治疗家认为，音乐能改善心理状态。通过音乐这一媒介，可以抒发感情，促进内心的流露和情感的相互交流。

专家指出，音乐对认知症的治疗有显著的疗效。许多临床资料和实验研究证明，音乐在改善注意力、增强记忆力、活跃思想、丰富和改善情绪状态方面有明显的功效，有利于消除孤僻老人与周围环境的不和谐因素及认知障碍，加强老年人对人生意义的认识和自我信心。如果能让老年人听一些轻快、明朗的乐曲，可使他们悲观抑郁的情绪振作起来；而旋律舒缓的乐曲则能使老人的情绪安定。因为人的情绪活动不仅与大脑皮层有密切关系，而且与人们内分泌系统、自主神经系统、丘脑下部和边缘系统有着更为密切的关系。能够引起人们感觉轻松及舒适的音乐，能够改善和加强人的大脑皮层、边缘系统和植物神经系统的功能，从而调节其情绪状态。

音乐治疗是注意人的整体，而不是某一部分，通过对人的整体乃至生活环境的调整，使其取得协调一致，从而消除抑郁心理。临床观察表明，音乐有助于解除老人的抑郁情绪。

（六）绘画治疗

绘画治疗用于老年人，主要通过绘画的方式让老年人投射其情绪、想法、信念、内心矛盾、人际关系等，从而了解他们的心理状况，帮助他们借助绘画表达情绪、释放压力、整合心理，同时老年人在画画时，脑、眼、手都在同时进行，有助于维护大脑健康。绘画形式多样，有自发性绘图、主题绘图、合作性绘图、添加画等，根据治疗目的的不同，绘画疗法可分为宣泄性绘画、消遣性绘画、娱乐性绘画、自我实现性绘画等。

心理咨询和治疗技术多种多样，且不断发展，引用到老年心理护理中除以上提到的几种治疗方法，还有舞动治疗、家庭治疗、叙事治疗、沙盘治疗、宠物疗法、园艺疗法等。近年来，现代科技飞速发展，虚拟现实技术也逐渐应用到了心理咨询领域，同样可以运用到老年心理护理中，例如变换虚拟场景，让老年人处于轻松、安详、优雅的新环境，忘掉现实，以治疗内心焦虑等，或者虚拟老年人过往生活情景，让老年人进行沉浸式体验，增强积极情绪等。老年心理咨询与治疗技术具体应用见相关主题的心理护理。

表2-1 _____ 机构/社区 老年人心理咨询记录表

档案号					联系方式	
姓名		性别		出生年月	民族	
籍贯		文化程度		婚姻状况	政治面貌	
职业史		健康史		爱好特长	宗教信仰	
房间/住址				紧急联系人及电话		
生活状况	身心状况					
	家庭情况					
	社交亲友					
	经济情况					
主要心理困扰						
服务需求						
咨询计划						
咨询实施						
咨询效果						
咨询人员		时间			地点	
咨询跟进	跟进时间		跟进记录			咨询人员

练习题（扫二维码查看练习题答案）

一、名词解释

1. 老年心理评估

2. 心理咨询

3. 心理治疗

4. 会谈法

5. 观察法

6. 心理测验法

二、简答题

1. 简述老年心理评估的常用方法。

2. 老年心理咨询的对象主要有哪些？

3. 老年心理咨询的条件有哪些？

4. 简述老年心理咨询的常见理论及技巧。

三、案例题

李奶奶，女，83 岁，住在县敬老院。她结过婚并有一个儿子，不幸的是，家人在 30 年前都故去了。她无依无靠，还患上了糖尿病、高血压和视力障碍等疾病。最近一段时间老太太感觉身体情况持续恶化。她经常感到头晕目眩，尽管自己曾经遵照医嘱服药，但病况没有改善，因此她常常会想到自杀，她在对这一行动思考了一个月以后，决定采取自杀行动。

思考：

1. 李奶奶主要有哪些症状？原因有哪些？

2. 请大家讨论根据老年人心理咨询与治疗的方法，如何对李奶奶开展有效的心理干预。

请同学们分组讨论、分析，并以小组为单位用 PPT 展示讨论结果，或通过角色扮演演示心理干预的实施过程。

项目三　老年人社会适应与心理护理

 项目情境聚焦

　　社会适应良好是心理健康的标准之一。研究证明，适量的刺激对于个体的生存和发展是有益的，但过多、过强、过久的心理压力或刺激可影响人的身心健康，如致心因性精神障碍、心身疾病、神经症以及诱发或加剧内因性精神病或躯体疾病。人到老年进入退化期，随之而来的不良刺激往往会带给老年人一系列的社会适应问题。关注老年人社会适应问题已成为当前促进老年社会福利改善的重要切入点，而如何提高老年人社会适应能力也得到社会各界越来越多的重视。

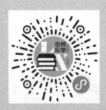

（扫二维码看：项目三思政案例：我抬滑竿，母亲更有安全感）

思考与讨论：你最大的触动是什么？家属对老年人进行关爱要注意什么？

任务一
老年人社会适应的基本认知

学习目标

素质目标：具有同理心，尊重理解老年人；
　　　　　具有强烈的责任心、爱心和细心。

知识目标：掌握社会适应的定义；
　　　　　了解老年人社会适应与心理健康的关系；
　　　　　了解老年人社会角色变化的特点。

能力目标：能对老年人社会适应问题进行诊断，并提出干预方案；
　　　　　能为老年人适应障碍提出预防和心理干预的方案。

工作任务描述

　　罗大爷有两个儿子，都在深圳打工，他独居在岳麓区某教师公寓。今年春节前，儿子们来电说会回家陪他过年。罗大爷把家里收拾得利利索索，备足年货，就等儿子儿媳们回来。大年三十，儿子们带着家人回到老家过年，让老人感到非常高兴，从初一到初四，一大家子享受着天伦之乐。大年初五，儿子们动身回深圳。儿子走了，罗大爷嘴上不说，心里却满是失落。随后几日，他变得不爱活动，也不再爱讲话，以前常跟村里的老头老太闲聊，现在都不怎么出去凑热闹了。大年初七晚上，罗大爷出现了失眠症状，在客厅一坐就是一宿。作为知识分子，罗大爷觉得自己的状态不对。大年初十，他告诉某综合医院临床心理科医生，孩子走了后，自己心里空空的，什么也不想干。

　　思考：

　　1. 罗大爷可能出现了什么问题？

　　2. 如何对罗大爷进行心理护理？

基本知识准备

一、老年人社会适应与心理健康

　　社会适应是个体在与社会环境的交互作用中，追求与社会环境维持和谐平衡关系的过程,是个体与特定社会环境相互作用达成协调关系以及这种协调关系所呈现的状态。对老年人来说,自身与社会环境的协调程度往往通过自我内部的生理与心理的和谐平衡程度来判断。关注老年人社会适应问题已成为当前促进老年社会福利改善的重要切入点,如何促进老年福利专业化,解决老年问题和提高老年人社会适应能力也得到社会各界越来越多的重视。

社会适应良好是心理健康的标准之一。研究证明,适量的刺激对于个体的生存和发展是有益的,但过多、过强、过久的心理压力或刺激可影响人的身心健康,如致心因性精神障碍、心身疾病、神经症以及诱发或加剧内因性精神病或躯体疾病。适应性障碍是指遭受日常生活的不良刺激,又具有易感个性,加之适应能力差,从而导致适应性障碍。其主要表现为出现情绪障碍为主,伴有适应不良的行为或生理功能障碍,而影响病人的社会适应能力,使学习、工作、生活及人际交往等受到一定程度的损害。适应性障碍是人群中常见的一种心理障碍,一般是因环境改变、职务变迁或生活中某些不愉快的事件,加上患者的不良个性,而出现的一些情绪反应及生理功能障碍,并导致学习、工作、生活及交际能力的减退。老年人进入退化期,随之而来的不良刺激往往带给老年人一系列的社会适应问题。

二、老年人社会适应内容

老年人与其他年龄段人员相比,要面对社会角色变更、人际交往关系变化、身体生理衰退等人生特殊阶段的诸多问题,加上现代社会的迅猛发展,社会经济、政治、文化变迁,人们的生活环境和生活方式日新月异,都对老年人的适应能力提出了更高的要求,需要老年人更多地在心理和行为上做出调整,达成与环境的和谐。从具体内容看,老年人社会适应包括四大方面:一是基本生活适应。即老年人应对生理变化、健康状况下降带来的日常生活问题,能够自理、存活的程度。二是人际关系适应。即老年人为适应社会角色变化、人际交往关系变化而产生的与新的群体的交往问题,能够与他人沟通、交流、建立并保持良好关系的程度。三是精神文化适应。即老年人能够应对社会整体环境的变化并顺应变化中的思想、观念及各种文化现象的程度。四是个人发展适应。即老年人在现实社会生活中能够发挥自身潜能、扩展自我价值的程度。

三、老年人社会适应的影响因素

老年社会适应问题的原因可以分为物质性和非物质性原因。物质性因素主要是由于老年经济问题导致的贫困,居住条件、照料条件、身体自理状况、饮食起居等方面的困难;非物质性因素是指家庭关系、人际关系、性格障碍、家庭变故、婚姻质量、自我接纳等方面的问题。不同性质的原因对老年人社会适应的影响方式和程度都不一样,采用照护策略也应有所不同。具体影响因素包括以下方面。

(一)经济条件

经济基础、物质生活直接影响老年人的社会适应水平,决定着精神生活。经济条件好的老人,对生活有较高的自主支配权,往往比较乐观、自信,能主动容忍与自己观点相冲突的新事物或新观念，而经济条件差的老人，则较多体会到生活的不尽如人意，容易精神倦怠，接受新事物也往往较为被动。老年人对物质生活的不满情绪，通常还来自横向比较，比如，当老人发现原先与自己养老金水平相同或更低的人，现已超越自己并形成较大的反差时，平等分享资源和享受生活的需要与现实不一致，容易心理失衡，感到不公平，产生不适应。

(二)健康水平

健康水平是影响老年人社会适应的先决条件。步入老年后，随着年龄的增长，出现生理机能衰退，慢性疾病侵蚀，日常生活能力下降在所难免，但相同年龄段的老人，身体健康状况个体差异较大。相对而言，健康状况良好的老人更易适应社会环境变化，而健康出现严重问题的老人与社会环境的协调程度则相对较差。

(三)家庭状况

子女的生活和工作状况也是影响老年人社会适应的关键因素之一。子女的工作和生活状况好，老人没有后顾之忧，心情放松，情绪积极乐观，就更易适应社会。反之，子女的事业和生活状况不如意，老人会有较大的精神压力和经济压力，消极情绪就会较多，进而影响其对待社会环境的态度。同时，家庭是否和睦、情感是否融洽也影响着老人心理健康，家庭成员相互关心照顾、家庭氛围好，即便没有足够的物质享受，老人仍会感到比较满意。

(四)主观感受

老年人对自己生活状态的自我评价和满意程度，即主观幸福感，是老年人社会适应不可或缺的因素。老年人通常依据自己设定的标准对整体生活质量做出评价，积极交往、身心平衡的老人对整体生活的满意程度较高。现实生活中，常常出现经济条件一般的老人比经济条件好的老人更为自得其乐，就是因为这类老人幸福感较强，在生活中体验到的积极情感较多，所谓"知足常乐"。反之，则在生活中体验到较多负面情感，从而降低对生活质量的主观评价，影响其对社会环境的评价。

四、老年人社会适应与社会角色转变

社会角色在心理学中是指不同性别、年龄、身份和社会地位的一整套为社会所期望的社会行为模式，它反映个体在社会生活中和各种人际关系中所处的位置。每个不同的角色都按照其特定的地位和所处的情境，遵循社会对角色的期望而行事。

现实生活中的个人实际像演戏一样，要在人生大舞台上扮演不同的社会角色，某种意义上，老年人社会适应问题也就是社会角色适应问题。在人的社会角色之中，最主要和最常见的角色包括家庭角色、性别角色、年龄角色和职业角色等。老年人离退休后将面临社会角色的巨大转变，如果不学会适应这些角色的变化，及时地采取措施进行自我调适，老年人的生活质量将受到影响。

社会角色的改变，不仅意味着失掉了某种权利，更为重要的是丧失了原来所担当角色的情感，丢掉了几十年来形成的行为方式。社会角色的变化，新旧角色之间会发生矛盾，要进入一个新的角色，必须要经历一个过程，甚至要经历沉重的思想斗争，重新寻找新角色的价值、意义，建立新的感情，才能适应。

老年人的角色变化，主要包括：（1）从职业角色转入闲暇角色。老年人在退休后，在角色上的显著变化就是从职业角色转变为闲暇角色。其中，绝大部分的城市老年人在退休后，即进入闲暇角色，即使有少数仍在谋职，但其职业角色只是他们生活中极其微弱的部分，主要仍表现为闲暇角色；农村老年人由于其经济条件和劳动习惯的限制，处于职业角色和闲暇角色双层角色中，但最终仍要进入完全的闲暇角色。（2）从主体角色演变为依赖角色。老年人在退休前是家庭的主体角色，退休后逐渐从主体角色演变为依赖角色。年龄越大，对儿女的依赖程度越高。（3）从配偶角色变为单身角色。老年夫妻同日而死的情况极少。人到老年期，失去配偶的可能性日益增大，一旦配偶丧失，剩下的一方即进入单身角色。对于老年人来说，能够按新的角色来待人处世，才会心情愉快，生活充实。老年人的心理和行为都需要适应这些角色变化，才能顺利度过老年期。

 ## 工作任务分解与实施

工作任务呈现的案例中，罗大爷的情况属于老年人适应障碍。适应障碍是指环境发生变化时产生的情绪失调与行为变化，如失眠、情绪莫名焦虑、逃避现实、社会性退缩。老年人的社会适应是动态的，受个人与环境的共同影响。老年人要不断调整自身以适应社会的变化，政府、社会及家庭也要不断创造条件，从物质支持、照料服务、精神文化关怀等多方入手，为老年人适应提供全方位的支持和帮助。综合有关学者的研究成果，老年人社会适应问题的应对措施包括：

一、健全制度保障

完善养老保障制度框架设计，形成相对完备的老年人社会保障、社会福利等政策体系，降低政策的随意性和不确定性，增强老年人生活安全保障感。出台鼓励社会团体、企业单位和个人参与养老事业的优惠政策，动员全社会关心、支持、参与养老服务，加强老年疾病预防、保健、心理干预和应急帮助等，加大对特殊困难老年家庭的扶助力度。积极组织并壮大志愿者服务队伍，促进志愿者服务经常化、制度化；加强养老服务人员培训，促进服务队伍专业化、职业化，改革养老模式，完善养老照护体系，为老年人适应社会提供政策支持和物质支撑。

二、完善社会服务体系

根据老年人的特点和特殊需求，建立健全满足老年人需要的物质帮助和社会服务体系，为老年人提供方便、舒适的养老环境。完善社区养老和居家养老模式，使老年人在应对各种社会问题的过程中有充分的社会服务作为支持和辅助的手段。

三、加强家庭精神慰藉

家庭养老历史悠久，家庭不仅能使老年人的物质生活得到重要保障，同时对精神生活也有着不可替代的作用。我国家庭养老功能虽有弱化趋势，但"未富先老"的现实，使得家庭在今后长时期内仍是老年人生活的主要场所和精神的重要寄托。家庭成员给予老年人全方位的悉心照顾、情感关爱，消除老年人在各种适应过程中的心理和情感压力，获得精神的满足。家庭的作用是其他个人或者机构难以替代的。案例中罗大爷的家人要通过电话或视频等陪老人拉拉家常，这是最佳缓解方法。

四、提高老年人自我应对能力

首先要善于安排好自己的生活，应对自己身体突发不适有思想准备，可以事先与子女、亲友、邻居、社区工作者、单位同事打招呼，以便在紧急时求得帮助。

其次是增强心理上的自立程度。克服孤独感的有效途径就是寻找精神寄托，充实新的生活内容，提升生命的意义。例如及时调整心态，顺应现实。心情不好时找儿女、朋友谈谈，使不良情绪尽快转移；期望不应过高，做到知足常乐；夫妻间互相体谅、互相扶持；不过分依赖或干预子女，要大事清楚，小事"糊涂"。要扩大社交，排解寂寞，多与好友往来，重视学习，渴求新知，发挥余热，重归社会，继续为家庭和社会做贡献。

拓展训练

王大妈今年63岁，退休在家，性格开朗。之前一直在居委会工作，平常没少给邻居们帮忙，深得大家的尊敬。王大妈有一儿一女，都早已成家，只剩下王大妈和老伴两个人。退休后的她总感觉没事可做很没意思，本来想参加老年舞蹈队，跳跳舞，锻炼身体。可她的腿不给力，经常感觉腿疼。有时还喘不过气来，感觉心脏有毛病。最近胃口也不好，怀疑得了胃病，经医院检查没有什么病，王大妈松了一口气，但老伴发现她越来越闷闷不乐，还容易发脾气，对邻居的热情也大大不如以前。

思考：

1. 王大妈怎么了？如何对她进行帮助？
2. 小组讨论，制定对王大妈进行心理护理的方案。

推荐阅读

1. 陈勃. 对"老龄化是问题"说不——老年人社会适应的现状与对策. 北京：北京师范大学出版社，2010

2. 高云鹏. 老年心理学. 北京：北京大学出版社，2013

3. 李佳. 安心老去. 北京：北京联合出版公司，2022

任务二
老年人离退休问题与心理护理

学习目标

素质目标：尊重并满足离退休老年人心理需求；
　　　　　具有较强的敏感心和同理心。
知识目标：掌握离退休综合征症状特点；
　　　　　了解老年人离退休综合征的心理护理技巧。
能力目标：能对老年人离退休综合征做出正确诊断；
　　　　　能为老年人离退休综合征提供预防和心理干预的方案。

工作任务描述

刘爷爷，60岁，从国企负责人岗位上退下来，开始了清闲的晚年生活。平时带带孙子、买买菜、遛遛鸟，但仍不顺心，失落感压在心头。他渐渐感到空虚、烦躁，并有头痛、乏力、食欲减退、夜不能寐的症状。去医院看神经科，做了CT、脑电图、心电图等检查，均未见明显异常。刘爷爷的儿子特求助社区居家养老工作人员小王。

思考：
1. 刘爷爷可能出现了什么问题？他还需要进一步做哪些检查？
2. 如何对刘爷爷进行心理干预？

基本知识准备

一、离退休综合征定义

离退休综合征是指老年人由于离退休后不能适应新的社会角色、生活环境和生活方式的变化而出现的焦虑、抑郁、悲哀、恐惧等消极情绪，或因此产生偏离常态的行为的一种适应性的心理障碍，这种心理障碍往往还会引发其他生理疾病、影响身体健康。离休和退休是生活中的一次重大变动，由此，当事者在生活内容、生活节奏、社会地位、人际交往等各个方面都会发生很大变化。由于适应不了环境的突然改变，而出现情绪上的消沉和偏离常态的行为，甚至引起疾病，就是所谓"离退休综合征"。

二、临床表现

(一)无力感

许多老人不愿离开工作岗位,认为自己还有工作能力,但是社会要新陈代谢,必须让位给年轻一代,离退休对于老年人实际上是一种牺牲。面对"岁月不饶人"的现实,老年人常感无奈和无力。

(二)无用感

在离退休前,一些人事业有成,受人尊敬,掌声、喝彩、赞扬不断,一旦退休,一切化为乌有,退休成了"失败",由有用转为无用,如此反差,老年人心理上便会产生巨大的失落感。

(三)无助感

离退休后,老年人离开了原有的社会圈子,社交范围狭窄了,朋友变少了,孤独感油然而生,要适应新的生活模式往往使老年人感到不安、无助和无所适从。

(四)无望感

无力感、无用感和无助感都容易导致离退休后的老年人产生无望感,对于未来感到失望甚至绝望。加上身体器官的逐渐老化,疾病的不断增多,有的老年人甚至觉得已经走到了生命的尽头,油干灯灭。

当然,并非每一个离退休的老年人都会出现以上情形,离退休综合征形成的因素是比较复杂的,它与每个人的个性特点、生活形态和人生观有着密切的关系。

三、影响因素

(一)个性特点

平素工作繁忙、事业心强、好胜而善于争辩、严谨和固执的人易患离退休综合征,因为他们过去每天都紧张忙碌,突然变得无所事事,这种心理适应比较困难。相反,那些平时工作比较清闲、个性比较散漫的人反而不容易出现心理异常反应,因为他们离退休前后的生活节奏变化不大。

(二)个人爱好

退休前除工作之外无特殊爱好的人容易发生心理障碍,这些人退休后失去了精神寄托,生活变得枯燥乏味、缺乏情趣、阴暗抑郁。而那些退休前就有广泛爱好的老年人则不同,工作重担卸下后,他们反而可以充分享受闲暇爱好所带来的生活乐趣,有滋有味,不亦乐乎,自然不易出现心理异常。

(三)人际关系

人际交往不良,不善交际,朋友少或者没有朋友的人也容易引发离退休障碍,这些老年人经常感到孤独、苦闷,烦恼无处倾诉,情感需要得不到满足;相反,老年人如果人际交往广,又善于结交新朋友,心境就会变得比较开阔,心情开朗,消极情绪就不易出现。

(四)职业性质

离退休前如果是拥有实权的领导干部易患离退休综合征,因为这些人要经历从前呼后拥到形单影只、从门庭若市到门可罗雀的巨大的心理落差,的确难以适应。其次,离退休前没有一技之长的人也易患此症,他们如果想再就业往往不如那些有技术的人容易。

(五)性别因素

通常男性比女性更难适应离退休的各种变化。中国传统的家庭模式是"男主外,女主内",男性退休后,活动范围由"外"转向"内",这种转换比女性明显,心理平衡因而也较难维持。

四、离退休综合征防范与心理护理

(一)老人方面

(1)做好离退休生活计划和心理准备。离退休生活计划一般包括经济上的收支,生活上的安排和保健方面的预案,以及对老年配偶的生活照顾等。老年人应跟上时代前进的步伐,顺应社会的需要,做好离退休的心理准备。一些研究表明,离退休前曾做过妥善计划的老年人适应能力强,会产生安全感,对退离原职泰然处之。在退休后6个月就能适应新的生活方式,反之则会出现离退休综合征。

离退休是一种社会现象,也是生理规律的必然。退休不是生活的尾声,而是另一种生活的开始。新退休主义认为:退休可以消灭长期超负荷工作造成的"亚健康状态"、调整充电以等待更好的发展机会,给自己减压寻找丢失的生活乐趣,或者解决一些因长期职场生涯耽误的"个人问题"。

(2)随角色改变,调整角色行为。老年人不但生理功能发生衰退,在社会、家庭中所肩负的责任也发生了变化,由"主角"逐渐转变为"配角",从一个领导者转变成为赋闲养老的老人,从有规律的在职生活转变为悠闲的家居生活。因此,有许多离退休老人感到不习惯或心理上无所适从,一时难以适应这种"清闲"生活,从而产生了孤独感、寂寞感,造成心理冲突或心理矛盾,导致老年性忧郁症和其他心因性疾病的发生。因此,老年人应主动适应角色改变,调整角色行为。如某局长,退休后不适应角色变化,仍觉得自己是局长,仍以局长的"身份"参与集体活动,指挥别人,自然与周围环境不协调,因而遭到冷落,出现强烈的情绪波动,造成睡眠障碍。所以老年人应面对现实,审时度势,根据自己的角色变化,采取相应的行为方式。

(3)了解角色期待,调整角色行为。角色期待是在社会或群体中每个人提出符合自己身份的要求,角色本人应了解这种期待,及时调整自己的行为,才能和周围的人保持融洽和谐的关系。如某主任离休后,他热爱集体,关心单位的发展建设,经常以普通人身份回到单位,和基层人员促膝谈心,解决思想问题,帮助协调上下级关系,获得了大家的一致好评,他本人也心情舒畅,乐在其中。老年人可对家庭和社区发挥自己的余热。

(4)主动培养自己的爱好。在职之时就注意培养兴趣爱好,如书法、绘画、阅读、资料积累、文体特长、科技特长等，以便离退休后仍能在社会生活中发挥积极的作用，使自己的生活过得愉快而充实，消除失落感。

(5)妥善处理人际关系，克服孤独感。老年人应认识到离退休后人际交往的变化是客观存在的，应逐渐努力在新的社交圈、新的内容上进行交往，以克服孤独感。增加与周围同龄人或同行的交往，安排一定的时间与之聊天、散步或进行其他活动，多参加一些有益的社会活动，多交几个知心朋友，以维持和社会的接触。人到老年，虽然退出了岗位，但仍是社会一员，仍应关心国家的大事、社会的发展，不要自我疏远。应量力而行，尽可能为社会、为他人做点事，如社区志愿者、社区安全员等，这样既充实了自己的生活，又克服了离退休后出现的远离熟悉群体的孤独感。此外，在家庭生活中，应尽自己所能，关心、体谅其他成员，对家庭大事要发扬民主，小事应尽量随和，以保持家庭各成员间融洽和谐的气氛，安享天伦之乐。

(6)正确对待衰老和疾病，增强心理承受能力。对衰老症状的自我感受和认识，首先要识老、服老，合理、实事求是地安排工作、学习和生活，避免过分劳累和紧张，但又要不畏老、不服老，切忌忧心忡忡、意志消沉，甚至产生老朽感、末日感。不少七八十岁的科学家、政治家还能对社会做出积极贡献，振奋精神，继续为社会发挥余热。人到老年，各种疾病也会随之增加，对身心健康会产生影响。对待疾病的态度，一是要警惕，二是不要忧虑。在身体感到不适时，要重视并正确对待、及时检查，发现疾病及时诊治。

(7)保持良好的情绪，增强良好的心理应对能力。情绪是心理因素中对健康影响最大、作用最强的成分，因此，培养健康的情绪，使情绪稳定，保持心理平衡，对老年人的身心健康起着决定性的作用。

(二)家庭方面

家人对老人的理解以及适当的心理鼓励、引导、帮助是不容忽视的，这些将有利于离退休老人摆脱心理危机。

(三)社会方面

在办理离退休手续过程中，原单位应建议离退休者多给工作提意见，大家仍需要他的帮助和支持，可以推荐他上老年大学，或参加单位、社区组织的老年人活动。

 工作任务分解与实施

一、心理护理评估

社区居家养老工作人员小王从刘爷爷儿子口中了解到刘爷爷的性格特点，通过入户走访，与刘爷爷拉家常，建立了初步信任关系。通过积极倾听、培养同理心、秉承态度真诚等技巧建立专业关系；掌握支持技巧、引导技巧和影响技巧与老人进行会谈，了解刘爷爷的真实需要。通过与刘爷爷及其儿子的交流，了解刘爷爷的基本情况并整理好相关资料。

生理状况：头痛、乏力、食欲减退、失眠，浑身不舒服，检查没有器质性病变。

心理状况：孤单、空虚、烦躁，莫名其妙想发火。

社会关系：刘爷爷平时除了带孙子，就是栽花买菜，跟社区其他人来往不多，儿子、儿媳工作忙碌，很少有时间陪伴老人，连吃饭也是来去匆匆。

二、心理护理诊断

在资料分析的基础上，对老年人心理问题进行分类诊断，寻找心理问题的原因。

刘爷爷退休后出现"不顺心，失落感"，感到空虚、烦躁，并有头痛、乏力、食欲减退、夜不能寐的症状，且经过身体检查并无生理上原因，根据离退休综合征临床症状以及刘爷爷的生活背景事件，可以诊断出刘爷爷表现的是离退休综合征。

三、心理护理计划制订

心理照护方案是实施心理照护的完整计划，是心理照护进入实施阶段时必备的文件，必须按照心理问题的性质、采用的心理咨询方法、咨询的期限、步骤、计划中要达到的目的等具体情况来制定。

要与老年人协商制定咨询协议；确定使用的咨询、治疗方法，确定咨询的步骤和阶段；确定阶段性咨询预期目标及评估方法；确定最终预期目标及评估方法；确定预后等。本案例中我们需要根据老人的心理活动，制订计划，采取措施来满足老人的心理需求，缓解老人离退休后的空虚感、失落感，缓解老人头痛乏力的症状，提高老人的食欲，维护老人的身心健康。

四、心理护理实施

（一）调整心态，顺应规律

衰老是不以人的意志为转移的客观规律，离退休也是不可避免的。这既是老年人应有的权利，是国家赋予老年人安度晚年的一项社会保障制度，同时也是老年人应尽的义务，是促进职工队伍新陈代谢的必要手段，老年人必须在心理上认识和接受这个事实。而且，离退休后，要消除"树老根枯""人老珠黄"的悲观思想和消极情绪，坚定美好的信念，将离退休生活视为另一种绚丽人生的开始，重新安排自己的工作、学习和生活，做到老有所为、老有所学、老有所乐。

（二）发挥余热，重归社会

离退休老人如果体格壮健、精力旺盛又有一技之长的，可以积极寻找机会，做一些力所能及的工作。一方面发挥余热，为社会继续做贡献，实现自我价值；另一方面使自己精神上有所寄托，使生活充实起来，增进身体健康。当然，工作必须量力而为，不可勉强，要讲求实效，不图虚名。

（三）善于学习，渴求新知

"活到老，学到老"，正如西汉经学家刘向所说："少而好学，如日出之阳；壮而好学，如日出之光；老而好学，如秉烛之明。"一方面，学习促进大脑的使用，使大脑越用越灵活，延缓智力的衰退；另一方面，老年人要通过学习来更新知识，社会变迁风起云涌，老年人要避免变成孤家寡人，就要加强学习，树立新观念，跟上时代的步伐。

(四)培养爱好，寄托精神

许多老年人在退休前已有业余爱好，只是工作繁忙无暇顾及，退休后正可利用闲暇时间充分享受这一乐趣。即便先前没有特殊爱好的，退休后也应该有意识地培养一些，以丰富和充实自己的生活。写字作画，既陶冶情操，也可锻炼身体；种花养鸟也是一种有益活动，鸟语花香别有一番情趣；另外，跳舞、气功、打球、下棋、垂钓等活动都能使参加者益智怡情，增进身心健康。

(五)扩大社交，排解寂寞

退休后，老年人的生活圈子缩小，但老年人不应自我封闭，不仅应该努力保持与旧友的关系，更应该积极主动地去建立新的人际网络。良好的人际关系可以开拓生活领域，排解孤独寂寞，增添生活情趣。在家庭中，与家庭成员间也要建立协调的人际关系，营造和睦的家庭气氛。

(六)生活自律，保健身体

老年人的生活起居要有规律，离退休后也可以给自己制定切实可行的作息时间表，早睡早起，按时休息，适时活动，建立、适应一种新的生活节奏。同时要养成良好的饮食卫生习惯，戒除有害于健康的不良嗜好，采取适合自己的休息、运动和娱乐的形式，建立起以保健为目的的生活方式。

(七)必要的药物和心理治疗

老年人出现身体不适、心情不佳、情绪低落时，应该主动寻求帮助，切忌讳疾忌医。对于伴有严重的焦躁不安和失眠的离退休综合征的老人，必要时可在医生的指导下适当服用药物，以及接受心理疏导。

五、心理护理效果评价

对心理照护工作进行效果评估有利于检查心理照护目标是否达到，是对老年人的一种负责，也有利于工作人员总结和反思，进一步提高心理照护水平。

在对老年人适应问题进行心理护理后，要做好评估工作和案例总结，做好结案工作，做好跟进计划。检查心理护理目标是否达成，效果如何，可以对老年人本人进行访谈观察老年人的心理行为的改变情况，也可以通过对家人的了解来评估心理护理效果。在总结的基础上，与老年人及家属商讨后阶段的跟进计划。

 拓展训练

老王退休前是一位局长，局里说一不二的人物，同时也是局里最忙最辛苦的人，他没退休的时候一直盼着退休享享清闲，但是退休之后却没有过上以前盼望的那种悠闲日子。花鸟鱼虫、琴棋书画也没有给他带来预想的乐趣。老王心里总有一种失落感，总觉得退休后人家看自己的眼光、对自己的态度与以前不一样了，感慨世态炎凉，老爱跟人吵架，说不清楚自己到底哪里委屈，却经常想大哭一场，经常感到乏力困顿，全没了往日的活力和魄力。

思考:

1. 老王出现了什么症状？原因有哪些？

2. 如何为老王开展心理护理，帮助他度过困境？

请同学们分组讨论、分析，并以小组为单位展示讨论结果，或角色扮演心理护理过程。

 推荐阅读

1. 陈勃.对"老龄化是问题"说不——老年人社会适应的现状与对策.北京：北京师范大学出版社，2010

2.［日］楠木新.退休后：50岁之后该如何生活和老去.丁瑞媛，译.南京：江苏人民出版社，2021

任务三
老年人婚姻家庭问题与心理护理

学习目标

素质目标：具有同理心，尊重理解老年人；
　　　　　具有强烈的责任心。
知识目标：掌握老年人婚姻家庭的特点；
　　　　　了解老年人婚姻家庭中的常见问题；
　　　　　熟悉老年人婚姻家庭中常见问题的心理护理技巧。
能力目标：能正确识别婚姻家庭中的常见问题；
　　　　　能为老年人婚姻家庭中的常见问题提出预防和心理干预的方案。

工作任务描述

　　张大娘的老伴得了肺癌，她是在医院照料老伴时认识赵大爷的。当时赵大爷的老伴也得了重病，两个人同病相怜，再加上同龄，自然就有很多话说。后来，两个人的老伴先后去世，虽然双方家庭条件都很好，但两个老人都觉得和儿女谈不来，于是就经常凑到一起聊聊，渐渐地两位老人就有了重新组成家庭的想法。可是一说出口就受到双方儿女的极力反对，于是两位老人再不敢提结婚的事儿了，也不敢见面了。双方越来越觉得心里不舒服，张大娘每天闷闷不乐，也不声不响，吃得也少了，睡眠也不好。后来被女儿送到心理诊所时，经过医生的疏导，老人哇地一声哭了，"这么大岁数了，就是不想拖累儿女，想让身边有个伴，哪怕有事儿了，身边有人帮着打个电话也行啊！"

　　思考：
　　张大娘遇到了什么问题？原因有哪些？如何帮助张大娘？

基本知识准备

一、老年人婚姻家庭的意义

　　老年人的婚姻与青年人不同，一方面受传统的旧思想、旧习俗的影响束缚较大，另一方面又受自然条件、生理因素的影响，形成独特的婚姻形态。老年人的家庭特征也与其他年龄人口的家庭有本质的区别。老年人的家庭已进入生命周期的最后阶段，预示着一代人家庭生活的结束，老年人家庭的规模，也随着老年人老化过程以及在家庭中地位的调整而发生变动。

老年人的生活要过得充实，必须经济上有保障，身体上健康或无重大疾病，有若干的知心朋友，家庭和睦、婚姻幸福等。老年人婚姻幸福对提高老年人晚年生活质量具有重要的意义。

首先，婚姻幸福有利于老年人情绪上得到满足。老年人的婚姻美满，除了性欲上的满足以外，更重要的是老年夫妇之间情感融洽，亲密无间，相互关心和爱护，相互鼓励和帮助，共同分享欢乐与痛苦。这样的婚姻关系，即使是退出社会生活的主流，也可以在家庭中感受温馨，消除孤独感，增添自信心，从而使家庭生活更加幸福与愉快，达到延年益寿的目的。

其次，婚姻幸福有利于老年人的健康。据国外老人问题专家的研究，单身老年人在结婚交友前，有36％的男女老人希望早日了此残生；而找到对象和结婚之后，这一比率大幅度降低。不少老年人都自我感觉"返老还童"了，"皮肤光洁"了，"不再受病魔折磨"了，"生活得更有活力"了。可见老年人的美满婚姻确实是提高老人生存意义的一剂良药。

二、老年夫妻关系的适应问题

人们常说："少年夫妻老来伴"，老年人从缔结婚姻组成家庭，到生儿育女风雨同舟数十年，由于长期共同生活，朝夕相处形成了相互依存、"相依为命"的心理。老年夫妇绝大多数关系是好的和比较好的。这种积极健康的夫妇生活对老年人家庭的巩固和生活的幸福，有着相当重要的作用。但是，还有极少数老年夫妇的婚姻关系是比较差的。虽然是极少数，仍然值得重视，因为人到老年，朝夕相处的不是别人而是自己的配偶。如果夫妻长期不和，经常争吵，对老年人的心情和健康的影响很大。有些老年夫妻经常会出现一些矛盾，出现冲突的原因有哪些，如何解决，应该引起老年人的关注。

(一)老年夫妻出现冲突的原因

(1)子女教育观。对于子女的穿着打扮、工作安排、恋爱婚姻等问题，由于老年夫妻间价值观、知识水平和经历等方面的不同，可能会出现不同的意见、想法，如果夫妻双方互不相让，可能就会成为冲突的原因。

(2)兴趣爱好。研究表明夫妻双方的兴趣爱好也在一定程度上影响着老年夫妻关系，感情好的老年夫妻往往有着兴趣爱好相同的倾向，而关系不好的老年夫妻则很少有共同的兴趣爱好。有时我们会看到老两口都有闲暇时间，可是"玩"不到一起。老太婆喜欢搓麻将，一玩起来就没完没了，留下老头子一个人看家，眼看到了吃饭的时间，老太婆还不回来做饭，使老头子不由得大动肝火。有的时候老头子在外面活动多，今天去打门球，明天去钓鱼，老太太在家做饭洗衣服，寂寞难耐，也免不了唠唠叨叨。

(3)性格特点。崔丽娟老师的调查结果表明：即使是共同生活了几十年的老年夫妻双方性格很一致的也较少。但这并不能说明性格的一致性与否对夫妻关系没有影响，研究显示性格的一致性与老年夫妻的关系呈高相关性。与夫妻关系不好的老年夫妻相比，夫妻关系融洽的老年夫妻双方在性格上更多地呈现一致性。例如，一方勤俭惯了，觉得钱财来之不易，应节俭使用；而另一方觉得钱财是身外之物，生带不来，死带不去，人老了应想开点儿，享享福，不可再过分财迷。

(4)性生活。不同性别的老年人的性欲望、性能力退化的早晚、程度不同。一般而言，在年龄相仿的情况下，男性老人比女性老人性欲更强烈一些。男性老人觉得自己的要求并不过分，而女性却觉得对方"老不正经"。性生理和性观念的差别也会给老年夫妻生活带来阴影，导致夫妻关系不和谐。

(5)家庭经济支配权。我国目前的老年夫妻中家庭经济支配权一般有以下几种类型：一人独断、一人主管一人参谋、共同管理、各管各的。研究表明，家庭经济支配权的类型与老年夫妻关系之间也存在着高相关性。老年夫妻关系好的，更多的是共同管理的家庭经济支配型，一人独断的形式极少见。在传统的一些老年夫妻观念中，受男尊女卑思想的影响，男性是一家之主，在经济管理上也是个人说了算，导致配偶的长期不满，从而影响夫妻关系。

(6)家务劳动。一个家庭总有许多家务事需要夫妻双方共同去完成。但也有为数不少的家庭是一个人包揽或一人为主、一人帮忙的。有研究表明，家务劳动的分担形式也影响着老年夫妻的关系，夫妻双方共同承担家务劳动有利于老年夫妻关系的融洽。

(二)解决老年夫妻冲突的几点建议

1. 共同参与

老年夫妻一起相处的时间较多，如果没有共同参与的事情充实夫妻双方共同的生活，往往容易引起夫妻争吵、关系不睦。因此，老年夫妻退休后，应尽量培养共同的兴趣爱好，对家庭权利和义务也应共同商量、共同分担，这样才能增进老年夫妻的关系。

2. 互相谅解

人年纪大了，各方面都不可能像年轻时那么敏锐、那么精力旺盛。特别是进入老年期以后，男性变得容易失眠、健忘、发火，而女性变得爱急躁、情绪不稳定、焦虑不安、忧郁、疑虑重重等。这就需要双方互相体贴、互相谅解。特别是身体较好的一方，对另一方要耐心、体谅；另一方也要控制自己，不要为了区区小事而喋喋不休。

3. 保持和谐的性生活

日本老年学家井上胜也、长屿江一通过对老年人性生活的研究，指出老年人仍应保持性生活，这有利于老年人身心健康和夫妻感情的融洽。对于老年人来说，随着年纪的增大，体力和精力都有所下降，夫妻间的性生活不免也会出现一些变化。这就更需要夫妻双方的互相体贴，不要因为一时的不适应而责怪对方。

4. 坚持克服自身缺点的原则

有相当一部分老年人，脾气越来越犟，听不进别人的话，大有不撞南墙不回头的劲头。这样的老年人往往会因为自己的脾气闹得夫妻关系不和，甚至还会因此分锅吃饭。每对老年夫妻都应珍视自己从年轻时培养起来的爱情。性子急、脾气犟的人要注意克服自己的毛病，想要发火时，不妨想想自己的固执暴躁可能给对方带来的伤害，想想夫妻恩爱时的情景，想想对方往日对自己的关心和体贴。

老年人容易犯的另外一个毛病是固执，有时甚至是毫无道理的固执。有的老年人形成了多年的习惯，如梳子放在哪儿，眼镜放在哪儿，都有固定的位置，一旦有人动过，没有放回原来的地方，就会很不高兴，甚至唠叨起来没完没了，这样往往会使对方很不耐烦。老年人也不妨改变一下自己的生活方式，这样一来可以增加新鲜感，二来也可避免老两口之间的不快。

5. 坚持参加集体活动的原则

有的老年人由于身体不太好，不愿意到外面去，老两口整天厮守在家里，时间长了，难免要发生口角。实际上，老两口到外面走一走，活动活动，呼吸一下新鲜空气，不仅对身体有利，还可以解除心头的郁闷，使心情豁然开朗，这样老两口出现冲突的机会也就少了。

三、老年人丧偶后的适应问题

有位心理学家曾对 5000 多人做了生活事件与疾病关系的调查，结果发现丧偶后患病的可能性最大。尤其是老年人，生活惰性大，更不易适应丧偶所引起的生活剧变，相继产生的抑郁情绪和孤独凄凉感难以排遣，常使健康状况急剧恶化。

丧偶对老年人是一个巨大的心理创伤，尤其是丧妻对男性老人打击更大。有些人在老伴去世后，身体和精神都迅速衰退下来，甚至一蹶不振。人们常用"鳏寡效应""心碎综合征"来形容老年人丧偶带来的风险。据有关资料报道，在近期内失去配偶的老年人心理失衡而导致死亡的人数是一般老年人死亡人数的 7 倍。心理学家认为，丧偶是老年人面临的最严重的生活事件之一，怎样尽快摆脱和缩短沮丧期，是丧偶老年人和家属子女必须解决好的问题。

丧偶固然是重大的不幸，但是如果再不能妥善对待，也许会把自己的身体搞垮，甚至殃及子孙。因此，应该学会从这种痛苦深渊中自拔出来，尽快地在心理上适应这一不幸事件，顺利地较正常地生活，不仅使自己和家人继续幸福地生活，而且可以告慰死者的亡灵。

居丧对老人整个身心健康的严重损害，可以分成两个阶段：前阶段的过度忧伤和后阶段的孤独无助。

前阶段容易过度忧伤、积郁成病。配偶是生活上最亲密、感情上最融洽的伴侣。随着年增寿长，知心好友日趋稀少，老伴更是一日不可缺。一旦有谁先逝而去，另一个往往痛不欲生，难以接受这残酷的现实。或终日痛哭流涕，不愿与已死的老伴分离；或呆若木鸡，不思茶食，一味唉声叹气；或悲情难遏，迁怒于人，怪罪自己。失去几十年朝夕相处、患难与共的老伴，确实令人心碎，短期内有强烈的情绪反应也不可避免，但决不能延续过久。否则积郁成病，每况愈下，不少老人就是在老伴去世不久后相继而去。所以，在沮丧的前阶段，帮助老人消除忧伤、重振精神是主要的。

后阶段容易感到孤独凄凉、生活无助。这阶段要尽快帮助居丧老人摆脱旧日的恋念，开始新生活，适应新生活，是健康长寿的基本保证。为避免触景生情，制止忧伤心情的延续，可先将家中的布置作个调整，给老人以新的感觉；子女亲友要主动给予更多的陪伴和关怀，减少老人孤寂无助感，使之逐步习惯新的生活；鼓励老人扩大活动圈，与人多交往；培养老人新的爱好，如养花、种草、集邮等；指导老人做一些力所能及的家务活，主动参加社会公益活动；若老人有再婚之念，应给予支持和帮助，使其余生之年重添乐趣。

四、老年人再婚的适应问题

"白头偕老"只是人们的美好愿望，老年夫妻总会有一个先过世，这样，健在的人就成了孤老。当然，离异也可以使老年人成为单身。这些老年人都有可能面临一个再婚的问题，那么如何对待再婚问题，是老年人自身、家人及整个社会都应关注的话题。

1. 老年人再婚困难的原因

在我们国家，近年来，丧偶老人的再婚率虽然有所提高，但与欧美国家比起来，差距还是很大的。究其原因，主要有以下几点：

(1)老年人自身观念。有的老年人头脑中存有陈腐的伦理道德观念，认为自己这么大年纪了，再寻找配偶觉得脸上不光彩，怕邻居和过去的同事议论。尤其是女性老人，怕别人说自己"老不正经""老来俏"。有的老人怕再婚带来新的家庭矛盾，怕添新麻烦，所以宁可忍受孤独，也不再寻配偶。个别老年人患得患失，论地位，讲条件，过分计较利害，左顾右盼，始终迈不开再婚的步子。还有的老年人由于与原来的配偶感情很深，如果再找一个，感到对不起过世的老伴。

(2)子女反对。这是老人再婚的主要障碍之一。据某单位对86名再婚老人的调查中发现，遭到子女不同程度反对者竟达91%。子女反对自己的父亲或母亲再婚，原因有多方面。有的怕遗产落入他人之手，担心自己应该继承的遗产得不到；有的怕别人议论自己对长辈不孝，迫使长辈再婚；有的不愿与继父或继母相处，更不愿意将来伺候继父继母；还有的认为长辈再婚是给自己丢了面子，因此宁可让老人受罪，也决不让其再婚。

(3)世俗和舆论的反对。现在子女们的觉悟是提高了，思想开放了，眼界开阔了，但封建伦理思想仍有一定的市场，有一些人仍然抱着封建礼教不放，在他们眼里，"从一而终"的思想仍然是衡量人的感情的标尺。他们的指指点点也给再婚老人造成了一定的心理压力。

以上几方面的原因，限制着丧偶老人的再婚。尽管老人再婚要受到心理因素、子女态度、舆论环境、道德规范等因素的制约，但是随着改革开放的深入，人的思想不断得到解放，老年人再婚的比例也在不断增长，应当说，这是社会进步的一种表现。

2. 老年人再婚心理调适

(1)矫正再婚心理动机。老年人再婚，一般主要出于爱的需要、安全的需要和生理上的需要。然而，由于老年人的经历和生活环境等与初婚不同，他们的心理较复杂，因而产生再婚心理动机也千差万别。有的为了摆脱生活的不便，有的出于经济拮据与生活的压力等，也有的想通过再婚得到遗产，改善住房条件，解决户口进城或为了子女就业等。由这些不纯动机所形成的再婚夫妇，没有稳定的婚姻基础，因此，必须及时进行矫正。婚姻的幸福，需要有爱情做保证，只有从爱的需要出发而产生的再婚动机，才能使再婚得到幸福。

(2)正确对待心理重演。所谓"心理重演"，是指老年再婚后的生活境遇与前次婚姻过程恰好吻合，而引起一种心理反应。一般说来，老人再婚，双方大都有前次婚姻经验。再婚后的日常生活容易引起心理重演。如果双方有些温存、亲昵的表示，可能引起对前配偶的思念，破坏了双方当时的亲密气氛；如果与对方发生矛盾冲突，情况又与前婚相似，心灵上会遭到恶性刺激，从而影响再婚夫妇和睦相处。正确对待心理重演的方法是，当遇到温存、亲昵的心理重演时，应更加信任和热爱现时的配偶，为获得第二次爱情而感到幸福，并把自己的爱毫无保留地献给对方。切莫对前配偶过分怀念，或在言行上有所流露，免得引起对方的嫉妒。

(3)共同克服回归心理。老年人总是喜欢沉湎于过去的回忆之中。在心理学上，称此为回归心理。老年再婚后往往不自觉地把先后两个家庭加以比较。尤其在日常生活中双方遇到不顺心的事或发生矛盾时，就会去追忆过去爱情的甜美，产生再婚后悔和怨恨情绪，这就在感情上拉开了再婚夫妻的心理距离，影响夫妇和睦相处。要克服这种心理，关键在于双方都应认识到，过去的已经永远地过去了，面对新的家庭，只有互相理解、互相尊重和信任，才能创造美满幸福的新家庭。

(4)适应对方心理特征。老年人有比较稳定的性格、兴趣和爱好。进入更年期后，老人的生理及心理特征都有不同的变化。这就要求老人再婚后，尽快了解体察对方的心理特点，正确对待不同个性、性格和习惯，注意互相尊重、互相谅解。身体较好的一方要耐心安慰、体谅、理解和容忍对方，不要由着自己的性子做事，避免感情上的冲突。

(5)同等对待前婚子女。再婚夫妇应克服"排他"心理，把双方子女都看成自己的孩子，尽到父母的职责，在衣食起居等一些生活小事上要一视同仁。

五、代际关系的适应问题

代际关系是伴随个体时间最长，代际双方共享时间最久的亲子关系状态。对老年父母而言，社会交往范围逐渐缩小，社会联系减少，亲情对他们生活的影响更加重要。父母双亲与子女之间，尽管有着密切的血缘关系和感情的联系，但是两代人之间也难免会由于代际差异和其他因素的影响而产生矛盾和冲突，如果处理不当，会使关系进一步恶化，直接影响正常的家庭生活，并且危害双方的身心健康。因此，认清代际关系不和产生的原因，学会正确妥善处理代际关系失调的方法，对于促进家庭生活的和谐，改善代际关系，提高家庭成员身心健康水平具有举足轻重的作用。

1. 代际关系不和的原因

(1)代际差异。又称代差或代沟，是一种确实存在的现象，对此既不能片面夸大，也不能视而不见。每代人都生长在特定的社会历史条件下，他们的思想意识和行为方式都受到时代的影响，因而代际的隔膜、矛盾是很难完全避免的。

(2)沟通态度和方式不妥。父母与子女之间彼此沟通的态度和方式不适当，是造成代际关系失调的又一重要原因。在态度上，父母双亲过于重视权威，要求子女完全顺从；子女对父母缺乏应有的尊重和服从，对父母表现出自以为是的傲慢态度。在行动上，彼此以暗示、逃避、指责以及情绪化方式来沟通，其结果非但无法了解彼此的用心与想法，反而造成彼此之间更大的误会与成见，使代沟越拉越大。

当今中国的家庭代际关系（亲子关系）正处在转型的关键时期，传统的调整代际关系的方法已不再灵验，而由于国情的不同也难以照搬西方模式。因此，有必要确立新的家庭代际关系的调适原则和具体调适方法。

2. 代际关系的调适

依赖与被依赖者的改变。关怀老年人心理健康，从建立和睦代际关系着手，这需要社会的投入以及成年子女和老年父母双方共同努力。

（1）增强老年人自我调适能力。代际冲突和矛盾情感是老年人心理痛苦的主要来源，老年人应增强自我调适能力，学会心理自我安慰，增强自我独立意识，老年人学习要了解自己的心理特点和发展规律，并逐步掌握这些规律，进行自我调节和心理保健。老年人可以通过自我帮助来减少对成年子女的依赖，通过互助（老帮老）和社会交往的人际资源及支持，以此来提高应对代际冲突和矛盾的心理能力，促进代际和睦。

（2）成年子女传承孝道。中国传统家庭文化强调以孝为核心，孝道的传承要求人们安顿老人，使其处于社会尊重、爱戴、关照的优越地位，对维护家庭的和谐和稳定有积极作用。孝要建立在平等和相互尊重的基础之上，成年子女自觉树立养老、敬老、爱老的责任意识，主动履行对老人的"反哺"义务，达成抚育和赡养之间的平衡。不能只重视物质养老，还必须重视精神养老，给予老人精神慰藉，提高老人幸福感、生活质量和满意度。

（3）亲子沟通与协调。亲子沟通与协调是建立和睦亲子关系的有效途径，要树立代际间平等、互相尊重、互相理解的沟通理念，建立起诚恳、互相信任的沟通机制，确立代际间宽容、互相接纳的沟通方法。两代人在态度和价值观上会存在很大差别，对同一问题的思考角度、行为倾向也大不相同。成年子女要多以老人的角度和立场考虑问题，多关心父母的心理感受，了解老年心理健康知识，理解父母对身体衰退、变化和相应的感受，以亲情来弥补老人的丧失感、孤独感，以关怀理解来消除代际隔阂，并达成代际和睦，提高老人幸福感。老年人的经验丰富、处世能力强，成年子女可以积极请教老人，向他们学习人生的经验和智慧，提升老人的价值感和自尊自信。老人也可以请成年子女向自己介绍新思想和新知识，保持不落后于时代，实现"文化反哺"，建立和睦代际关系。

（4）社区开展"预防为主"的工作。社区要积极开展各项老年活动和讲座，增强老年人心理保健意识，建立良好的生活方式，改变对老年人的歧视和对自己老化的消极态度。应鼓励老年人参加各种活动和锻炼，既丰富了晚年生活，又提高了老年人的心理健康。鼓励老年人树立积极的形象，增强自尊自信，参与社会，减少家庭忧虑，幸福地度过晚年生活。

3. 家庭和睦需注意的几个问题

家庭的和睦需要两代或者三代人的共同努力，但对老年人来说，需要注意以下几个问题。

（1）老年人当自立。老年人在可能的情况下要自理、自立、自乐。中国传统的生育观念是多子多孙多福禄，但近几十年的计划生育政策使未来几十年的老年人很难享有儿孙绕膝的生活。老年人希望能经常见到孩子们，可孩子们又各有自己的工作、生活，身体健康的老人难免有许多时间要自己安排生活，自己照料自己，身边没有子女，肯定会感到生活的冷清。老年人要自立就应适应生活中的这一现实，尽可能通过老年人之间的交往，通过自己丰富的闲暇生活充实自己。

老年人都有支配生活的需要，希望有经济上的自主权，有活动时间、空间的支配权。尤其经济上的自主权能满足老年人心理上的安全感。很多老年人都有自己的退休收入，这是经济自立的基础。老年人固然不应视财如命，但也不应轻易放弃自己的经济自主权。保持这个权利，在个人遇到一些事情时，就可以避免与子女产生纠葛。当然，实在过不去时，子女也必须履行他们的义务。

生活上要自理，经济上要自立，精神上还要自乐。老年人在身体、精力尚好的情况下，应尽可能自立，保持自己的人格尊严，在生活中，亲子间有分、有合、有交流，更能促进家庭的和睦。

（2）老年人要有自己的生活空间。过去老人是一家之主，自己享有较大的独立空间。现在和孩子们同住，每个人都有自己的生活方式、生活习惯，也都有各自的隐私。最好是老年人有自己的生活空间，与子女有分有合。分可以互不干扰，合可以互相关照，有利于建立代际的融洽关系。

当两三代人共同生活时，老年人在保持自己独立空间的同时，可以给年轻人提出些忠告和建议，但不要介入到小家庭的生活中去，那样往往"好心没好报"，反使问题复杂化。总之，应使自己和子女都享有一个不会被随意打破、渗透的空间环境，代际间保持融洽的接触，使双方都感到适宜。

（3）家庭生活应有点契约精神。契约精神是指在达成共识的基础上以协议的形式，把家庭成员在某些事情、某些时间内，各自的权利、义务确定下来。在生活中有了可遵循的准则，有助于抑制家庭成员对他人产生过高的期望值，使自己的期望值更接近于生活实际，可以有效地减少和避免家庭生活中的各种矛盾和改善家庭生活气氛。

（4）让家庭生活充满幽默。每个家庭在生活中都难免会发生一些误会和不快，过于简单、生硬的处理方法会使小的误会变成大的矛盾。而幽默就如同是生活波涛中的救生圈，一句玩笑一个自我解嘲，就往往能够起到化干戈为玉帛的作用。幽默是一种达观、洒脱的生活态度，体现了人们对生活的深刻理解，也体现了人们的修养水平。

（5）统一对第三代人的教育。老年人离退休后，把舐犊之情转移到孙辈身上是很自然的。祖孙间的融合有助于消除老年人晚年生活的寂寞和孤独，也有助于减轻小夫妻的生活负担。但应看到，父母对子女的教育似乎有着较多的清醒和理性，而祖父母对孙辈的关爱就有着更多的纵容和溺爱。因此，两代人应当统一对孩子的教育方式、方法，切忌把管教孩子的矛盾展示在孩子面前。那样孩子就会更有恃无恐、不听话，也会增加两代人的矛盾。教育孩子的分歧并不难消除，只要两代人在这方面达成共识和默契，是一定能教育好第三代的。

六、家庭空巢的适应问题

(一)空巢综合征

1. 定义

空巢综合征是指子女由于求学、就业、婚姻等各种原因离开了家庭,老年人独守"空巢"(包括老年夫妇独自生活和老人独居生活)而产生的心理失调症状。老年空巢综合征是老年人常见的一种心理危机,在精神疾病分类中属于"适应障碍"的一种。随着家庭规模在缩小,住房条件改善,子女提前离巢,"空巢"家庭有不断增多,并有低龄化的趋势。最新统计资料显示:我国城市"空巢"家庭已经占整个老年家庭的40%,而70%的老年知识分子家庭存在"空巢"现象。

2. 表现

"空巢"老人形影相吊,身边无人陪伴,心灵倍感孤寂。孤独是这类家庭中老人的共性,除产生下列常见表现外,还容易派生出各种身心疾病,例如抑郁、焦虑、失眠等。

(1)精神空虚,无所事事:子女离家之后,老人从原来多年形成的紧张而有规律的生活,转入松散的、无规律的生活状态,他们无法很快适应这种生活,进而出现情绪不稳、烦躁不安、消沉抑郁等问题。

(2)孤独悲观,社会交往少:随着生活节奏的加快和生存压力的增加,老人身边的人都在忙碌着,没有时间与老人充分接触。人类是不喜欢孤独的,特别是老年人,一旦出现"空巢",他们会在感情上和心理上失去支柱,感到寂寞和孤独,对自己存在的价值表示怀疑,陷入无趣、无欲、无望、无助状态,甚至出现自杀的想法和行为。

(3)躯体化症状:有些老人在子女离开家庭后,饮食起居不如以前讲究,甚至失去规律,加上受"空巢"应激影响产生的不良情绪,容易导致一系列的躯体症状和疾病,如失眠、早醒、睡眠质量差、头痛、乏力、食欲不振、心慌气短、消化不良、心律失常、高血压、冠心病、消化性溃疡等。

3. 原因

(1)子女"离巢"是导致老年人心理失调的重要原因。人过了四五十岁以后,进入了心理衰老期。随着自我生存能力和自我价值感的不断降低,他们自认为从叱咤风云的人物逐渐沦落为社会弱者。这种自我衰老感很容易使他们产生对人际疏远的恐惧。而在所有的人际关系中,子女关系是最特殊的,是建立在最直接的血缘关系基础上的亲情关系。一旦子女因工作、学习的需要而远离父母,或者结婚另立门户,父母很容易产生一种被疏离、舍弃的感觉。即便是子女结婚后能够经常回来看望父母,父母也会觉得自己的孩子变成别人的人了,自己与子女的感情已是今非昔比,于是内心不免忧伤、痛苦。

(2)角色丧失是造成家庭空巢综合征的又一原因。父亲角色或母亲角色对为人父母者的自我认同感是至关重要的,是他们身份、自我价值和情感的来源。一旦子女长大离家,父母亲的角色便开始部分地丧失甚至是全部丧失。这种情况的出现是令父母十分痛苦和难以接受的，会造成严重的心理压力。除非他们可以从职业、教育、消遣活动和人际交往中找到新的角色，代替原来用以满足身份、自尊和情感的来源——父亲角色或母亲角色，否则会产生家庭空巢综合征。

知识链接

老年人心因性疼痛

五年前，王奶奶在女儿成家后变为与老伴两人生活，一年前老伴去世后，她开始独自一人的生活。半年前王奶奶开始觉得自己两肋痛、背痛，女儿赶回家带她去看病，看过骨科、神经科，但都没有查出病灶。据专家说，在临床上，类似的案例并不少见，老人主诉躯体症状，但是医生检查并没有发现任何器质性病变。

那么到底是什么原因呢？许多时候躯体的疼痛是老人表达不满的一种方式，或者说是老人"撒娇"的一种方式。对抱怨疼痛的空巢老人来说，他们内心常常很矛盾，渴望他人的关心和陪伴，但又害怕增加他人的麻烦。很多老人希望子女或其他护理人员能关心他们、看望他们，但又不习惯或不善于表达出来，转而用生理疼痛来转移心理的痛苦，他们甚至会假装坚强，不承认内心有不快，但疼痛无法缓解又觉得别人不理解他，这其实已经成为"心理障碍"。

(二)解决家庭空巢综合征的对策

(1)建立新型家庭关系，减轻对子女的心理依恋。由于受我国传统文化思想的影响和独生子女家庭结构的制约，与西方一些国家相比，当今中国的父母们更加看重子女的养育，孩子对父母的影响及其在家庭中的作用格外突出，孩子是家庭基本三角的唯一的支点，父子和母子关系都集中在孩子身上。在这样一种家庭关系中就容易使父母对子女产生一种特殊的依恋心理，尤其是在感情生活上更多地受孩子的影响和支配，其结果就为日后因子女离家而产生"家庭空巢综合征"埋下了种子。所以应及早将家庭关系的重心由纵向关系(父母与子女的关系，或称亲子关系)向横向关系(夫妻关系)转移，适当减少对子女的感情投入，降低对子女回报父母的期望水平，尤其是当子女快要到了"离巢"年龄的时候，要逐渐减少对子女的心理依恋，做好充足的心理准备。另外，父母要尽量与子女保持宽松、平等、民主的关系，这种关系会促使子女在情感和理智上关心、体贴父母，增加子女与父母联系和往来的次数。

(2)充实生活内容，寻找子女"离巢"后的替代角色。许多父母亲在子女未离家时，他们为子女的衣食住行操劳，为子女求学、求职、择偶奔波，虽然辛劳受累，却很充实。一旦子女由于求学、工作或结婚而离家后，生活虽然清闲了，却觉得异常难熬。所以要克服或减缓"家庭空巢综合征"，就必须及时地充实新的生活内容，尽快找到新的替代角色，可以培养新的兴趣爱好，建立新的人际关系，创造新的生活方式，参与丰富多彩的闲暇活动。

工作任务分解与实施

一、心理护理评估

老年人社会适应问题涉及类型比较多，而且产生适应障碍的原因也很多，为这类老人开展心理干预或心理护理，首先要进行心理评估，全面了解老年人心理生理社会状况。

二、心理护理诊断

在收集资料的基础上，对老年人社会适应问题进行分类诊断，寻找问题产生的原因，并确定主要问题和主要原因，例如，有的老年人的适应问题涉及离退休带来的不适，性格和情绪的变化导致夫妻关系、代际关系紧张，那么首要问题应该是解决离退休的心理调适。本工作任务描述中的案例不仅涉及丧偶问题、代际关系，更重要的是老年人丧偶后的再婚问题。

三、心理护理计划制订

工作任务描述中的案例老年案主的心理护理计划，不仅要处理丧偶心理、代际关系，更重要的是处理老人的再婚心理调适和再婚困惑。计划不仅要对老年人本人进行心理辅导，还要对其子女进行开导，可以考虑选择家庭治疗。

四、心理护理实施

(1)建立信任关系，给予老人心理支持。

(2)跟老人一起探讨产生再婚心理困惑的原因。

(3)与老人的子女取得联系，对老年人再婚问题进行伦理、道德和法律各方面的解释，引导他们说出自己的想法，共同探讨解决问题的对策。

五、心理护理效果评价

从老年人及其家属角度对心理照护工作进行效果评价，评估阶段性心理护理目的是否完成，是否需要其他措施的介入，是否需要进一步的后期跟进计划。

拓展训练

65岁的李奶奶年轻时就常常受到丈夫的打骂，丈夫的弟弟也常常会打她的孩子。去年，丈夫去世了，去世前还踹了李奶奶一脚。就在长年的打骂终于结束之后，被儿子接到大城市安度晚年的李奶奶却每个夜里都做着同样的噩梦，梦见自己被一个黑影追，她拼命地跑。惊恐的她在梦里惊叫着，常常将全家人从睡梦中吵醒。当儿子走进母亲的房间，将惊醒的母亲从床上扶起时，她还一直颤抖着哭泣，久久不能停息。

咨询的医生分析,李奶奶由于生在农村,文化水平不高,虽然常年受到丈夫家人的歧视与虐待,却受中国传统观念的束缚,认为家丑不可外扬因而没有取得外界的帮助。受到虐待,在家庭里没人支持,又没有社会的支持,长年的抑郁沉积和累加,就使得李奶奶有了精神障碍。医生说,每次她对李奶奶进行心理治疗后,李奶奶就约有十天的时间不再做噩梦。但是由于在年轻的时候受过强烈的刺激,李奶奶还需要进行药物治疗。

思考:

根据前面项目所学知识,如果对李奶奶开展心理干预和心理护理,可以选用哪些具体的心理护理方法?以组为单位进行讨论,并写出方法及步骤。

 推荐阅读

1. 弋舟.空巢:我在这世上太孤独.上海:上海文艺出版社,2020
2. 陈露晓.老年人婚姻心理问题应对.北京:中国社会出版社,2009

任务四
养老院老年人心理与心理护理

学习目标

素质目标：尊重理解养老院老年人心理需求；
　　　　　　具有强烈的责任心和为老服务意识。

知识目标：掌握养老院老年人特殊心理需求；
　　　　　　了解养老院老年人角色变化特征及常见心理问题。

能力目标：能识别养老院老年人常见心理问题；
　　　　　　能针对养老院老年人心理需求的具体实际制定心理护理方案。

工作任务描述

2013 年一场大火夺去了黑龙江省海伦市联合敬老院 11 名老人的生命。公安机关通报称，这场火灾是一起人为放火刑事案件，犯罪嫌疑人王贵因怀疑隔壁老人偷了自己的 200 元钱而纵火，犯罪嫌疑人已被烧死在现场。专家表示，在加强硬件设施建设的同时，必须重视养老院老人这个特殊群体的心理状态，预防极端事件发生。（资料来源：老年生活报，2013，7-29）

思考：

1. 此事件能给你哪些启示？
2. 如何为养老机构老人开展心理护理？

基本知识准备

一、养老院老年人的角色转型

（一）主体角色变为依赖角色

主体角色主要表现为个体对自己的思想和行为负责，不断地认识世界和改造世界。处于主体角色的人会觉得自己是有能力的，有自信能把握自己。但是老年人随着年龄的增长，身体逐渐衰老，行动有所不便，身体状况特别差的老年人还需要别人对他的日常起居精心护理。老年人的记忆力、学习能力也有所衰退，扩大认识世界范围的能力逐渐减弱。进入老年期后，老年人的生活越来越需要其他人的帮助，需要借助别人来完成以前自己能胜任的任务。于是,老年人逐渐从"主体角色"过渡为"依赖角色"。

从婴儿到成人,人是在逐渐摆脱依赖过程中长大的,可是到了老年期,几十年习惯于自己对自己负责,自己的事情自己做主,现在不得不时时指望别人,老年人难免有些沮丧,对自己感到失望,这种经常依赖于他人的感觉是老年人难以习惯的。

(二)有配偶角色变为单身角色

入住养老院的老年人大多是在不幸失去老伴以后,为了缓解痛失老伴的悲伤,选择一个新的环境,来到养老院的。这样的老年人,进入养老院后,经历着一个从"有配偶的角色"到"单身角色"的转变。

常言道:"少年夫妻老来伴。"一旦痛失老伴,对老年人的打击无疑是沉重的。这种心情是令人同情和理解的。失去老伴住进养老院后,改变了旧的环境和生活程序,其实是有利于人的内外环境相互适应的。在养老院这个新环境中,老年人更容易建立新的心理平衡。养老院的工作人员可多培养老年人的兴趣,分散其注意力,让老年人把主要精力放在关心自己现在的生活和关心他人方面,使老年人在思念老伴的同时,振作精神继续开始新的生活。

(三)居家生活角色变为集体生活角色

没有入住养老院的老年人离退休后的主要活动场所是家庭。作为一个家庭成员,老年人扮演的是一个"居家生活的角色"。在家里,老年人做做家务,生活得悠闲自在。进入养老院后,老年人相应地就从居家生活角色转变为长住养老院的"集体生活角色"。

养老院的日常生活与在家的生活有许多不同之处。养老院是一个大集体,往往是几个老年人共同居住在一个房间,一般的生活护理都由护理人员完成。在这个新环境下,有的老年人对于新的集体生活不适应。原来在家基本凡事都能自己做主,可进入养老院后,养老院集体生活往往需要成员之间的迁就和包容,这样才能融洽相处。正是这些变化,让老年人心里感觉不舒服。

(四)工作角色变为闲暇角色

工作角色是指有一份工作,担任一个职务,承担一项社会义务;老年人在家里承担的家务,如做饭、带孩子等都可以算作是一种工作。单位的工作角色往往能给人带来成就感,工作上的成功又可以增强人的自信心。一个把工作视为生活重心的人在离退休住进养老院后,往往会产生一种很强烈的失落感。

家庭的工作角色同样会给老年人带来安慰感。从事家务劳动,是间接地为社会作贡献。有些老年人视做家务为一种乐趣。可到了养老院后,一切工作都不需要做了,连最起码的家务也由护理人员代替。习惯于做家务的老年人对于这种"闲暇"会觉得不舒服。

这个阶段,老年人正在经历一个从"工作角色"向"闲暇角色"过渡的过程。如何正确引导老年人顺利度过这一过程。心理学家认为,闲暇的真正意义在于发展人性、发展人体内大量潜藏的可能性,进行创造性的自我发展。简而言之,闲暇可以使人能主动地、比以前更自由自在地选择对自己更有意义的活动,老年人就应该充分把握闲暇时间充实自己的生活。

二、养老院老年人的特殊心理需求

养老院是个较为特殊的社会养老机构，入住着各种各样的老年人，有的是社会孤寡老人，有的是离退休老年人，有的是因为家中无人照顾而入院的老年人，有的是因为在家里感到孤独而主动要求入住的，当然其中也有的是被子女送入养老院后不再过问的。这些原本素不相识的老人们来到养老院这个集体中，变成了一家人。但这个"家"与一般意义上的家毕竟有着一定的区别。虽然养老院的条件不断得到改善，生活环境良好，同时具有较完备的娱乐、医疗和护理功能，老年人在养老院可以得到周到细致的服务，也可以与其他老年人聊天、娱乐，但是老年人入住养老院后，脱离了原来的已经多年习惯的家庭氛围，离开子孙，亲情远了，原来的天伦之乐改变了，这些心理上的需要与寄托一时间得不到满足，而且也绝不是硬件物质条件所能弥补的。总体来讲，在养老院养老的老年人与社会上其他老年人除了共有的一些心理需要外，还有以下一些特别的心理需求和特点：

(一)渴望亲情的需要

在家里的时候，老年人的动作迟钝、体弱多病等都能直接得到子女的服侍与慰藉，可以尽享天伦之乐。而住进养老院后，环境发生了很大的变化，养老院里毕竟缺少家庭亲情。加之老人们大多年龄相仿，虽然朝夕相处会有一些共同语言、相同的志向和兴趣爱好，但周围毕竟都是已近暮年的老人，其环境气氛与原来的相比，显然缺少活力，生活变得沉闷，老人们大多数时间都是在这种状态下度过的。而老年人却往往淡漠了其他的追求，最渴望、最需要的就是亲情。

(二)维护自尊心的需要

老年人离开独立生活且具有温情的家庭，养老院的生活环境和生活方式的巨大反差，必然会引发老年人老而无用感，并使老年人产生被社会和子女抛弃的感觉。因此，刚刚入住养老院的老年人常会表现出比较强的心理防御机制，特别是在由于子女不太尽孝而入住的老年人身上表现得更加突出。尤其是在别人有意或无意间问及家庭情况时，为掩饰自己内心真实的想法和真正的入住原因，此时这些老年人可能反而极力称赞自己子女的孝顺，而否认一些不利的事实，反复强调是自己主动入住养老院的，以维护自己极强的自尊心。

(三)满足好胜心的需要

老年人常被人们称为"老小孩"，主要是因为不少老年人有"返老还童"的表现，出现了"第二个童年"，还有些老年人经常显得比较任性、好斗、好玩等。这些老年人与那些承认自己已经衰老的老年人不一样，他们的脾气和性格随着年龄的增长反而越来越幼稚，时常表现出与实际的生理年龄不相称的语言和行为。在养老院这样一个拥有大量同龄群体的机构中，老年人的这种"顽童性"就体现得更加明显。无论是在日常生活里，还是在身体锻炼中，或是在琴棋书画等方面，老年人之间总喜欢相互较劲儿竞争，以显示出自己仍然年轻、仍然充满活力，表现出不甘落后于人的不服输特点。

(四)排除苦闷与自卑的需要

入住养老院后,大多数的老年人都是在养老院中走完余生的。他们经常眼见身边的人死去,这对活着的老年人来说无疑是一种刺激,联想到自己的将来,从而对前途失去信心。养老院中的老年人远离了社会,远离了家庭,他们难以直接感受到社会生活的丰富多彩和家庭的温馨,在精神上容易感到压抑与苦闷,出现自卑心理。

三、养老院老年人常见的心理问题

(1)孤独:老年人离开了原先熟悉的社交圈、环境,进入一个陌生的环境,且不少养老院地处郊区,同外界联系较少,在进入养老院后都会出现孤独感。

(2)恐惧:由于老人处在一个相对陌生的环境里,会对周围人不信任,特别是会对养老院里的医务人员。因为担心工作人员照顾不好、与别人相处不好、自己自理能力下降等而产生恐惧。

(3)抑郁:由于疾病、身体各脏器退行性病变、儿女工作忙、不理解、独居等各种原因,老人们多会产生抑郁心理,对周围漠不关心,喜欢独处,也不爱走动,长此以往对健康不利,必须采取措施使他们活动起来,唤起老年人的兴趣爱好。

(4)沟通障碍、人际关系紧张:由于脑组织萎缩,脑细胞减少、脑功能减退而导致智力水平下降,记忆力减退,敏感、多疑、爱唠叨,对人缺乏信任、斤斤计较等,造成与家人及周围人沟通困难,人际关系紧张。

四、养老院护理人员心理护理工作的素质要求

养老更要养心。护理人员是养老机构中与老年人接触最多的人,对老年人开展心理养老具有天然的优势。他们担任照顾老年人日常饮食起居和护理工作,工作质量的好坏对于老年人是否能够在养老院中住得安心、放心、开心起着至关重要的作用。在养老院里要真正做到心理养老,科学心理护理,护理人员必须具有以下素质。

(一)树立正确的老年观念和服务理念

老年人是社会的宝贵财富,他们拥有丰富的知识和经验,是社会文化的传递者和稳定社会的基石,而不是社会的负担和累赘。想要成为一名称职的护理人员,最基本的就是要树立正确对待老年人的观念,认识到老年人身上所具有的闪光点,并努力为他们创造条件,使老人们在养老院中仍能有实现自己人生价值的天地。

(二)要充满爱心、耐心和孝心

养老院中的老年人对于亲情的渴望是最为强烈的,要想真正体现出"以老人为本"的心理养老,作为与老年人日夜相伴的护理人员需要做的基本一条就是充当好这些无子女老人或子女不在身边老人的儿女角色。

一个人或许会没有子女儿孙,但绝不可能没有自己的父母,代际的亲情是不能用等价交换的思想去认识的。人老了以后身体难免会有些毛病,甚至有些人会大小便失禁、生活不能自理,加之老年人一般有唠叨的习惯。因此要把老年人照顾好,应该做

到任劳任怨、细心耐心，就像照顾自己的父母一样照顾养老院中的老年人，这种换位思维很重要。护理人员与老年人接触最多，关系也最密切，因而表达这种孝心和爱心的机会也最多。同样，老年人的心理受护理人员言行的影响也很大。所以在对待这些平时缺少自己子女照顾的老年人时，首先要在思想上接纳老年人，注意说话的语气和措辞及方式，要注意护理过程中的一言一行、一举一动。

(三)全身心地投入

护理人员为了让养老院中的老年人能有幸福的晚年生活，奉献与牺牲精神是必不可少的。一名称职的养老院护理人员要以平凡、勤劳为荣，以解老年人烦恼为乐。物质需求的满足只能让人享有一时的快乐，只有拥有崇高的精神追求并为之奋斗，人才可能一辈子快乐。作为养老院中的一员，护理人员应当尽量将自己融入养老院当中。在全心奉献的同时，定能有所回报，并可以获得成就感。

(四)尊重每一位老年人

入住养老院的老年人情况各异，但是每个人生来就是平等的，护理人员应该有强烈的敬业精神，尊重身边的每一位老年人，做到对他们一视同仁。无论老年人背景如何，对他们的独立性与需要都应给予尊重，并以此表达对个人内在价值的认可。正如联合国老年人原则所规定的，老年人虽然各不相同，但是老年人的社会价值却不能以他从事生产、创造财富的多少来评价。

护理人员与老年人相处久了，彼此之间总会产生一种特殊的代际亲情，这种代际亲情是一种无私之情、无价之宝，是人类本性的一种体现。只有具有深厚代际亲情的人，才能够推己及人，做到"老吾老以及人之老、幼吾幼以及人之幼"，以致关爱整个社会，使得社会风气越来越好。

(五)能采取多样化心理护理方式

前文所强调的一视同仁是指对于不同的老年人采取的态度应该是一视同仁，但是老年人在性格、兴趣、爱好等方面常出现一些差异，要想使每个老人都能得到满足，安享晚年，护理人员则应该因人而异地采取不同的服务方式。

比如对于性格外向、爱与人交谈的老年人，护理人员则应当尽量充当一名倾听者的角色。老人有时会有许多话想对人说，但是子女不在身边，而同住的老人未必愿意听，时间一长，老人会感到无人倾诉而郁郁寡欢。碰到这种情况护理人员就应该仔细观察，帮助老人实现愿望，做一个耐心的倾听者。通过聊天，可以增强老人生活的信心，加深彼此的感情，使老人更好地适应养老院的生活，让老人感到愉快和满足，同时对老人的困惑给予及时的疏导，使老人心情愉悦。

(六)鼓励和帮助老年人参加力所能及的活动

从老年人身心健康的角度考虑，让老年人参加适当的文体活动，特别是体育锻炼，不仅能增强体质，还能保持良好的心境。体育锻炼对调节老年人的情绪，增强老年人的毅力，促使老年人保持健康的个性品质，有着重要的作用。目前多数养老院的老年人或受到场地限制，或因身体欠佳，或觉得年老了没有必要锻炼等因素的影响，不太愿意参加适当的文体活动。这时，护理人员首先应该帮助老年人树立正确的健康观，开导他们,鼓励他们;其次,可以在有限的场地内组织一些适合老年人身心特点的活动,如打太极拳、做健康保健操等。

(七)提高业务素质和修养

作为护理人员,在掌握了扎实的护理知识的基础上,还应该学习一些有关老年人身心特点的知识与技能,如老年生理学,老年心理学,老年常见病的预防与护理,老年膳食与营养,老年生活心理护理等。掌握这些相关的知识与技能,有助于护理人员结合不同老人的身心特点,更好地开展护理工作,满足老人不断变化的生理需求和心理需求。渴望知识、虚心好学是护理工作质量不断提高的前提与保障。

 ## 工作任务分解与实施

一、养老院老年人心理护理的方法

(一)一般性心理护理

此种护理方法适用于所有的护理对象,所有养老院的护理人员都应做到。养老院的护理人员应与老人建立良好的护患关系,促进护患的沟通,通过促进患病老人与护理人员间的良好交往,强化养老院老人的心理支持系统,为老人创造一个良好的治疗、护理和休养的环境,消除不良环境对老人的负性刺激,加强老人的健康教育,满足老人认知的需求。

(二)支持性老人心理护理

此种护理方法是运用治疗性的语言,如鼓励、安慰、解释、指导、启发、支持和保证等方法帮助养老院老人认识问题,改善老人的情绪并矫正不良行为,通过老人心理与生理的交互作用,调节各个系统的生理功能,维持老人的生理稳定,预防老人心身疾病的发生,帮助老人尽早康复。

(三)技术性老人心理护理

养老院的护理人员应针对老人的异常心理,运用心理学的原理和手段调适老人的心理,如果老人的心理异常较为严重,就需要与心理医生一起为老人提供心理护理的服务,消除老人的异常心理及行为。

二、养老院老年人心理护理的技巧

(一)让老人主动安排自己的生活

养老院中的许多老人行动不便,需要护理人员的精心照顾,但是在护理工作中要注意精心照顾不等于包办一切,代替老人去做所有的事。到了老年期,老人常出现身体上的不便,也因此给老人带来了心理负担,内心承受了一定的痛苦,护理人员若代替老人完成所有的事情,更会使老人感到自卑,由此产生无用感。

勇于面对和坦然接受年老的现实,是老年人健康生活的第一步。因此,护理人员在全心全意护理好老人的同时,应该注意调动老人的积极性,从各个侧面去消除老年人内心的痛苦,鼓励他们自立,让他们做一些力所能及的事,变被动为主动,从而使老年人感到自身的现实价值,使内心感到更加充实。

(1)礼貌对待每位老人。在称呼养老院中的老人时,要注意礼貌,不要随意直呼其姓氏,应该尊称,可以根据年龄称呼为"叔叔""阿姨""奶奶""爷爷"等。也可用其以前的职业称呼,如"老师""律师""医生"等。

护理人员平日还应多给老人一些鼓励和赞扬,比如当老人穿上新衣服时,护理人员就可以多夸几句,如"赵伯伯,您穿这件衣服真神气。""张阿姨,您今天显得特别年轻。"使老人的心理得到一种满足。

要注意切勿对老人使用命令或指示的语气,对待老人要有耐心、细心,同时还要有启发性,如日常对老人大小便的护理,可以对老人说:"我给您更换一下尿布,好吗?""拜托了,请您侧下身。"边换尿布边说:"昨天晚上睡得好吗?""今天的天气真好!"在对老人进行生活护理的同时,兼顾了与老人心理的沟通,同时满足了老人的心理需要,可谓一举两得。

要了解身边每一位老人的生活史、所患疾病、家庭关系、本人的兴趣爱好,努力做到先老人之忧而忧,后老人之乐而乐。在老人开心的时候和他们一起开怀畅笑,在老人难过时,给予他们真情的抚慰,做到与老人一起分享他们的喜怒哀乐,拿出真心,感动老人。

(2)让老人主动开口。对于养老院中一些高龄或患病的特护老人,护理人员要承担老人每天吃、喝、拉、撒、睡等日常琐事。要想做好这些护理工作,让老人主动配合,愉快地伸出手、开心地张开嘴可不是一件容易的事。

以就餐为例,老人的身体本来就比较虚弱,食欲不佳,进行饮食护理时,就要耐心开导,鼓励老人张开嘴主动进餐,否则,可能会影响营养的吸收,加速衰老的进程。因而护理人员应结合老人的具体情况,进行耐心、细致的饮食护理工作,掌握一套让不同老人都能主动就餐的方法。

首先,护理人员要从语言上体现出对老人的尊重,体现出对老人自主性的承认。在喂饭前,可尝试着先对老人说:"让我们来吃饭吧!""今天的菜不错,有您喜欢吃的家常菜。"然后做一些喂饭前的准备工作,如扶老人坐正,在老人胸前垫一块手帕等。

其次,护理人员要学会观察老人在吃饭过程中所体现出的个性特征、饮食喜好等。进食是一种非常个人化的行为,每个人对于饮食都有自己的习惯和喜好,这些都是长期形成的,而且不易改变。护理人员在给每一位老人喂饭的过程中,应细心观察和分析老人是如何吃饭的,如吃得快慢,有无特殊的顺序(先吃素,后吃荤,或是混着吃),最喜欢吃什么,最可口的先吃还是最后吃,一次吃多少等。通过这些细节的掌握,护理人员可以总结出每位老人的饮食习惯,并且在今后的工作中"对症下药"。

最后,护理人员还要了解老人被喂饭时的心理感受,只有体验到老人的心情,护理人员才能采取适当的方式,帮助老人变被动等待为主动。争取了解老人内心感受的最佳方法是进行"角色扮演"即"角色互换",自己演老人,接受其他护理人员的喂饭,多次模拟,体验老人的感受,从而做到将心比心,得到老人的认同。

人一旦到了高龄期,身心发生障碍,想心情舒畅地生活,只靠自己的力量是不够的。人人都想生活得愉快、生活得有意义，人人都有美好的愿望。从需要的角度看，每个人的内心都有愉快、幸福生活的愿望，护理人员在使养老院的老人感到晚年温暖的同时，自己也会从这份工作中得到乐趣。

(二)让老人充分表现自己

世界卫生组织提出了一个口号"给时间以生命"，意思是要让老年人焕发青春。老年人也总希望自己的晚年生活充实而富有意义，能够对社会继续做出贡献，能够老有所为。

心理学家海维斯特曾经说过：老年人心理上的需要，就是要在社会上有所作为，要有一个令人尊敬的地位，要做一些自己觉得既有趣，又有意义的事。养老院中的老人或许很少能再为社会奉献自己的机会，但是在养老院中，他们仍然能有所追求，仍然需要有一个表现自我的场所。养老院应多给老人这样的机会，让老人充分表现自己。

(1)鼓励老人们相互讲故事。讲故事、听故事似乎本该是孩子们的节目，而在养老院也成为老人们充满笑声、掌声的活动。讲述内容丰富多彩的故事，老人可以表现自己，体验故事中的情节，释放感情，启迪心灵。建议养老院根据实际情况，定期组织老人进行讲故事的活动。每次请几位老人登台讲述他们事先准备好的故事，使每位老人都有机会表现自己。

所讲故事的内容、作品的选择要考虑到每位老人的性格和兴趣爱好，在讲故事之前应由对老人较为熟悉的人来为老人挑选故事。老人在准备故事的过程中，边体验故事中的情节，边练习，使自己进入角色，充分表现自己。老人用生活的体验讲述着自己喜欢的故事，这将是一件令他们非常高兴的事。那些因中风说话困难的老人也可以通过讲故事恢复流畅的语言表达能力，通过反复练习，对大脑不断刺激，最终提高了语言能力，更提高了他们的自信，同时也看到了康复的希望。

(2)让老年人充当人师。老年人与年轻人相比有更多的空余时间，老年人完全可以利用这些时间进行多种形式的学习，正所谓老有所学。当然，老年人的学习与年轻人又有着一定的区别。年轻人学习是为了增长知识，开阔视野，增加技能，为今后的人生打基础；而老年人学习是为了陶冶情操、丰富晚年生活。因此，老年人并不需要去学习高深的知识，对于他们而言，学习的主要目的是摆脱孤独，消除烦恼，丰富生活内容，延年益寿。

老年人的学习一般不用请非常专业的老师，可以就地取材，利用养老院里有能力和特长的老人让他们充当老师的角色。因此，护理人员平时就应多观察，多了解，掌握各位老人的所长，并给他们创造施展特长的机会。平时可以组织各种各样的兴趣小组和学习小组，如书法小组、国画小组、养花小组、太极拳小组、戏曲小组等，让有这些专长的老人担当老师，将自己的知识传授给其他老人；当老师的老人们也可从传授中表现自我，实现了高层次的心理需求；当学生的老人们从学习中满足了求知的欲望，丰富了精神生活，可谓取长补短，其乐融融。使他们感到这些是在家养老很难实现的愿望，也使老人深感在养老院生活得更充实、更有意义和更有情调。

(三)陶冶老人们的情操，丰富晚年生活

"人生最大的悲哀不是身体的衰弱，而是心灵的淡漠。"有着广泛的兴趣爱好，日常生活丰富多彩，在融融乐趣中不断地得到美的享受，在动静结合的良好氛围中不断地获得愉悦的体验，这是许多老年人能够安享晚年的重要原因。一个人的爱好就是一种精神寄托，老年人全神贯注于某种爱好时，不仅会忘记忧愁与烦恼，而且会变得兴致勃勃、精神矍铄。

(1)享受音乐的乐趣。音乐欣赏自古就被当作强身养心的手段。音乐对人的心理卫生和精神健康大有裨益，早在古希腊就被人知晓并加以运用。柏拉图认为唱歌有治疗的功效，亚里士多德最为推崇 C 调上奏出的乐曲。音乐可以冲破国界，冲破民族的界限，表达人类共同的感受；通过音乐这一特殊的语言，可引起共鸣，从而进行心灵上的感应和相互交流。对老年人来说，好的音乐不亚于一剂延年益寿的良药。现代的音乐治疗就是把音乐作为一种活动疗法，即通过具体的音乐活动来求得治疗的效果。这不仅把音乐看作是一种艺术，而且是作为一门科学来对待。音乐对于人类来说不仅是一种单纯的声音，更是人与人之间交往的一种工具。音乐还能调节老年人的情绪，在老人感到疲倦时给老人听一些安静、祥和并且暗含欢乐激情的音乐能帮助老人进行良好的休息，并重新获得向上的快乐和进取的希望。

在养老院还可以将音乐当成一种增进老人健康、开发老人智力的手段。组织老人欣赏的音乐应该有所选择。选择时，要考虑到每位老人的情绪状态、喜好等因素。

(2)精心饲养花鸟鱼虫。种花植草、养鸟钓鱼，这些庭院消遣和户外活动，对老年人的身心健康也是十分有益的。老年人可以从中感受到大自然的气息、呼吸到新鲜的空气、促进新陈代谢，同时也可以陶冶情操、增添生活情趣。

养老院里的老人生活在一个较为有限的空间，要使这个有限的空间充满生机和活力，让老人们与花鸟鱼虫做伴不失为一种好方法。护理人员应该帮助老人挑选一些比较容易养的、不用太费心思的植物和鱼虫鸟类，让老人自己照顾这些花鸟鱼虫，也可以定期组织老人互相欣赏、评比，看看哪位老人种的花最美，哪位老人养的鱼最好看。同时，老人之间还可以通过种花养鱼相互交流经验、取长补短。通过与花鸟鱼虫的接触，老人们有了精神寄托，体验到生活的乐趣，感受到生命的活力。

练习题(扫二维码查看练习题答案)

一、名词解释

1. 社会适应
2. 离退休综合征
3. 空巢综合征

二、简答题

1. 老年人社会适应应对对策有哪些？
2. 简述离退休综合征的防范与心理护理。

3. 老年夫妻出现冲突的原因有哪些?

4. 如何调适老年再婚心理?

5. 养老院老人的角色转型表现有哪些?

三、案例题

老王退休前是一位局长,他是一个很有主见、非常要强的人,局里说一不二的人物,为此常常与别人争得面红耳赤,因为他一心扑在工作上,很少顾及家人,回家还喜欢指挥这个那个。退休初期,老王有时还恍恍惚惚准备公文包上班去,在家人提醒下才想起已经退休,不用去单位上班了。慢慢地,老王感到越来越失落,总觉得退休后人家看自己的眼光、对自己的态度与以前不一样了,感慨世态炎凉,老爱跟人吵架,说不清楚自己到底哪里委屈,却经常想大哭一场,经常感到之力困顿,全没了往日的活力和魄力。

思考:

1. 老王出现了什么症状?原因有哪些?

2. 如何为老王开展心理护理,帮助老王度过困境?

项目四　老年人心理障碍与心理护理

 项目情境聚焦

　　人一旦进入了老年期，躯体和心理上都会发生改变，同时离退休问题、家庭与社会关系问题、经济来源问题、衰老和疾病等问题也会对老年人的心理造成不同程度的影响，产生心理障碍。如果不能及时处理，必定会危害老年人的身心健康，同时也会阻碍老年人躯体疾病的康复。随着我国老年人口的增多，老年人的保健工作越来越受到重视，我们要加深对健康老龄化的认识，在治疗各种躯体疾病的同时，必须重视对老年人心理障碍的诊治，开展老年健康教育，加强对老年人家庭及社会的关爱，提高老年人自身素质和生活质量。

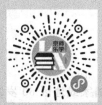

（扫二维码看：项目四思政案例：家门口的"认知症照护中心"）

思考与讨论： 结合视频信息和个人体验，你觉得为认知症老年人开展心理护理服务，需要具备哪些素质？

任务一
老年人心理障碍的基本认知

学习目标

> 素质目标：尊重各类心理障碍老年人；
> 　　　　　具有爱心耐心责任心。
> 知识目标：掌握老年人心理障碍的定义、种类；
> 　　　　　了解常见老年人心理障碍及其影响因素。
> 能力目标：能对各类老年心理障碍进行区分和判断；能对各类心理障碍老年
> 　　　　　人开展针对性心理护理。

工作任务描述

> 　　孙老太，74岁，近半年变得不爱活动，动作僵硬迟缓，简单的家务活需很长
> 时间才能完成，也不爱主动与人交谈，反复问话，才以简短微弱的语言回答，目
> 光呆滞，面无表情，对外界动向常无动于衷。家人带她到医院就诊，疑诊帕金森
> 病，但用美多巴等药物治疗无效。与孙老太交谈发现提到老伴时，患者表现出很
> 悲痛、哭泣、流泪，反复追问才说常常觉得自己大脑一片空白，好多事情自己都
> 想不起怎么做了，会做的也做不好。
>
> 　　思考：
> 　　1. 孙老太可能出现了什么问题？原因是什么？
> 　　2. 如何对孙老太进行心理护理？

基本知识准备

　　联合国的统计标准，如果一个国家或地区60岁以上的人口比例达到10%以上，或65岁以上的人口比例达到7%以上，那么这个国家或地区就已经属于人口老龄化国家或地区。我国第七次人口普查数据显示，60岁以上人口26402万人，占总人口的18.70%，其中65岁以上占19064万人，占总人口13.05%。相当于在我国，平均每6个人中，就有一个是老年人。

　　随着人口老龄化趋势的加速发展，老年心理问题逐渐受到社会的关注。老年人的心理健康问题不仅仅是心理学研究的重要内容，更是一个严峻的社会问题。人到老年

期，因身体各项机能发生退行性变化以及生活环境、状态的改变，产生了许多老年人所特有的心理问题。研究表明，具有心理障碍的老年人致残率显著提高。老年人的心理健康状况与其生活质量密切相关。因此，正确认识老年人的心理特点，为老年人提供必要的心理支持，保持老年人的心理健康水平，才有利于实现健康老龄化。

一、老年心理障碍的定义

心理障碍是指一个人由于生理、心理或社会原因而导致的各种异常心理过程、异常人格特征及异常行为方式。其可以包括轻微的心理问题和比较严重的心理紊乱。老年心理障碍是老年人由于机体衰老，特殊的心理特点及其他影响因素刺激导致的情绪不稳定、易激惹、行为混乱等。表现为忧郁情绪，睡眠不好、食欲减退、消瘦、身体不适等。有的还会焦虑不安，悲观、绝望、严重者还会出现自杀倾向。

二、老年人心理障碍的分类

老年人心理障碍分为脑器质性心理障碍、功能性心理障碍、心境障碍、神经官能征、人格障碍及其他老年期心理障碍。

(1)脑器质性心理障碍：这是由于大脑组织结构发生病理性变化所引发的心理疾病，以意识障碍为主，分急性脑器质性综合征和慢性脑器质性综合征。急性脑器质性综合征又称老年谵妄，以意识障碍为主，并常伴有幻觉和神经兴奋。慢性脑器质性综合征又称老年性痴呆，是由于脑萎缩而引起的心理障碍，以痴呆为主要症状。

(2)功能性心理障碍：与大脑器质性病变无关的心理疾病，这类疾病并非老年人专属，分为老年人情感障碍、晚发型精神分裂症及老年人偏执障碍三种类型。

(3)神经症和人格障碍：临床调查发现，20 岁左右为神经症高发阶段，40 岁以后迅速下降。最新研究发现老年人神经症的患病率为 4%～9%，其中以女性多见。

三、老年人常见的心理障碍

(一)焦虑障碍

是以焦虑为主要特征的神经症，是老年人常见的心理障碍。表现为：紧张、担忧、注意力不集中，伴有运动性不安、肌肉紧张、头痛、心慌、腹部胀气、尿急等症状；可有急性惊恐发作、面色苍白、严重者有呼吸困难，甚至濒死感。

(二)抑郁障碍

以抑郁情绪为突出症状的心理障碍，主要表现为情绪低落、烦躁不安、入睡困难、容易疲劳，经常感到周身不适，记忆力下降，脾气暴躁；食欲减退或暴饮暴食，导致体重下降或骤增；郁郁寡欢，常伴有焦虑，甚至有自杀倾向。

(三)恐怖障碍

表现出与现实不相符的强烈的不必要的恐惧，常伴有焦虑。恐怖发生时常有显著的植物神经症状。患者明知恐惧反应过分，但是不能控制而反复发作。女性发病率高于男性。

(四)强迫障碍

以反复持久的强迫观念和强迫动作为主要症状，以有意识的自我强迫和有意识的自我反强迫同时存在为特征。患者明知不合理，但是无法摆脱，患者感到十分痛苦，往往伴有焦虑、抑郁症状。

(五)睡眠障碍

是老年人常见的症状，表现为精神易疲劳、紧张、心情抑郁伴随肌肉疼痛和睡眠障碍。个别老年人追求睡眠时间长，反而会造成心理上的焦虑，加重失眠，形成恶性循环。

(六)疑病障碍

表现为过分关注自己的躯体感受，对身体变化紧张敏感，坚持认为自己患有一种或者几种严重的躯体疾病，常有不适的身体主诉。容易发生强迫性症状，常伴有焦虑或抑郁。疼痛也是本病最常见的症状，表现在头部、腰部和胸部，有时甚至感觉全身疼痛。其次是躯体症状，可涉及许多不同的器官，表现多样，如心悸、吞咽困难、恶心、反酸、腹胀等。

(七)暴力行为

老年人由于精神疾病、认知障碍或者受到自认为的不公平待遇、遇到难以承受的挫折等原因时，容易发生暴力行为，近年来，也有老年人暴力犯罪的相关报道。

(八)出走行为

老年人常因为精神疾病、认知障碍、情绪问题或人际问题导致出现出走行为，容易导致健康隐患和安全隐患，也给家庭、亲人带来伤痛。

四、导致老年人心理障碍的因素

(一)生理因素

最直接引发老年人心理变化的因素是衰老。生理的衰老和死亡的逼近对老年人的心理影响是带有冲击性和致命性的。

(1)感觉器官退化：随着年龄增长，感觉器官逐渐退化，出现视力下降、眼花、耳背，对事物反应迟钝，这些变化都给老人带来负面影响，常感到孤独和寂寞。

(2)患病率增高：由于老年人各系统生理功能的逐渐衰退，对疾病的抵抗力量下降，易患多种疾病，导致机体内环境紊乱，引发心理障碍。同时患有各种慢性病，疾病发作时使他们有濒死感，造成老年人强烈的心理变化，出现心理障碍。

(3)遗传因素：在心理障碍患者亲属中进行调查发现，血缘亲属中该病的发病率是一般人群的数倍，血缘关系越近，患病率就越高。如父母同卵双生子的其中一个患有某种心理疾病，那么另一个也会患此病。

(二)心理社会因素

老年人离退休后，老年人社会角色发生转变，由家庭的主角地位退居幕后，随着经济收入、社会关系也同样发生改变，使老年人的心理发生波动和变化，会产生自卑感。老年人的婚姻状况如丧偶、离异及与子女之间的代沟问题，社会环境等因素对于老年人的心理状态也会产生重要的影响，老年人的心理处于应激状态，产生抑郁、焦虑甚至心理障碍。

拓展训练

张老，男性，75岁，与老伴相濡以沫50多年，一个月前老伴因病去世后，坚持独自生活。近日儿女们来看望张老时发现，他每日看着老伴的照片发呆，茶饭不思，原来张老每天都去公园遛弯、打拳，现在天天把自己关在屋里，不说话，不活动。老伙伴们放心不下，经常来探望。张老话也不多，总是说"不想提伤心事"。偶尔，他才轻声低语两句："每天活着都是受罪，哪儿有资格出去玩呢？真想随她一起去了。"虽然儿女们很孝顺，也想尽一切办法让张老开心，但是张老还是终日闷闷不乐，不言不语。

思考：

1. 张老出现了什么心理问题？

2. 如何对张老进行心理疏导和护理，帮助他积极生活？

任务二
老年人焦虑症与心理护理

学习目标

素质目标: 具有对焦虑症老年人的敏感心和爱心;

树立关心焦虑症老年人的职业意识。

知识目标: 掌握老年焦虑症的定义及临床表现;

掌握老年焦虑症患者的心理护理方法。

能力目标: 能对老年焦虑症患者进行心理诊断;

能为老年焦虑症患者实施有效的心理护理。

工作任务描述

田大爷,70岁,公务员,退休前身体一直很好,退休后一直赋闲在家,很少与外界接触,近期迷上电脑,经常上网与人下棋,导致生活不规律,血压升高,经过一段时间用药后,逐渐好转。近日由于一些琐事与妻子生气,导致血压不稳定,时有胸闷,心前区不适,诊断为高血压Ⅲ级,冠心病,需每日服药,但血压控制一直不理想,忽高忽低,导致经常出现一些不适症状,并反复住院治疗。田大爷心理负担加重,烦躁不安,睡眠不佳,导致恶性循环。

思考:

1. 田大爷可能出现了什么问题?致病因素有哪些?

2. 如何对田大爷进行心理护理?

基本知识准备

一、老年焦虑症的定义

正常人在面对困难或危险以及预计到将要发生危险情况时,会产生焦虑。只有当焦虑的程度及持续时间超过一定范围时才形成焦虑症状。焦虑症是一种以焦虑情绪为主的常见神经症,常伴有运动性不安和躯体不适。老年焦虑症是老年人常见的心理障碍。老年人由于退休后的巨大生活落差、经济状况及社会关系发生改变、与子女之间的沟通交流不畅等问题都会诱发焦虑。焦虑症分为慢性焦虑症和急性焦虑症。

二、临床表现

(1)慢性焦虑症又称为广泛性焦虑症,其焦虑情绪可以持续较长时间,其焦虑程度也有起伏。患者常突然感到内心焦躁、惊恐或有一种不舒服的感觉,由此而产生连带反应、错觉和幻想,有时有轻度意识迷惑。表现为:①为一些生活小事忧心忡忡、提心吊胆,甚至紧张恐惧、坐立不安。②感到周身不适、坐卧难安、胸闷、心慌、呼吸困难、头晕眼花、头痛、腹部不适、大汗等,但身体检查结果无明显异常,与其表现不相符。③依赖医院及家人。频繁去医院就诊,反复住院治疗,但病情却不见好转。

(2)急性焦虑症表现为发作突如其来,让人极度紧张、恐惧、激动不安,伴有运动性不安表现,如浑身肌肉颤抖、皱眉、来回走动等,一般可以持续几分钟或更长时间。焦虑并非由实际危险环境造成,无明显或固定的诱因,其惊恐表现与现实情况不相符。病程一般不长,经过一段时间后会逐渐缓解。

三、影响因素

(一)生物环境因素

1. 遗传因素

多年来的研究证明,焦虑症作为一种人格特征,至少有一部分潜在原因是由遗传因素引起的,在焦虑症的发生中起重要作用。有学者认为,焦虑症是环境因素通过易感体质共同作用的结果,易感体质是由遗传因素决定的,如双亲都是焦虑症病人,子女患病率提高 50% 以上。

2. 生理因素

实验发现,焦虑症患者血中乳酸盐含量增多,而血中乳酸盐含量可能与焦虑症发作有关,机制尚不完全清楚。焦虑症患者由于交感和副交感神经活动增加,肾上腺素受体大量兴奋,出现如颤抖、心慌、多汗等症状,而肾上腺素受体阻滞剂如心得安有减轻焦虑和惊恐发作的作用。

3. 躯体疾病因素

患有某些慢性疾病如心脏病、脑出血、糖尿病、高血压、老年痴呆、胃炎、肿瘤等疾病的老年患者,患焦虑症的概率比较高。

4. 其他因素

研究显示,饮酒、吸烟行为往往不能使焦虑症患者度过心理低潮期,反而会引起焦虑症的发生。另外,焦虑症患者出现吸烟成瘾比正常人高 2 倍,酗酒与滥用药物在严重精神病患者中占 30%。

(二)心理社会因素

1. 人格特征

人格上具有焦虑特质的人容易患焦虑症,通常表现为容易焦虑不安、易激惹、自卑、胆小怕事、依赖性强、悲观、对压力的承受力差等表现。患者往往具有 A 型人格倾向,在身体及心理极度疲劳后易发生惊恐障碍。另外完美主义者,由于内心的各种冲动、欲望,与自身难以协调,极度的压抑是导致焦虑症的诱因。心理分析学派认为,焦虑症是由于过度的内心冲突对自我威胁的结果。

2. 应激因素

生活环境压力过大，轻微的挫折和不满等精神因素的影响，自身无法适应，而又找不到排解、释放的方法，就很容易诱发焦虑症。如老年丧偶丧子、离异、离退休、社会关系改变、经济困难、患有疾病等不良应激因素刺激。

3. 认知与思维

认知与思维对于焦虑症状的产生具有非常重要的作用。研究发现，当患者面对某一应激事件时产生高度焦虑情绪，彻夜失眠、不吃不睡，出现类似生理疾病的症状；疾病症状的产生使患者出现错觉、幻想，联想到某些不良事件，甚至出现灾难性思维，导致患者产生恐惧和担忧的情绪，情绪变化又导致新的症状出现，如此反复造成恶性循环。

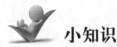

小知识

焦虑症患者的灾难性思维

在焦虑症患者高度焦虑情绪发作期间，会有一种作为焦虑症症状的思维过程，即在高度或极度的焦虑情绪状态下，人们的思维总是把本来并不严重的事情看得极其严重，因而在焦虑症状的推动下，患者会强迫性地产生一系列的害怕、担忧、焦虑的思维内容。在其他人看来这思维内容是不可能的事情，但在焦虑症患者自己看来是极有可能的，是真实的，甚至会立即发生。这种思维方式一般被称作焦虑症患者的灾难性思维。

工作任务分解与实施

一、评估病人

(1)评估引起患者焦虑发作的影响因素。

(2)评估患者的焦虑程度、发作时间。

二、心理护理

(一)心理特点

1. 焦虑、恐惧

老年焦虑症患者常伴有自主神经功能紊乱的症状，表现为心悸、胸闷、气促、口干、出汗、颈背部肌肉疼痛、颜面潮红或脸色苍白、尿频等。患者需要经过医院多个科室的诊治，迁延时间长，花费大，但仍不能达到满意的效果，导致对治疗丧失信心，过度担心自身疾病，使患者长时间地感到紧张不安、恐惧、心烦意乱、坐立不安、肌肉紧张等。

2. 敏感、易怒

老年慢性焦虑症一般表现为对事情敏感、易激惹，稍有不如意就烦躁不安、乱发脾气或生闷气，注意力不集中等。广泛性焦虑的老年患者，通常具有心胸狭窄、敏感多疑、胆怯自卑、过分依赖或过分主观，存在一定程度暗示性的性格特点。所以在此阶段护理病人过程中，应避免在患者面前评价药物的副作用，以免加重其心理负担，产生不良暗示，产生畏药、拒药的行为，影响治疗。

3. 自杀倾向

因老年人承受力差，忍受不了折磨，一些病人最终选择自杀。他们毫不隐瞒自杀想法，会让家人去买安眠药，甚至与家人商量死法。最终走向死亡。

4. 缺乏安全感

由于患有焦虑症，加之老年人特殊的心理状态，患者会缺乏安全感，需要过多地关注和照顾。在亲人儿女们的陪伴、照料下，以及频繁的治疗过程中，使病人感受到"得病的好处"，在精神上和物质上得到满足，从而依赖医院、依赖亲人。弗洛伊德把这种现象解释为"后增益效应"。

5. 担忧

出现莫须有的担心是焦虑症患者典型的症状之一。他们会担心自己的亲人、担心看病花钱多、担心自己的病治不好等，常常杞人忧天，有些在一般人看来很平常的情况，在焦虑症患者的眼中则十分严重。这种担心和焦虑会对他们的身体造成不适的症状，如胸闷、气短、心前区不适、心悸等，严重者甚至无法进行日常生活。以上的问题又加重了患者的担忧和焦虑，由此形成恶性循环。

6. 药物成瘾

有些药物可以使病人放松、舒服、容易入睡，但长期应用有成瘾性，难以戒断。停药后，病人有很强的戒断反应，出现戒断综合征：彻夜不眠、焦虑、震颤、肌肉抽搐、头痛、肠胃功能失调与厌食、感知过敏、幻觉妄想、人格解体等。

(二)心理护理措施

(1)加强与患者沟通及交流，耐心听取患者的倾诉，了解患者的想法及需求。针对每个老年患者的个性特点，采取相应措施。语言亲切，简单易懂；既要同情、关心老人，又要保持沉着、冷静、坚定的态度。尊重老年人的感受，建立良好的护患关系。

(2)根据患者的实际情况和生活习惯，给予适度的关心和照顾，鼓励患者做一些力所能及的事情，转移其注意力。向病人解释应用抗焦虑药物的作用及注意事项，由家属保管好药物，并督促病人按时服药。同时要让患者感觉到家属对治疗有信心，用自己积极向上的心态去感染患者。

(3)对老年患者进行健康宣教，使老年人了解有关防病及保健知识，认识疾病的性质，保持良好心态，减少焦虑情绪。加强对老年患者的心理教育，提高患者的心理素质，培养老年人乐观的情绪，树立正确的生死观，积极面对生活，保持心态平和。对患者进行正面教育，首先告知老年患者要对自己的过去有成就感、满足感，帮助老年人接受生活现状，要适应生活环境、社会关系的改变，不要总是抱怨。其次是要保持稳定的心理状态，凡事看开，避免情绪剧烈波动，不可大喜大悲。最后是要注意避免脾气暴躁，不要轻易发怒。

(4)对焦虑情绪进行评估，采用心理支持和疏导疗法，给患者以情感上的支持，稳定其烦躁情绪。对病人有耐心，允许病人适当用哭泣来发泄情绪。有计划地安排老年人的晚年生活，培养业余爱好，丰富其日常生活，以缓解焦虑情绪。处理好家庭关系，维持家庭和谐，保持心情愉快，防止情绪激动引起心理变化。

(5)教会患者使用自我放松方法：①深呼吸放松法：环境安静，集中思想，采取舒适的姿势，可以平卧或坐在椅子上，腹式呼吸，用鼻吸气，吸时腹部鼓起，由腹部带动胸部呼吸，屏住呼吸1~2秒再用鼻子或嘴部慢慢将气呼出，呼气时将注意力放在自己的双肩上，全身放松。②肌肉放松法：每一个部位的放松都要按照紧张再放松的方法进行，通常进行放松训练的部位是手、手臂、脸部、颈部、躯干以及腿部等肌肉。吸气时肌肉紧张，保持7~10秒，再呼气，放松肌肉，10~15秒。如用力向后仰起头部，注意背部、肩膀以及颈部的紧张，然后放松。体会紧张和放松时的不同感觉，由此减轻焦虑不安的情绪，也可缓解肌肉紧张带来的不适感。③自我暗示法：闭上眼睛，让自己的大脑处于空白状态，想象着你自己最喜欢的环境，尽量让自己全身放松，根据你自己的需要念出暗示的内容。④音乐减压放松法：是利用音乐对精神和心理的影响，根据音乐治疗学的原理，专门为长期工作或生活在紧张和压力下的人群设计的。可以放着自己喜欢的音乐，声音不宜太大，通过音乐冥想，丰富内心世界的想象力和创造力，体验生命的美感，净化心灵，引起人们轻松、美好的想象，改善心理状态。

三、健康指导

(1)要树立战胜疾病的信心，充分认识到焦虑症不是器质性疾病，不会直接威胁生命，避免不必要的心理负担。

(2)学会正确处理各种应激事件的方法，增强心理防御能力。培养广泛的兴趣和爱好，使心情豁达开朗。在可能的情况下争取家属、同事、组织上的关照、支持，解决好可引起焦虑的具体问题。

(3)在医生的指导下使用抗焦虑药物。

(4)养成良好的饮食习惯，合理膳食，多食用顺气、化痰的食物，如竹笋、冬瓜、海带等；多食用一些养生静心的粥类，多吃偏寒凉和偏酸甜的食物，可以缓解紧张不安，如西红柿、红薯、山楂等。不吸烟、不酗酒，劳逸结合，参加一些有益活动。

(5)焦虑症的自救方法：①增加自信，自信是治愈焦虑症的必要前提。一些对自己没有自信心的人，对自己完成和应对事务的能力是怀疑的，夸大自己失败的可能性，从而忧虑、紧张和恐惧。②自我松弛，也就是从紧张情绪中解脱出来。比如：在精神稍好的情况下，去想象种种可能的危险情景，让最弱的情景首先出现，并重复出现，慢慢便会想到任何危险情景或整个过程都不再体验到焦虑。此时便算终止。③自我反省，有些焦虑症是由于患者对某些情绪体验或欲望进行压抑，压抑到无意中去了，但它并没有消失，仍潜伏于无意识中，因此便产生了病症。发病时只知道痛苦焦虑，而不知其因。因此在此种情况下，必须进行自我反省，把潜意识中引起痛苦的事情诉说出来。必要时可以发泄，发泄后症状一般可消失。④自我刺激，焦虑性神经症患者发病后，脑中总是胡思乱想，坐立不安，百思不得其解，痛苦异常。此时，可采用自我刺激法，转移自己的注意力。如在胡思乱想时，找一本有趣的能吸引人的书读，或从事紧张的体力劳动，忘却痛苦的事情。精神焦虑症的自救可以防止胡思乱想再产生其他病症，同时也可增强你的适应能力。⑤自我催眠，焦虑症患者大多数有睡眠障碍，很难入睡或突然从梦中惊醒，此时可以进行自我暗示催眠。

拓展训练

　　史先生，62岁，工程师，退休在家。这段时间由于帮助单位完成设计，史先生整日劳累，睡眠不足。近三天，史先生突然感觉心慌，手脚发冷，偶有惊恐感，去医院检查，心内科排除了心脏病的可能。自述退休前为单位高级工程师，退休后单位领导邀请他协助完成设计图纸，认为领导看重他，还能为单位发挥余热，不能让老同事看不起。因此，近三个月来，每日加班加点拼命赶工，查找资料，心力交瘁。

　　思考：

　　1. 史先生出现了哪种心理问题？

　　2. 如何对史先生进行心理护理？

推荐阅读

1. 孙颖心，齐芳. 老年人心理护理. 北京：中国劳动社会保障出版社，2014
2. 王雪，况伟宏. 老年情绪问题患者及家属手册. 北京：人民卫生出版社，2021

小测试

测测您的焦虑状态

我们来做个测试了解一下您的焦虑状态。（是：1分，否：0分）

　　1. 你是否常需要服用安眠药方可入睡？　A. 是　B. 否

　　2. 到了该入睡的时间，你是否仍然会躺在床上反复考虑一些事情？　A. 是　B. 否

　　3. 你会担心自己的健康状况吗？　A. 是　B. 否

　　4. 如果你独自在黑暗中是否感到有一些害怕？　A. 是　B. 否

　　5. 你是否经常觉得自己责任太重，而想减轻一点？　A. 是　B. 否

　　6. 你是否在意别人如何对待你？　A. 是　B. 否

　　7. 你是否常被突如其来的电话铃声吓一跳？　A. 是　B. 否

　　8. 你操心生活中的琐事吗？　A. 是　B. 否

　　9. 为使自己平静下来，你是否常常服用一些镇静安神药物？　A. 是　B. 否

　　10. 你关心钱的问题吗？　A. 是　B. 否

　　11. 旅行时，如果你与其他人走散了，你会害怕吗？　A. 是　B. 否

　　12. 你是不是十分自我主义？　A. 是　B. 否

13. 在你十分生气或紧张时，声音会不会出现颤抖的情况呢？　A. 是　B. 否

14. 你是否很会害羞、脸红？　A. 是　B. 否

15. 你能不能很快地让自己放松下来？　A. 是　B. 否

16. 你是否不太能忍受噪声？　A. 是　B. 否

17. 你是否总是对某种事放心不下？　A. 是　B. 否

18. 你是否很容易感到坐立不安？　A. 是　B. 否

19. 你是否经常会觉得恐慌？　A. 是　B. 否

20. 你是否将身边重要文件及财物都收拾妥当，一旦有危险便可以从容离去？
A. 是　B. 否

21. 你是否常被一些毛病，如消化不良、发痧之类所困扰？并且因此感到很烦恼？
A. 是　B. 否

22. 你是否比其他人更容易感到烦恼？　A. 是　B. 否

23. 你是否会因为小事而常常被激怒？　A. 是　B. 否

24. 出现差错或遇到挫折时，你会感到十分不安和忧虑吗？　A. 是　B. 否

25. 如果别人取笑你，你心中会惶惶不安吗？　A. 是　B. 否

26. 外出或睡前，你是否都要好几次查看门窗有没有真的锁好了？　A. 是　B. 否

27. 你很害怕认识新朋友吗？A. 是　B. 否

28. 如果朋友们要到你家来聚会，你是否会为此准备上好几小时？　A. 是　B. 否

29. 外出赴宴、开会等社交活动前，你是不是会感到有些紧张？　A. 是　B. 否

30. 在社交场合中，你是否常会觉得面红耳赤？　A. 是　B. 否

【测试结果】总分≤3分：你的心境平和。在面对诸多问题时，你应付自如，有必胜的信念。

4分≤总分≤9分：这表明你身心状态良好，一般可以好好地控制自己的情绪，但依然有少许焦虑。

总分≥10分：看得出你为生活操心。分数越高，你越容易焦虑，越易于承受各方面的精神压力。因此你常为一些不值得担心的事而放心不下，甚至于被激怒、无故发脾气、烦躁不安。

任务三
老年人抑郁症与心理护理

学习目标

> 素质目标：具有对抑郁症老年人的敏感心和同理心；
> 　　　　　树立主动关爱抑郁症老年人的职业意识。
> 知识目标：掌握老年抑郁症的定义及临床表现；
> 　　　　　掌握老年抑郁症患者的心理护理方法。
> 能力目标：能对老年抑郁症患者进行心理诊断；
> 　　　　　能为老年抑郁症患者实施有效的心理护理。

工作任务描述

> 　　张女士，62岁，退休工人，初中毕业。张女士一生经历坎坷，总觉得身不由己，厄运缠身。初中毕业时，家中变故使她失去了上高中的机会。50岁时丈夫突发脑出血去世。5年前儿子一家又由于车祸意外身亡。从此，张女士变得情绪低落，忧郁沮丧，一生的坎坷挫折总是挥之不去，觉得自己似乎是家人的克星，感到前途渺茫，悲观厌世，不愿意与朋友来往，别人的欢乐反而增添自己的痛苦。她常常独自呆坐，伤心流泪。长期情绪低落，张女士思维变得迟钝，记忆力明显下降。
>
> 　　思考：
> 　　1. 张女士出现了什么问题？原因是什么？
> 　　2. 如何对张女士实施心理疏导，使她积极面对生活？

基本知识准备

一、老年抑郁症的定义

　　抑郁症是一种以抑郁情绪为突出症状的心理障碍，以显著而持久的心理低落为主要临床表现。主要表现为心境低落与其处境不相称，情绪的消沉可以从闷闷不乐到悲痛欲绝，自卑抑郁，甚至可能悲观厌世，有自杀企图或行为；部分病例有明显的焦虑和运动性激越；严重者可出现幻觉、妄想等精神病性症状。每次发作持续至少2周以上、长者甚至可达数年，大部分病例有反复发作的倾向，每次发作多数可以缓解，部分可有残留症状或转为慢性。

广义的老年抑郁症是指发生在年龄在60岁以上的特定人群的抑郁症，包括原发性的含青年或成年期发病，老年期复发的抑郁症；和老年期的各种继发性抑郁。狭义的老年抑郁症是指年龄≥60岁的首次发病的原发性抑郁。无论是哪一种，都有着老年期特有的特点。在临床上常见为轻度抑郁，但危害性不容忽视，如不及时诊治，会造成生活质量下降、增加心身疾病（如心脑血管病）的患病风险和死亡风险等严重后果。

二、临床表现

典型抑郁症发作表现为情绪低落、思维迟缓及言语活动减少等。老年抑郁症发作的临床症状不典型，与青壮年期患者存在一些差别，主诉多为认知功能损害和一些躯体不适。

（一）情绪低落

情绪低落是抑郁症的主要症状：表现为持久的情绪低落、闷闷不乐，对于以往的爱好缺乏兴趣，觉得生活没有意思；提不起精神，严重者会感到绝望，对未来丧失信心，无助与无用感明显，自责自罪、丑化和否定自己。半数以上的老年抑郁症患者还可有焦虑，紧张担心、坐立不安，有时躯体性焦虑会完全掩盖其抑郁症状。

（二）思维迟缓

抑郁症患者多思维联想缓慢，反应迟钝。老年抑郁症患者总觉得脑子明显不如以前，大多存在一定程度的认知功能如记忆力、计算能力、理解和判断能力损害的表现。比较明显的为记忆力下降，需与老年期痴呆相鉴别。痴呆多为不可逆的，而抑郁则可随着情感症状的改善有所改善，预后较好。

（三）自杀观念和行为

严重抑郁发作的患者常伴有消极自杀观念和行为。一般老年抑郁症患者的自杀危险性比其他年龄组患者大得多，特别是抑郁与躯体疾病共存的情况下，自杀的成功率也较高。因此患者家属需加强关注，严加防范。

（四）意志活动减退

患者可表现行动迟缓，生活懒散，不愿意说话，严重时连吃、喝等生理需要和个人卫生都不在乎，蓬头垢面、不修边幅，甚至发展为不语、不动、不食，称为"抑郁性木僵"，但经过仔细精神检查，患者仍流露痛苦抑郁情绪。而且总是感到精力不够，周身乏力，甚至日常生活都不能自理。不但对生活的热情、乐趣减退，而且越来越不愿意参加集体活动，甚至闭门独住、疏远亲友。

（五）躯体症状

躯体症状主要有睡眠障碍、乏力、食欲不振、体重下降、便秘、身体部位疼痛。主诉躯体疾病加重，躯体不适可涉及各脏器，如恶心、呕吐、心慌、胸闷、出汗等。抑郁发作特征性表现为睡眠障碍，一般比平时早醒2～3小时，醒后不能再入睡。有的表现为入睡困难，睡眠不深；少数患者表现为睡眠过多。

三、影响因素

（一）生物环境因素

抑郁症的病因并不清楚，但可以肯定的是抑郁症一般由生物、心理与社会环境诸多方面因素诱发。

1. 遗传因素

遗传与环境因素或应激因素之间的交互作用，以及这种交互作用的出现时间在抑郁症发生过程中具有重要的影响。

2. 生理因素

老年人生理功能减退，特别是脑功能的退化与抑郁症的发生存在密切关系，有研究表明老年抑郁症的发生可能与下丘脑－垂体－肾上腺皮质轴调节功能削弱、正常睡眠和生物周期紊乱、脑形态的变化等有关。

3. 多数人发病前有社会心理诱发因素

最常见的诱因往往是退休后社会生活范围变窄，与同事间的交往中断；邻里间互不往来，人与人之间隔阂增大；生活居住环境改变；家庭中子女已长大成人，独立生活，不再依赖自己；身体条件减退，疾病缠身，能力下降等因素导致老年人自觉社会价值感降低，缺乏情感支持，有被社会遗弃的失落感，增加了患抑郁症的风险。

4. 躯体疾病因素

老年患者特别是患有冠心病、脑血管疾病、糖尿病、白内障等内科疾病的患者容易情绪低落甚至有轻生的念头。

5. 其他因素

如家庭、环境的影响，调查发现养老院居住的老年人抑郁症发生率可达 24.9%，社区老年人群抑郁症发生率达 29.3%，而与子女关系融洽者较关系紧张者抑郁症的发生率明显降低。

（二）心理社会因素

1. 人格特征

老年期抑郁症患者病前多有固执己见、依赖性强、心胸狭窄、办事认真等性格特点。在衰老过程中常伴随人格特征的变化，如孤僻、依赖、固执等。人格特征的研究显示老年抑郁症患者与正常老年人相比有较突出的回避和依赖性。

2. 应激因素

老年这个特殊的年龄阶段，不良生活事件不断出现，如丧偶、亲朋好友死亡，以及家庭矛盾、意外事件等因素，都容易使老年人产生悲观情绪。而且离退休或劳动能力丧失、经济来源减少、生活窘迫、在家庭中的地位和角色改变等都可导致加重老年人的孤独、寂寞、无助、无望感，成为心理沮丧和抑郁的根源。由于身体老化造成了心理防御和适应能力下降，一旦遇到负性生活事件，不易恢复心理上的平衡和稳定。若缺乏社会支持，心理平衡则更难维持，从而导致老年抑郁症的发生。

工作任务分解与实施

一、评估病人

(1)评估引起患者抑郁发作的影响因素。

(2)评估患者的抑郁程度及发作时间。

二、心理护理

(一)心理特点

1. 焦虑

老年抑郁症患者伴有焦虑者多于非老年抑郁患者,与躯体疾病有关,药物不良反应、失眠等引起身体不适后产生焦虑;或与疑病有关;与他人对患者缺乏理解和关心有关。

2. 自杀倾向

自杀是抑郁症最危险的症状之一。抑郁症患者由于情绪低落、悲观厌世,严重时很容易产生自杀念头。并且,由于患者思维逻辑基本正常,实施自杀的成功率也较高。据研究,抑郁症患者的自杀率比一般人群高 20 倍。社会自杀人群中可能有一半以上是抑郁症患者。有些不明原因的自杀者可能生前已患有严重的抑郁症,只是没被发现。由于自杀是在疾病发展到一定严重程度时才发生的,所以早发现、早治疗,对抑郁症患者是非常重要的。

3. 烦躁、担忧

常表现为烦躁不安,坐卧不宁,终日担心家庭将会发生什么不幸,担心自己的亲人、担心看病花钱多、担心给子女带来经济及心理压力。不停追忆以往的失败和不称心的事情,唉声叹气,捶胸顿足,对人充满敌意,易激惹。

(二)护理措施

(1)休息环境安静舒适,光线充足,设施安全,并且方便护理人员观察病情。建立良好的人际关系,密切观察患者是否存在自杀的征兆:如烦躁不安、卧床不起、寡言少语、拒食、失眠等。家属要陪伴患者左右,及时判断患者的异常状态,并给予心理疏导,保证充足的睡眠,减轻消极情绪,避免意外发生。特别是在中午、夜间、节假日等值班人员少的情况下,对情绪消极的患者,护理人员要重点巡视。服药时,要监督患者服药后再离开,并认真检查口腔,防止患者蓄积药品后一次性吞服。对严重抑郁患者测量体温时,家属做好看护,测量后及时将体温计收好,以免患者咬吞体温计。

(2)护士应善于倾听、理解,通过疏导、鼓励等方式,使患者产生安全感,树立自信。也可以通过音乐治疗抑郁症,音乐能影响大脑边缘系统和脑干网状结构,对人体内脏及躯体功能起主要调节作用。

(3)指导选择患者平常较喜欢的富含纤维素的食物,保持大便通畅,必要时给予缓泻剂或灌肠以解除患者便秘问题。对于食欲不振的患者可以少量多餐或家属与患者共同进餐。若患者因认为自己没有价值，而没有权利吃饭时，可让患者去帮助别人做一些事情，从而提升自身价值，以帮助患者接受进食。若患者执意拒食，或体重下降，应采取喂食、鼻饲、静脉输液等措施，以维持机体所需的热量。

(4)鼓励患者积极表达自己的想法，重度抑郁患者思维过程缓慢，思维量减少，甚至有虚无，罪恶妄想。在接触语言反应很少的患者时，应以耐心、缓慢以及非语言的方式表达对病人的关心与支持，通过这些活动逐渐引导病人注意外界，同时利用治疗性的沟通技巧，协助患者去表述他的看法。利用帮助患者回顾自己的优点、长处、成就的机会来增加正向的看法。

(5)调整好离退休后的心理状态，克服自身的性格缺陷，组建新的人际关系，保持积极向上的精神生活，培养兴趣爱好。多为患者创造各种与社会接触的机会，协助患者处理问题，改善人际互动的方式，增强社交技巧。护理人员要提供适当的教育，加强患者对周围的人和事的适应性，从而改变患者应对方式。改善家庭环境，如丧偶的老人条件允许可以考虑再婚，子女也应给予老人充分的关心与照顾，以缓解老年人的抑郁心理。

(6)由于抑郁症患者多伴有焦虑症，故在对待抑郁症患者时要做好焦虑症状的护理：①评估病人焦虑的程度和原因。②提供安全和舒适的环境，如室内光线柔和、少噪声可减少对病人感官的刺激。护士对病人表示同情和理解，不再和他提要求或要求他做决定。③与医生配合治疗处理病人的躯体不适，如药物副作用和失眠等。④指导病人采用仰视控制呼吸、垂肩等方法放松，以降低焦虑。教会家属帮助病人减轻焦虑程度的方法，使其了解支持系统对病人心理康复的重要作用。

三、健康指导

(1)严重老年抑郁症患者为摆脱痛苦会出现自杀行为，自杀多发生在凌晨，自杀行为也往往是经过周密计划的，所以家人一定要看护好患者，并帮他们选择专业的医院进行治疗。

(2)普及医疗卫生常识，开展老年心理卫生宣传与咨询，对于病情稳定的抑郁症患者应为其介绍疾病相关知识，进行多种形式的心理治疗，帮助患者正确认识疾病，培养良好性格对自身有正确的认识，树立正确的人生观、价值观，增强老年人的适应能力，在预防疾病的同时防止复发。帮助老年人正确对待各种不良因素，对不必要的精神刺激，做到早发现，早治疗，以减少老年人的心理障碍和精神疾病的发生。

(3)鼓励老年人多参加集体活动，结交朋友，培养兴趣爱好，积极进行户外活动；子女要多关心、陪伴老人，营造温馨的家庭氛围。改善退休老人的福利待遇，提高物质生活水平，丰富文化内涵，减少精神紧张，在自身、家人及社会的共同努力下预防老年抑郁症的发生。

(4)预防老年疾病的发生：改善脑功能状态，防止一些缺血性脑疾患导致的精神异常。要防止脑动脉硬化的发展，加强脑血循环。必要时可以进行预防性治疗措施，如服用降血脂、减轻血管脆性、促进小动脉扩张的药物等。

拓展训练

史先生，69岁。于半年前出现失眠，有时整夜睡不着觉，食欲下降，情绪低落，经常说自己脑子坏了，反应慢，什么也干不了，自己的病也好不了了，一家人都让他给拖累了。整天担心儿女及家人的生活，有时坐立不安，心慌，口干，烦躁，易怒，见什么都烦，在家自己打自己，打完后就哭，晨起症状较重，晚上较轻，经常觉得活着没意思，想跳楼又怕跳楼后名声不好，会影响孩子的前程，希望去医院打一针，想"安乐死"，曾企图上吊自杀未遂。

既往体健，家中无精神疾病及痴呆家族史。体格检查未见异常。精神检查：意识清楚，以心境低落为主，对日常生活丧失兴趣，无愉快感，精力减退，自觉联想困难，自述"脑子像木头一样"，有无用感，自我评价低，自责，反复出现想死的念头，并有自杀行为，失眠，食欲不振。心境低落表现为昼重夜轻，社会功能明显受损。

思考：

1. 史先生的诊断是什么？诊断依据是什么？
2. 针对史先生的症状应采取哪些护理措施？

推荐阅读

1. 赵友文. 老年抑郁症的诊断及治疗. 北京：北京大学医学出版社，2006
2. 徐坤，林雪，邓鸣菲，等. 老年心理解码. 北京：中国轻工业出版社，2013

任务四

老年人疑病症与心理护理

学习目标

> 素质目标：具有对疑病症老年人的敏感心和同理心；
> 　　　　　尊重理解疑病症老年人的心理需求。
> 知识目标：掌握老年疑病症的定义及临床表现；
> 　　　　　了解老年疑病症患者的心理护理技巧。
> 能力目标：能对老年疑病症做出正确诊断；
> 　　　　　能为老年疑病症患者实施心理护理。

工作任务描述

> 　　刘大爷，67岁，退休工人，近两个月来，常表现为食欲不振，胃区不适，近期还表现为吞咽时有哽噎感，曾服用中药及四处就医，进行了胃镜检查，并进行了活检检查，结果为胃息肉，并成功进行了摘除。但是他怀疑自己患的是胃癌，虽然家属及医生多次解释，仍持怀疑态度，偶尔出现胃区不适，就与胃癌联系在一起，为此食欲减退、闷闷不乐、情绪低落、失眠、孤独寂寞。
>
> 　　思考：
> 　　1. 刘大爷可能出现了什么问题？
> 　　2. 如何对刘大爷进行心理疏导？
> 　　3. 如何对刘大爷进行心理护理？

基本知识准备

一、老年疑病症的定义

　　老年疑病症又名疑病性神经症，是以患者一心想着自己的身体健康，担心某些器官患有其想象的难以治愈的疾病为特征的神经官能征。老年人体弱容易得病，有点老毛病是常有的事，但好多人会反应过敏，再加上性格多思多虑，就会表现得疑神疑鬼，总是怀疑自己患了某种严重的疾病，但是实际上其担心程度与自己的身体情况很不相符，老年疑病症如果不能得到及时缓解和治疗，在心理上就有可能从怀疑自己有病发展为对疾病的恐惧,甚至是对死亡的恐惧。

二、临床表现

疑病的老人表现的躯体症状多样,经常会表现出对躯体某部位的敏感性增加,对一般人所觉察不到的内脏活动,如心跳或躯体微不足道的疼痛、酸胀都很敏感,如对鼻腔分泌物、粪便带黏液、淋巴结肿大都特别关注。例如,诉述胃胀、隐痛,胃蠕动缓慢及梗阻,食物难以通过,因此病人自己得出结论患了"胃癌"。主要表现有以下特点:

(1)许多老年人对身体健康或疾病过分担心,长时间地相信自己体内某个器官或某几个器官有病,求医时喋喋不休,从病因、首发症状、部位、就医经过,均一一介绍,生怕自己说漏一些信息,唯恐医生疏忽大意。

(2)患者对自身变化特别敏感和警觉,对通常出现的一些生理现象和异常感觉作出疑病性解释。哪怕是一些微不足道的细小变化,也显得特别在意,并且会不自觉地加以夸大,形成患有严重疾病的证据。喜欢把自己的一些症状与书本上的疾病相关联,自己吓唬自己。

(3)患者常常感到烦恼、忧虑甚至恐慌,其严重程度与实际情况极不相符。他们对自己的病症极为焦虑,别人劝得越多,疑病就越重。

(4)反复就医或反复要求医学检查,但无论检查结果阴性或医生的合理解释均不能打消顾虑,仍会怀疑自己有病,认为家人在隐瞒自己的病情。

三、影响因素

(一)生物环境因素

1. 医源因素

医生本身的专业性差,可能会引起病人的误解,导致老人缺乏对医生、检验结果的信任,对医院的信任,严重者对于其今后就医造成严重的负面影响。医生不恰当的表现、言语、态度等,这些都是造成老年疑病症的重要因素。

2. 环境因素

患疑病症的老年人都接触过疾病的环境,例如家庭中有人患过此病,经常去医院探望病人或参加追悼会,或者亲密的家人在患者成长的关键时期去世等,这些早期的不幸经历对患者造成心理创伤,总觉得别人的今天就是自己的明天,整日处在惶恐不安中,引发疑病症。此外,老年人患慢性病者较多,家庭中的环境、气氛不和谐、烈性刺激及周围人群对自己病情的反应,哪怕一句话、一个动作、一个表情,都会引起病人紧张而产生恐病情绪。

另外,婚姻的改变,子女的离别,朋友交往减少,孤独,生活的稳定性受到影响,缺乏安全感,均可成为发病的诱因。

(二)心理社会因素

1. 性格因素

严重疑病患者的性格多内向孤僻、固执死板、较真、敏感多疑等。老年人往往多思善虑，经常把自己身上的不适与医学科普文章上的种种疾病"对号入座"，并自以为是，而表现出高度的敏感、关切、紧张和恐惧。多以自我为中心，强调个人的价值及重要性，并喜欢依赖他人，当被忽视拒绝，便紧张、烦恼，引发疑病症心理障碍。

2. 认知能力下降

有些老年人对衰老、健康状况的自然规律认识不够，总幻想自己的身体状况能像年轻时一样健康、强壮。随着身体各项机能的不断退化，老年人反应迟钝，对一些慢性疾病未引起足够重视，病情严重后才认识到疾病的可怕性、危害性，并由此产生恐病心理。

3. 从精神角度分析看

老年疑病症患者有一种自恋倾向，表现为对自身的过分关注及关爱。据研究发现，老年妇女的疑病观念明显多于老年男性。

 工作任务分解与实施

一、评估病人

(1)评估引起患者疑病症发作的影响因素。

(2)评估患者得疑病症的程度及发作时间。

二、心理护理

(一)心理特点

(1)恐惧、焦虑：外界的一些不良刺激会加剧老年人的疑病倾向，如听到或看到自己以前要好的老朋友或老同学患病或死亡，有疑病倾向的老人就往往会联想到自己，因而变得忧心忡忡。在求医过程中，也会产生一些刺激，如医生的诊断失误、治疗不当，或医务人员使用不恰当的言语、态度和行为都可能促使老年人疑病观念的产生，担心自己是不是也得了不治之症，是不是家人在隐瞒自己的病情。

(2)抑郁：尽管老年人的各种躯体不适感很难用躯体病来解释，但却是客观存在的，这种不适感给老人带来的痛苦也是真实的。这时，老年人常常表现有焦虑烦躁、抑郁低落，对任何事都缺乏兴趣，失眠，进食减少等。医生的耐心解释很难消除其疑病的想法，多认为检查可能有失误。老人为此长期担忧，惶恐不安，成为困扰心理的阴影。

(二)护理措施

(1)采用支持性心理疗法和森田疗法，能给予病人某种程度的精神支持。指导患者做到"五不"原则：①不查资料：有疑病倾向的人，尽量不要查阅相关的医学卫生方面的资料，尤其避免上网查阅，这是疑病症心理预防的重要原则。②不乱求医：改变四处投医问病的习惯。只有确实有某种疾病，才接受必要的医学诊治。③不要太敏感：杜绝经常自我注意、自我检查、自我暗示的不良生活习惯。感觉过分敏感，就会脱离现实，会把生理的感觉疑为疾病的过程，把轻微的小病体验为大病、重病。无根据的担心疑虑，是可以诱发多种身心疾病的导火线。④不要过分关注：只要不是器质性疾病，对自己身体上一切功能性症状和不适要抱着"听之任之"的态度。⑤不拒绝诊治：对于偶然发现的确实存在的疾病，要积极诊治，对于个人不能克服的疑难病症，必要时接受心理咨询。

（2）心理调节，纠正自身性格的缺陷，保持乐观、开朗自信的心态。护理人员要注意倾听患者表达自己的感受，建立良好的护患关系，帮助老年人正确认识及对待疾病，寻找疾病根源，解除或减轻患者的精神负担，同时尽可能避免医疗过程中不利影响的发生。在心理治疗之外，可以辅助以药物治疗，常用的药物有抗抑郁药和抗焦虑药，但是用量不宜过大，时间不宜过长。正确认识离退休问题是一个自然的、正常的、不可避免的过程。鼓励老人与家属之间沟通交流，家庭成员要给予充分的理解、支持和照料，遇事多和老伴、子女协商，切不可自寻烦恼和伤感，家庭和睦，保持良好的家庭氛围。

（3）过度关注自己的身体是疑病者的共同特征，要设法转移自己的注意力，充分认识老有所学的必要性，多和别人沟通，做一些力所能及的工作和家务活，鼓励老年人积极参加体育锻炼和集体娱乐活动，培养自己多方面的爱好，寻求丰富多彩的生活乐趣和活动领域，可使老年人逐渐淡化疑病情绪，达到辅助疑病症治疗的目的。

（4）指导患者树立正确的人生观、价值观，疑病症患者遇事悲观，往往先考虑不幸的一面，缺乏自信心。指导患者在正确自我评价的基础上，主动调节自我的心理不适，充分肯定自己的优势，树立自信心。并且，多回忆过往的愉快往事，多设想今后美好的生活，不要让过去的痛苦和不幸笼罩、掩盖自己。正确评价自身健康状况，对健康保持积极乐观的态度。同时要鼓励患者正确看待生与死，善于自我解脱，才会消除疑病的紧张心理。

三、健康指导

（1）老年人应定期参加体检，正确看待身体的不适，及时到医院就诊检查，而不要胡思乱想，自作主张，随便服药。同时也要意识到引起这些不适症状的原因也可能跟衰老有关，而衰老引起的不适可以通过适当的锻炼，增强体质来缓解。

（2）积极参加社会活动，丰富业余生活，培养多方面的爱好，减少自我关注，提高生存能力。要正确学习理解医学知识，不要用教条的方式照搬和盲目"对号入座"。处于更年期的人们（包括男性和女性），身体会发生一些变化，如体力下降，腰酸背痛，长期坐着工作产生头晕等，女性还会出现某些妇科症状和精神症状，这些是生理变化的必然现象，不必恐惧。

（3）要相信科学，那种无端的恐病情绪是毫无意义的。建立对医生的信任感，在经过医生诊断确实没有明显的疾病时，就应该信任医生，打消顾虑。也可以对自己加强心理暗示，"医生确定我没病，我就是健康的"，这样也能起到一定的积极作用。

 小故事

心中的顽石

从前有一户人家的菜园摆着一颗大石头，宽度大约有四十厘米，高度有十厘米。

到菜园的人，不小心就会踢到那一颗大石头，不是跌倒就是擦伤。

儿子问："爸爸，那颗讨厌的石头，为什么不把它挖走？"

爸爸回答："你说那颗石头喔？从你爷爷时代，一直放到现在了，它的体积那么大，不知道要挖到什么时候，没事无聊挖石头，不如走路小心一点，还可以训练你的反应能力。"

过了几年，儿子长大了，娶了媳妇。有一天媳妇气愤地对爸爸说："菜园那颗大石头，我越看越不顺眼，改天请人搬走好了。"

爸爸回答道："算了吧！那颗大石头很重的，可以搬走的话在我小时候就搬走了，哪会让它留到现在啊？"

终于在一天早上，媳妇带着锄头和一桶水，来挖石头，以为要挖一天的石头，没想到几分钟就挖出来了，这颗石头根本没有想象的那么大，人们都是被那个巨大的外表蒙骗了。

温馨提示：你抱着下坡的想法爬山，便无法爬上山去。如果你的世界沉闷而无望，那是因为你自己沉闷无望。阻碍我们去发现、去创造的，仅仅是我们心理上的障碍和思想中的顽石。疑病症患者只有改变自己的心态，才能改变你的世界。

拓展训练

张某，女性，58岁，退休教师。自去年老伴患胃癌去世后总是认为自己胃也出了问题，心情差，整天疑神疑鬼，经常到医院去检查，却只是一般的胃炎，吃的药始终没有效果。对于医生的回答总是不满意，认为医生和家里人都在敷衍自己，没有说实话，吃药只是在拖延时间，情绪越来越差。还经常去到处找治疗癌症的偏方。去年，她又觉得自己经常头痛，头晕，CT检查未发现异常，但是她总是觉得自己脑袋里长东西了，癌症转移了，坚持自己有病，一定要住院治疗。

思考：

1. 张某出现了什么问题？有哪些表现？

2. 针对张某的问题应采取哪些护理措施？如何帮助老人学会自我调节情绪？

推荐阅读

1. 陈露晓. 老年人心理问题诊断. 北京：中国社会出版社，2009

2. 孙颖心，齐芳. 老年人心理护理. 北京：中国人民社会保障出版社，2014

3. [日]高良武久著. 森田疗法指导. 王祖承，陆谢森，陈幼寅译. 上海：上海交通大学出版社，2014

任务五

老年人阿尔茨海默病与心理护理

学习目标

> **素质目标**：具有对包括阿尔茨海默病在内的认知症的科学严谨的学习态度；
> 尊重包括理解阿尔茨海默病老年人异常行为背后的心理需求。
>
> **知识目标**：掌握阿尔茨海默病的定义及临床表现；
> 了解阿尔茨海默病患者的心理护理技巧。
>
> **能力目标**：能对阿尔茨海默病做出正确诊断；
> 能为阿尔茨海默病患者实施心理护理。

工作任务描述

> 李爷爷，78岁，退休老中医，不抽烟不喝酒，患有糖尿病和高血压15年，病情通过药物得到控制，三年前记忆开始下降，自己的东西找不到，最近越来越严重了。主要症状：每天反复整理他的东西，而且很多都故意掩藏起来；从来不认为他自己患病或者记性不好，也不愿意别人说他的病情，以前穿着讲究，现在不修边幅；如果给他一些算术题或者增强记忆力的东西，他都不太配合；近一年几乎能忘了所有刚刚做过的事情，年轻时候的事情却记得比较清晰。
>
> **思考：**
>
> 1. 请问李爷爷存在哪些问题？
> 2. 该如何为他开展心理护理？

基本知识准备

一、阿尔茨海默病的定义

阿尔茨海默病（Alzheimer's disease，AD），是发生在老年期及老年前期的一种原发性退行性脑病，起病隐匿，病程呈慢性进行性，指的是一种持续性高级神经功能活动障碍，即在没有意识障碍的状态下，记忆、思维、分析判断、视空间辨认、情绪等方面的障碍。主要表现为渐进性记忆障碍、认知功能障碍、人格改变及语言障碍等神经精神症状，严重影响社交、职业与生活功能。

目前中国阿尔茨海默病患者有 500 万人之多，约占世界总病例数的四分之一，而且平均每年有 30 万新发病例。中国阿尔茨海默病的患病率已随着年龄的升高呈显著增长趋势：75 岁以上达 8.26%，80 岁以上高达 11.4%；阿尔茨海默病的患者女性多于男性，60 岁以上女性患阿尔茨海默病，通常是相匹配男性的 2～3 倍。

二、临床表现

患者起病隐匿，精神改变隐匿，早期不易被家人察觉，很难确定发病日期。偶遇感染、手术、轻度头部外伤或服药患者，因出现异常精神错乱而引起注意，也有的患者可主诉头晕、难以表述的头痛、多变的躯体症状或自主神经症状等。

(一)记忆障碍

逐渐发生的记忆障碍(memory impairment)或遗忘是 AD 的重要特征或首发症状。近记忆障碍明显：患者常不能记忆当天发生的日常琐事，易忘记不常用的名字，常重复发问，以前熟悉的名字易混淆，词汇减少，记不得刚做过的事或说过的话。

(二)认知障碍

认知障碍是 AD 的特征性表现，随病情进展表现越来越明显。

1. 语言功能障碍

语言功能障碍是指对口语、文字或手势的应用或理解的各种异常。口语由于找词困难而渐渐停顿，使语言或书写中断或表现为口语空洞、缺乏实质词；早期复述无困难，后期困难；早期保持语言理解力，渐渐显出不理解和不能执行较复杂的指令，口语量减少，出现错语症，交谈能力减退，阅读理解受损，朗读可相对保留，最后出现完全性失语。检查方法是让受检者在 1 分钟内说出尽可能多的蔬菜、车辆、工具和衣服名称，AD 患者常少于 50 个。

2. 计算力障碍

计算力障碍是指常弄错物品的价格、算错账或付错钱，严重者最后连最简单的计算也不能完成。

3. 失认及失用

即情况严重者不能认识亲人和熟人的面孔，也可出现自我认识受损，产生镜子症，患者对着镜子里自己的影子说话。可出现意向性失用，每天晨起仍可自行刷牙，但不能按指令做刷牙动作；以及观念性失用，不能正确地完成连续复杂的运用动作，如叼纸烟、划火柴和点烟等。

4. 视空间功能受损

视空间功能受损可早期出现，表现为严重定向力障碍，在熟识的环境中迷路或不能找到自己的家门，不会看街路地图，不能区别左、右；在房间里找不到自己的床，不能分辨上衣和裤子以及衣服的上下和内外，不能描述一地与另一地的方向关系；后期连最简单的几何图形也不能描画，不会使用常用物品或工具如筷子、汤匙等，但仍可保留肌力与运动协调。系由于顶—枕叶功能障碍导致躯体与周围环境空间关系障碍，以及一侧视路内的刺激忽略所致。

(三)精神障碍

(1)抑郁心境，情感淡漠、焦虑不安、兴奋、欣快和失控等，主动性减少，注意力涣散，白天自言自语或大声说话，害怕单独留在家中，少数病人出现不适当或频繁发笑。

(2)部分病人出现思维和行为障碍等，如幻觉、错觉、虚构、古怪行为、攻击倾向及个性改变等，如怀疑自己年老虚弱的配偶有外遇，怀疑子女偷自己的钱物或物品，把不值钱的东西当作财宝藏匿，认为家人作密探而产生敌意，不合情理地改变意愿，持续忧虑、紧张和激惹，拒绝老朋友来访，言行失控，冒失的风险投资或色情行为等。

(3)贪食行为，或常忽略进食，多数病人失眠或夜间谵妄。

根据认知能力和身体机能的恶化程度分成三个时期。

第1期(病期1～3年)：主要表现为学会新知识有障碍，远期回忆能力有损害。视空间技能损害，表现为图形定向障碍、结构障碍。语言障碍表现为列述一类名词能力差、命名不能。人格障碍表现为情感淡漠。偶有易激惹或悲伤。运动系统正常。EEG和CT检查表现均正常。

第2期(病期2～10年)：记忆力障碍表现为近及远记忆力明显损害。视空间技能损害表现为构图差。空间定向障碍。语言障碍表现为流利型失语。计算力障碍表现为失算。运用能力障碍表现为意想运动性失用。人格障碍表现为漠不关心、淡漠。运动系统表现为不安，EEG表现为背景脑电图为慢节律，CT表现为正常或脑室扩大和脑沟变宽。

第3期(病期8～12年)：此期表现为智能严重衰退，运动功能障碍表现为四肢强直或屈曲姿势，括约肌功能损害表现为尿、便失禁。EEG表现为弥散性慢波，CT表现为脑室扩大和脑沟变宽。

世界阿尔茨海默病日

世界阿尔茨海默病日，是国际老年痴呆协会1994年在英国爱丁堡第十次会议上确定的。每年9月21日在全世界的许多国家和地区都要举办这个宣传日活动，使全社会都懂得阿尔茨海默病的预防是非常重要的，应当引起足够的重视。

三、影响因素

阿尔茨海默病的病因迄今不明，一般认为是复杂的异质性疾病，多种因素可能参与致病，目前该病的可能因素和假说多达30余种，如家族史、女性、头部外伤、低教育水平、甲状腺病、母育龄过高或过低、病毒感染等。

(一)生物环境因素

1. 遗传素质和基因突变

绝大部分的流行病学研究都提示，家族史是该病的危险因素。某些患者的家属成员中患同样疾病者高于一般人群，此外还发现先天愚型患病危险性增加。进一步的遗传学研究证实，该病可能是常染色体显性基因所致。最近通过基因定位研究，发现脑内淀粉样蛋白的病理基因位于第 21 对染色体。可见痴呆与遗传有关是比较肯定的。

2. 免疫调节异常

免疫系统激活可能是 AD 病理变化的组成部分，如 AD 脑组织 B 淋巴细胞聚集，血清脑反应抗体(brain-reactive antibodies)、抗 NFT 抗体、人脑 S100 蛋白抗体、β-AP 抗体和髓鞘素碱性蛋白(MBP)抗体增高。AD 的 B 细胞池扩大，可能反映神经元变性和神经组织损伤引起的免疫应答。外周血总淋巴细胞、T 细胞和 B 细胞数多在正常范围，许多患者 CD4/CD8 细胞比值增加，提示免疫调节性 T 细胞缺损。AD 患者 IL-1、IL-2 和 IL-6 生成增加，IL-2 的生成与病情严重性有关。AD 患者外周血 MBP 和含脂质蛋白(PLP)反应性 IFN-γ 分泌性 T 细胞显著高于对照组，CSF 中 MBP 反应性 IFN-γ 分泌性 T 细胞是外周血的 180 倍，但这种自身应答性 T 细胞反应的意义还不清楚。

3. 环境因素

流行病学研究提示，AD 的发生亦受环境因素影响，文化程度高与低、吸烟、脑外伤和重金属接触史、母亲怀孕时年龄小和一级亲属患唐氏综合征等可增加患病风险；年龄也是 AD 的重要危险因素，60 岁后 AD 患病率每 5 年增长 1 倍，60～64 岁患病率约 1%，65～69 岁增至约 2%，70～74 岁约 4%，75～79 岁约 8%，80～84 岁约为 16%，85 岁以上 35%～40%，发病率也有相似增加。AD 患者女性较多，可能与女性寿命较长有关。

4. 躯体疾病

如甲状腺疾病、免疫系统疾病、癫痫等，曾被作为该病的危险因素研究。有甲状腺功能减退史者，患该病的相对危险度高。该病发病前有癫痫发作史较多。偏头痛或严重头痛史与该病无关。由于铝或硅等神经毒素在体内的蓄积，加速了衰老过程，对于阿尔茨海默病的发生也有很大影响。

5. 其他

芬兰科学家对 1400 名参与者进行了长达 20 年的随访研究，结果发现，无论是因为找不到合适对象、不想结婚、离婚还是丧偶等原因，长期单身的人记忆力仿佛特别"脆弱"，年老后很轻易出现比较严重的记忆受损或者失忆症状，罹患阿尔茨海默病的风险也较高。

(二)社会心理因素

(1)抑郁。不少研究发现抑郁症史，特别是老年期抑郁症史是该病的危险因素。除抑郁症外，其他功能性精神障碍如精神分裂症和偏执性精神病也有关。

(2)孤独老人退休后，没有了工作上的奋斗目标，同时子女多不能陪在身边照顾，老人自己在家没有太多的生活乐趣，这会让老人感到自己特别孤独、无用，性格会逐渐向负面发展。进一步加速了老人向阿尔茨海默病发展的步伐。

(3)忧虑、易激惹。部分病人由于出现幻觉、错觉、虚构等思维和行为障碍，会怀疑自己身边的人对自己有敌意，因而拒绝社交，言行失控。

工作任务分解与实施

一、心理护理评估

1. 一般情况评估：年龄、性别、婚姻、职业史、居住方式等
2. 生理状况：日常生活能力、疾病史、治疗史等
3. 社会心理状况：社会角色、家庭状况、个性特点、情绪行为状态等。

二、心理护理诊断

在一般评估的基础上，结合临床诊断资料，了解意识障碍、语言障碍、记忆障碍等症状，诊断情绪行为等方面的风险，推断阿尔茨海默病患者症状严重程度及等级，列出面临的问题，分析原因及影响因素，发掘阿尔茨海默病患者自身的能力和环境中拥有的资源。

三、心理护理计划制订

在列出阿尔茨海默病患者心理护理诊断或心理护理问题后，制定心理护理目标；再根据目标制定心理护理对策和措施。

四、心理护理的实施

组成多学科护理团队，在护理实践中实施心理护理计划中的各项心理护理措施。心理护理要融入日常护理的各个环节，同时也可以融入现代科学技术。

(一)创造熟悉的生活环境

阿尔茨海默病患者认知功能下降，对环境认知和适应压力增大，相对稳定熟悉的环境，熟悉的照护人员，利于患者获得安全感，减少焦虑情绪。对于阿尔茨海默病患者，尽量避免改变家庭生活环境的布置，减少照护人员的变换。如果是入住机构，尽可能带去一些熟悉的常用的家具、生活用品等，为阿尔茨海默病患者创造熟悉的生活环境。

(二)提供充分的心理支持

关心理解阿尔茨海默病患者，对他们要亲切真诚耐心，说话要温和清晰，学会声大而不凶悍。坚持"YES"文化，不否定，不反驳。杜绝较真，杜绝呵斥，维护老人的自尊心。了解日落综合征，及时关注阿尔茨海默病患者情绪。鼓励患者与家人和亲友交往，从思想上、情感上尽可能沟通，减少孤独感，也有利于锻炼患者的沟通交流能力。

(三)开展日常认知训练

认知功能用进废退。照护人员可以在日常生活中，有意识地增加信息刺激量，帮助患者认识目前生活中的真实人物和事件，对一些轻度阿尔茨海默病患者可以进行时

间认知、方位认知训练，如在日常生活中反复向患者讲述日期、时间、地点，天气等，使患者逐渐形成时间概念和方位概念；寻找患者感兴趣的话题，用患者经历过的重大事件或重要事件，诱导启发其用语言表达；也可以带其散步，购物，完成一些力所能及的劳动任务，充分发掘和利用大脑潜能。

（四）进行非药物干预

非药物干预强调的是以人为本，采用非药物干预措施在很大程度上可以促进认知功能，减少认知问题，缓解情绪行为问题，改善社会功能。适合阿尔茨海默病患者的非药物干预方法有感官刺激治疗、怀旧疗法、音乐治疗、绘画治疗、认可疗法、现实导向疗法、园艺疗法、宠物疗法等。近年来，虚拟现实（VR）、增强现实（AR）和混合现实（MR）技术发展如火如荼，正逐步应用于养老服务与管理领域，已有研究证明针对阿尔茨海默病患者，虚拟现实 VR 和增强现实 AR 技术可以通过触发记忆和积极情绪来提供慰藉，即便是对那些病情已是晚期往往极少回应的患者也能用上。

五、心理护理效果评价

对心理护理计划是否达到预期目标进行评估。分析心理护理措施是否落实到位，是否合适，是否需要根据阿尔茨海默病患者病情的变化调整心理护理目标与措施。

六、健康指导

阿尔茨海默病是老年人中危害甚大的疾病之一。随着人的寿命不断提高，发病率亦日渐增长，对此病的预防对老年人来说是非常重要的。

一级预防。迄今为止由于病因未明，有些危险因素在病因中已提到过的，对 AD 有些是可以预防和干预的。如预防病毒感染，减少铝中毒，加强文化修养，减少头外伤等。

二级预防。因 AD 确诊困难，故需加强早期诊断技术，早期进行治疗。一般认为 AD 是衰老过程的加速。Jobst 等对确定的和可能性大的 AD 和无认知功能缺陷的老年人每年做 1 次头颅 CT 检查。测量中部颞叶厚度，结果显示：确定的和可能性大的 AD 患者颞叶萎缩明显快于无认知缺损的老年人。故对疑有此病和确定此病的老年人，定期做此方面的检查，并给予积极的治疗是非常必要的。

三级预防。虽然 AD 患者的认知功能减退，但仍应尽量鼓励患者参与社会日常活动，包括脑力和体力活动。尤其是早期患者，尽可能多地活动可维持和保留其能力。如演奏乐器、跳舞、打牌、打字和绘画等，都有助于病人的生活更有乐趣，并有可能延缓疾病的进展，因为严重的痴呆患者也可对熟悉的社会生活和熟悉的音乐起反应。

（一）适当活动

阿尔茨海默病患者应经常使用手指旋转钢球或胡桃，或做手指操，手指是大脑最突出部分（康德语），如经常做上述运动，可刺激大脑皮质神经，促进血液循环，增强脑力灵活性，延缓脑神经细胞老化；也可进行头颈左右旋转运动，这种运动不但可使上脊椎的转动变得滑顺，预防老年人罹患椎骨脑底动脉循环不全的病症，延缓脑动脉硬化，还有预防阿尔茨海默病的功效。

(二)养成良好的生活习惯

设法帮助病人使生活具有规律，按时起床、洗漱、吃饭、休息，病情允许的情况下鼓励他们干一些力所能及的家务活，让病人"记住"自己该干什么事情。特别要注意避免昼夜颠倒，白天睡觉，晚上反而精神兴奋不睡，这样既会影响他人和邻里休息，又会由于缺乏人照顾而发生意外。

(三)营造良好的家庭氛围

周围的人，特别是子女要对阿尔茨海默病患者给予充分的理解、谅解，尽可能给老年人创造安静、舒适并为病人所熟悉的生活环境，尽量保持与社会的接触，防止处于孤独封闭的状态，尽可能多地让老年人参加一些适合他们的社会活动，注意对他们倾注同情和关怀，衣食住行安排要舒适。要常常给他提起亲友的情况，亲友若能经常探望老人并与他攀谈，能刺激老人的记忆欲望。

(四)培养良好的饮食习惯

要减少糖、盐、油的摄入量；少饮或不饮烈性酒；要常吃富含胆碱的食物，如豆制品、蛋类、花生、核桃、鱼类、肉类、燕麦、小米等；要常吃富含维生素 B_{12} 的食物；吃食物时要多咀嚼：生理学家发现，当人咀嚼食物时，其大脑的血流量会增加20%左右，而大脑血流量的增加对大脑细胞有养护作用。因此，老年人在吃食物时要多咀嚼，在不吃食物时也可进行空咀嚼，用此法可预防阿尔茨海默病。

(五)保持乐观的生活态度

平时要保持乐观情绪，克服孤独、压抑、焦虑的负性心态，是预防阿尔茨海默病的关键措施。

 小知识

手指节奏操

1. 先用右手拇指依次按压其余4个手指的指腹，即先分别按压食指2次，中指1次，无名指3次，小指4次，然后反过来分别按压无名指3次，中指1次，食指2次。即采用2、1、3、4、3、1、2的顺序，总共按压16次。接着换左手操作。

2. 十指交叉相握：两手十指交叉用力相握，然后用力猛拉开，给指部肌肉必要的刺激，做十余次。

3. 刺激手掌中点：即从中指指根至手腕横纹正中引一条线，刺激其正中点若干次。揉擦指尖：经常交换揉擦中指尖端。

4. 手指运动：经常进行手指的运动，如打球、弹琴、绘画、写书法、玩健身球等。

5. 手指分开并拢：将双手手指依次分开二指，又依次二指并拢，每日2次，每次100下。

6. 指屈伸：十指握拳后伸展，做8~16次。然后两手握拳后，先拇指与小指同时伸开，再食指与无名指同时伸开，中指不动；再是食指、无名指与中指相合，最后是拇指、小指与其他 3 指相合成拳。这样手掌一屈一伸为 1 次，做 8～16 次。

拓展训练

患者，女，70 岁，家庭主妇。因 8 年来表现行为异常，自言自语，打骂家里人，病情逐渐加重，生活不能自理而入院治疗。

既往有咳喘史。45 岁绝经。性格孤僻、寡言、勤劳。家族中无精神病患者。

8 年前丈夫去世后变得迟钝，常呆坐不语，记忆力减退，外出后找不到家门。对女儿出差离家表现无所谓，回来时也表现冷漠。之后出现失眠、自言自语，称弟弟（已故）来了，让家人招待。常听到有人骂她，因而与之对骂。病人认为街上叫卖声是在骂自己。有时说自己是"皇帝"，女儿是"皇姑"。对久别归来的儿子表现淡漠，称"不认识"。还说儿子已经变成一个两岁的女儿藏在自己的鞋子里。常在数周内反复讲一句话或做一件事。分不清子女的长幼。生活自理困难，不知饥饿，穿衣不知上下和反正。将两只袜子穿在一只脚上，给予纠正后，仍穿在一起。近四年来出现破坏行为，将衣裤剪成小洞，无故殴打平时疼爱的外孙，并说是在"打别人"。近一年来病情加剧，不主动进食，不认识女儿，分不清早晚，大小便解于裤中。多卧床，因长期刻板地以手拍腿，致腿部受伤。说话日趋减少。入院前数日拒食。

思考：

1. 患者目前患有哪种心理疾病？
2. 如果你是责任护士你该怎么护理该患者？

推荐阅读

1.［美］戴尔·E. 布来得森 . 终结阿尔茨海默病 . 何琼尔，译 . 长沙：湖南科学技术出版社，2018

2.［美］格雷格·奥布莱 . 一个阿尔茨海默病人的回忆录 . 王晓波，译 . 北京：中国轻工业出版社，2018

任务六

老年人睡眠障碍与心理护理

学习目标

素质目标： 具有对睡眠障碍老年人的同理心；

树立为睡眠障碍老年人排忧解难的服务意识。

知识目标： 掌握睡眠障碍的症状特点；

了解老年人睡眠障碍的心理护理技巧。

能力目标： 能对老年人睡眠障碍作出正确诊断；

能为老年人睡眠障碍提出预防和心理干预的方案。

工作任务描述

李爷爷，60岁，自诉这半年来总是入睡困难，睡着后醒的次数比较多，早上4点多就睡不着了，而且做梦频繁，第二天感觉头昏昏沉沉的，精神状态特别不好。自己感觉比以前更容易急躁、心烦、焦虑、发脾气。这半年来情绪的波动很大，自己的免疫力也下降不少，也比以前更容易得病。

思考：

1. 李爷爷可能出现了什么心理问题？他需要做哪些检查？
2. 如何对李爷爷进行心理护理？

基本知识准备

一、睡眠障碍的定义

睡眠是一种主动的生理过程，它与觉醒规律性交替，并相互对立，相互转化。睡眠障碍是指睡眠量不正常以及睡眠中出现异常行为的表现，也是睡眠和觉醒正常节律性交替紊乱的表现，睡眠障碍会导致中枢神经尤其是大脑皮层活动的失常，出现心理活动障碍。老年人睡眠障碍是其他潜在情绪和躯体疾病的早期症状之一。65岁以上人群中半数以上有睡眠障碍，如失眠或白天嗜睡；60～90岁的境遇性(外因性)失眠或慢性失眠患病率高达90%。

二、睡眠障碍的临床表现

随着年龄的增长，老年人的深度睡眠时间减少，在高龄老年人中甚至表现为缺乏深度睡眠，觉醒次数和觉醒时间增加。对于许多老年人来说，觉醒之后再次睡着日益困难。尽管老年人花了更多的时间在床上，其实他们真正的睡眠时间很短。在老年人中，年龄相关性睡眠质量改变体现在睡眠类型和睡眠结构上。老年人虽就寝时间平均为7.5~8小时，但睡眠时间平均为6~6.5小时，觉醒次数及时间增加，睡眠潜伏期延长，总睡眠时间及睡眠效率降低，Ⅰ期睡眠（浅睡眠）时间延长而Ⅲ、Ⅳ期睡眠（深睡眠）随年龄增长而缩短，60岁以上老年人的慢波睡眠占总睡眠时间的10%以下，75岁以上老年人的非快速眼动期及Ⅳ期睡眠基本消失，因此老年人睡眠障碍并非睡眠需要减少，而是睡眠能力减退。睡眠障碍能引起老年人觉醒时病态，导致生活质量下降甚至致命性损害，所以，它是目前老年医学研究的重点。睡眠障碍的临床表现有如下几种。

(1)夜间敏感性增高易受外界因素干扰，觉醒频繁，睡眠维持困难，睡眠断断续续。

(2)白天精力不充沛，常需要通过打盹补觉，睡眠过多甚至嗜睡。

(3)睡眠规律改变，黑白颠倒，白天睡眠时间比晚上长。

(4)早醒，入睡困难。

(5)睡眠时间缩短，多数老年人睡眠的时间不足5小时，浅睡眠期增多，深睡眠期减少，资料显示65岁以上老年人深睡眠期只占睡眠时间的10%以下。

(6)特殊类型的睡眠：睡眠呼吸暂停综合征（SAS）、不宁腿综合征（RLS）、睡眠中周期性肢体运动（PLMS）、生理节律紊乱和失眠。65岁以上老年人中大部分患有两种以上睡眠障碍，其中24%为SAS，且大多数未做诊断，45%为PLMS，29%为失眠，19%为早醒，10%~20%为RLS。也有人认为老年人失眠率最高，且特别容易发生慢性失眠。

三、老年人睡眠障碍的致病因素

(一)生理因素

老年人的睡眠模式随年龄增长而发生改变，出现睡眠时间提前，表现为早睡、早醒；也可出现多相性睡眠模式，即睡眠时间在昼夜之间重新分配，夜间睡眠减少，白天瞌睡增多。近年研究发现，松果体分泌的褪黑素是昼夜节律和内源睡眠诱导因子，夜间褪黑素的分泌与睡眠质量和睡眠持续时间密切相关。任何原因导致松果体分泌褪黑素通路功能异常都会使昼夜节律紊乱，最终引起睡眠障碍。

(二)躯体疾病

临床观察表明，80%以上老年患者因基础疾病本身的症状和体征导致睡眠障碍。凡因躯体疾病引起的疼痛不适、咳嗽气喘、皮肤瘙痒、尿急尿频、强迫体位、活动受限以及心脑血管疾病（如高血压）、消化性溃疡、内分泌代谢疾病（如糖尿病）、某些呼吸系统疾病等均可导致睡眠障碍。值得注意的是，在老年人群中，夜间睡眠质量差的主要决定因素是呼吸困难，睡眠潜伏期长。另外，老年人的睡眠质量与个人的自主功能状态密切相关。

(三)心理社会因素

1.老年人性格特点

老年人思维专一而固执，遇到问题会反复考虑，直到问题解决；如果百思不得其解，将直接影响睡眠。有的老年人性格内向，遇事不愿与人交流，在遭遇重大精神打击时，容易出现睡眠障碍。老人情绪起伏明显、敏感多虑、易激动易怒，导致睡眠障碍加重，而长期缺乏优质的睡眠，又容易产生焦虑、忧郁心理，形成恶性循环。

2.社会角色的变化

进入老年期，将面临离退休的问题，这是人生的一大转折点。离退休后，生活规律发生了极大的变化，长期习惯的作息制度从此被打乱，许多老年人一时难以适应，常常会产生颓丧情绪和失落感。从繁忙的事务性工作，有明显工作任务，较多人际交往的社会大环境中，退居到以家庭为主的生活小空间，生活内容和节奏都发生了巨大变化，易使部分老年人产生无价值感，老而无用感或不平感，部分老人会因而烦躁、抑郁、寡言、茫然等，从而导致失眠。

3.家庭角色的变化

居家为主的生活方式，使老年人与子孙后代价值观及生活方式的差异矛盾更为突出，部分老人会因为自己经济收入的变化、社会角色的改变，担心在家庭中的地位发生变化，于是变得敏感，显得啰唆、唠叨、固执，造成家庭气氛紧张，家庭成员间关系不和睦，使老年人情绪低落，心情压抑，苦闷，从而引起失眠。

4.重大的生活事件

重大生活事件可以是丧偶、丧子(女)、再婚、子女独立、意外伤害等，其中丧偶是一件重大的精神刺激事件，因为失去了生活中的重要伴侣，突然变得孤单、寂寞，失去了精神支柱，进入晚年的老人失去信心而陷入苦闷、忧伤、孤独之中。

(四)精神、神经因素

1.精神负担过重

老年人由于各项生理机能随年龄增加呈生理性衰退，易患各种慢性病，由于对自身疾病的过分担忧，精神压力过重，容易处于焦虑和抑郁状态，从而导致睡眠障碍。

2.神经科疾病

帕金森病、痴呆、卒中等也是引起老年人睡眠障碍的原因。

3.精神科疾病

失眠也与老年人的精神疾病相关，是诊断抑郁与焦虑有意义的体征，也是精神分裂症和其他精神病早期临床首发症状。老年人焦虑、抑郁共病患者存在全面的睡眠质量降低。

(五)生物药剂因素

生物药剂因素也是常见的影响睡眠质量的原因之一。生物药剂因素可分为三类：一是咖啡、浓茶、酒等饮料，因具有中枢兴奋作用，可影响睡眠；二是具有中枢兴奋作用的药物，如哌甲酯、苯丙胺、麻黄碱、氨茶碱等都可引起失眠；三是镇静催眠药物的突然停用，可出现"反跳性失眠"。

(六)睡眠卫生不良

睡眠卫生不良是指由于各种可能诱发睡眠困难的日常生活与睡眠习惯所导致的睡眠障碍，亦称为不良睡眠习惯。不良的睡眠习惯可破坏睡眠觉醒节律，既是引起失眠的原因，也是失眠患者为了改善失眠而采取的不适当行为的后果，从而形成恶性循环，使一时性失眠或短期失眠演变为慢性失眠。老年人常见不良睡眠习惯有：每天睡眠时间无规律，白天午睡或躺在床上的时间过长，白天打瞌睡，睡前饮用含有咖啡因的饮料，吸烟、饮酒等。

(七)环境因素

老年人对环境因素改变较年轻人更为敏感。如乘坐汽车、轮船、飞机时睡眠环境的变化，卧室内强光、噪声、过冷或过热等。

四、睡眠障碍对老年人的危害

在人口老龄化的所有变化中，睡眠问题严重冲击着老年人的日常功能，加速老年人的老化速度。睡眠障碍对老年人的危害有以下几个方面。

(1)生活质量下降。睡眠障碍可导致日间功能缺陷，患者经常感到昏昏沉沉，疲乏无力，头昏耳鸣，精神不振，记忆力下降，工作效率不高，甚至导致焦虑症、抑郁症等，也更加容易发脾气，影响正常生活。

(2)原发疾病加重。若患者患有高血压、冠心病、糖尿病等慢性疾病，由于睡眠障碍持续，这些原发疾病病情明显加重，甚至危及生命。

(3)诱发其他疾病。长期睡眠障碍可诱发高血压、冠心病、糖尿病、抑郁症、痴呆症等慢性疾病。有研究显示，一个人如果连续两个晚上不睡觉，他的血压就可能升高；如连续1周就足以使健康人出现糖尿病前驱症状。英国科学家发现，彻夜不眠，会使体内某种具有帮助调节胃肠功能的蛋白质最为活跃而导致胃溃疡的发生；他们的研究还发现，1周内如有两夜睡眠不足5小时，患心脏病的风险会比正常人高2~3倍。

(4)机体免疫力下降。睡眠障碍导致人体的免疫力下降，对各种疾病的抵抗力减弱。长期的睡眠不足，会使神经内分泌系统的应激调控系统被激活而发生调节紊乱，导致免疫功能明显降低，使得老年人易患感冒。

(5)睡眠呼吸暂停综合征对人体的损害更应引起足够的重视。由于呼吸暂停造成大脑和全身多处缺氧状态，时间长了就会造成全身各血管的功能障碍。如记忆力减退、工作效率降低、性格改变、视力下降、夜尿增多、性功能低下、血黏度增高等，严重者可引起猝死。

(6)对住院老年人的影响。妨碍伤口愈合，延长住院时间、增加感染机会，甚至使病死率升高。

(7)与精神疾病关系密切。有研究发现，老年人尤其是老年女性慢性失眠者发生抑郁的风险显著增加。

(8)与认知功能关系密切。国内外的一系列研究表明,睡眠质量与认知功能关系密切。

 工作任务分解与实施

一、心理护理评估

(一)建立良好的医患关系

主动询问李爷爷睡眠问题的细节,耐心地倾听他的陈述,做好必要的记录,面带微笑,并且及时反馈。

(二)评估方法

1. 多导睡眠图

多导睡眠图是目前国际公认的评估睡眠的最有效方法。它可以同步描记被检查者的脑电图、眼球运动、肢体运动、心电图等多项参数,了解被检查者的睡眠时间、睡眠结构和睡眠进程。尽管多导睡眠图是评估睡眠的金标准,但其并不适用于老年人,尤其痴呆者。因为老年人随着年龄的增加,脑电波变慢,这将干扰睡眠质量的分析。

2. 肢体活动电图

肢体活动电图是一种通过测定睡眠期的肢体运动情况,评估患者睡眠—觉醒周期的检查方法。检查时,检查者将仪器佩戴于被检查者的左手腕(若为左撇子,则佩戴于右手腕),开启仪器后,仪器将每隔 1～5 秒自动描记 1 次肢体活动。有研究显示,肢体活动电图与脑电图的一致性达 89%～95%。有些肢体活动电图仪还可同步测定环境中的噪声和灯光强度。肢体活动电图评估睡眠的优点在于不受老年人本身脑电波改变的影响,且可在自然环境中进行检测。但在检测过程中,护士需要经常核实被检查者是否佩戴了仪器,尤其对于有认知障碍的老年人。

3. 行为观察

专家认为每 1～2 小时观察 1 次的观察频度难以保证评估的准确性。有研究显示,行为观察应每隔 20～30 分钟进行 1 次。行为观察也可使用一些现有的评估工具,如睡眠形态评估工具(The Sleep Patterns Assessment Tool,SPAT)。该工具要求医护人员每小时观察 1 次受试者的睡眠情况并予以记录。Alessi 等提出通过评估受试者白天的瞌睡水平,评价其夜间的睡眠情况。尽管该方法具有较好的效度,但其非针对社区中心老年患者的睡眠评估所设计。

4. 自评工具

常用的自评工具有:主观睡眠评价工具(Subjective Evaluation of Sleep Tool,SEST)和 Pittsburgh 睡眠质量表(Pittsburgh Sleep Quality Index,PSQI)。SEST 内容包括睡眠质量、夜间醒来次数、睡眠紊乱原因、白天的警觉性和午睡情况等 9 个问题,常与 SPAT 同时使用。PSQI 内容涉及入睡时间、睡眠时段、睡眠效率、睡眠紊乱、镇静剂的使用和白天的状态。该两表均未进行效度检测。自我评价法具有方便、经济等特点,但因其较主观,易发生信息偏移,尤其对于认知障碍者的评估。

5. 睡眠史

向患者或其家庭成员了解患者睡眠—觉醒周期、睡眠障碍的性质、严重程度、白天后果及病程。

6. 临床心理学评估

采用精神病学筛查量表，如简明症状量表、贝克抑郁量表等检查患者是否存在精神障碍的共病，对心理症状和情绪进行监测及量化等。

7. 睡眠日记和睡眠问卷

睡眠日记监测是最实用、最经济和应用最广泛的睡眠评估方法之一，通过追踪患者较长时间内睡眠模式，更准确地了解到患者的睡眠情况。睡眠问卷主要用于全面评估睡眠质量、睡眠特征和行为，以及与睡眠相关的症状和态度。目前较常使用的有匹茨堡睡眠质量指数量表、睡眠行为量表等。

（三）睡眠状况评估的必要性

通过对老年人睡眠障碍状况的评估，有利于医护人员全面了解和掌握患者的病情变化，对治疗与护理效果做出评价，及时调整医疗护理计划和措施，促进医疗护理质量的提高。

二、心理护理诊断

通过建立良好的医患关系，耐心地会谈、观察、选择合适的评估方法等收集李爷爷的资料，了解老年人的身体健康状况、心理状况以及社会支持系统等情况，作为下一步心理照护计划的依据。

三、心理护理计划制订

计划制订要与老年人协商制定咨询协议；确定使用的咨询、治疗方法，确定咨询的步骤和阶段；确定阶段性咨询预期目标及评估方法；确定最终预期目标及评估方法；确定预后等。

(1)药物治疗的指导与护理；
(2)协助医生查找病因，积极治疗原发疾病；
(3)指导老年人制定适当的日间活动，保持适量的体育锻炼；
(4)夜间护理个体化；
(5)改变不良睡眠习惯，建立良好的睡眠卫生习惯；
(6)维持良好的睡眠环境；
(7)使用倾听、理解、同理等咨询方法，结合行为训练和治疗，改善睡眠质量。

四、心理护理实施

（一）心理护理实施要点

1. 心理护理及社会家庭支持

老年患者睡眠障碍不仅有生理原因，更多的还是心理原因。对老年人来说，心理护理甚至比躯体护理更为重要,孤独寂寞及无用感是老年群体常见的心理问题。而老年睡眠障碍患者常存在焦虑、抑郁、恐惧、紧张情绪,人际关系敏感,并伴有躯体不适感。

(1)认真倾听患者心声,感受其内心的痛苦、不安和苦恼,给予充分的理解、同情,并设法帮助解决其面临的困难,使患者有依赖感和安全感,与其建立起相互信任的关系。同时,护士耐心讲解睡眠卫生知识,使患者情绪稳定,树立战胜疾病的信心。另外,有家庭、社会的支持,会提高老年睡眠障碍患者的睡眠质量。护士要指导家庭成员主动参与改善老年人睡眠的护理工作,帮助老年人妥善处理各种会引起不良心理刺激的事件,稳定情绪,减轻心理负担。

(2)为老人提供支持、理解和相关的指导,帮助老年人以新的生活内容充实退休后的生活,培养新的兴趣,学习新的知识。鼓励老年人充分发挥余热参与社会公益活动,发展新的社交活动,促进老年人接受现实,习惯新的生活节奏。

(3)提醒子孙后代要注意尊重长者,维护老年人在家庭中的地位,肯定他们的作用,遇事多商量,充分考虑他们的意见;同时提醒老年人要体谅中青年人工作生活上的压力,多分担力所能及的家务劳动,彼此关心,相互体贴,共创和谐的家庭氛围。

(4)充分发挥社会支持系统的作用,促使老年人的子女及亲友帮助他们重新规划居住布局和环境,增加新鲜感,转移注意力,使其振作精神,顺利度过心理危机期,重新以积极的态度对待生活。

2. 行为疗法

研究表明,行为疗法与药物治疗是不冲突的。行为疗法多种多样,如松弛疗法,可通过身心的松弛,来促使自律神经活动向有利于睡眠的方向转化,并促使警醒水平下降,从而诱导睡眠的发生。常用的松弛方法有进行性松弛训练、自身控制训练、生物反馈疗法、沉思训练等,这样可以缓解失眠问题。

(二)其他辅助护理方法

1. 药物治疗的指导与护理

(1)应该根据患者睡眠障碍的类型遵医嘱给予帮助睡眠的药物,且治疗应直接针对睡眠的各个阶段,如入睡、睡眠维持、睡眠质量或第二天的日间功能。

(2)当所有促进睡眠的方法都无效时,告知老年患者应遵医嘱谨慎使用安眠药、镇静剂可帮助睡眠。但使用安眠药、镇静剂助眠也有许多不良反应,如易在体内蓄积和产生依赖,还有抑制呼吸、降低血压、影响胃肠道蠕动和意识活动等,因此医护人员应告知患者及家属用药反应及安全(睡前上床后给药,避免药物发生作用,造成摔伤等意外),避免长时间使用安眠药产生抗药性和私自停药或改变药量,提高药物治疗的有效性、安全性及依从性。

(3)对老年睡眠障碍的患者,原则上尽量不使用催眠药物。只有在严重失眠已经影响个人生活质量的情况下,才可在医生指导下,短期、适量地应用催眠药物。

(4)及时排除药物干扰。若患者需要用某些药物治疗其他疾病时,应尽量减少药物对睡眠的影响。如利尿剂、中枢神经兴奋剂等尽量放在早饭后服用,以避免因多饮排尿或精神过度兴奋而影响睡眠质量。

2. 协助医生查找病因，积极治疗原发疾病

老年睡眠障碍常与躯体疾病或精神障碍相伴发生，因此，我们应鼓励老年人积极治疗引起睡眠障碍的原发疾病，加强对症护理，控制症状，防治并发症，消除或减轻病痛折磨，以减少对老年人睡眠质量的影响。

3. 指导老年人制定适当的日间活动计划，保持适量的体育锻炼

研究表明，体育锻炼对于减少老年人的觉醒指数和第一睡眠时间，巩固老年人的睡眠有一定作用。指导老年人坚持参加力所能及的体育锻炼，如散步、慢跑、爬楼梯、打太极拳、做保健操、家务劳动及社会交往等，适当增加白天的活动，充实活动内容，限制白天睡眠时间，最多不宜超过1小时，同时注意缩短卧床时间，以保证夜间睡眠质量。锻炼时间应选择在16：00～17：00或21：00以前，每次约半小时，切忌睡前剧烈活动。

4. 夜间护理个体化

养护中心的老年患者常因夜间常规护理的频繁干扰，导致睡眠时醒来次数增加，醒来时间延长，生物钟节奏紊乱而发生睡眠障碍。Schnelle等对尿失禁的老年人调查发现：尿失禁本身并不影响睡眠的质量和时间，老年人夜间85％的醒转为护理工作干扰所致，其中87％醒转后的再次入睡时间超过2秒。在进一步研究中，Schnelle证实了夜间个体化护理对促进尿失禁老年人睡眠的有效性。其个体化护理的方法为：首先对患者的压疮危险度和睡眠情况加以评估，然后根据评估结果制定个体化的夜间护理干预频度和干预时间。在实施过程中，还应不断地再次评估，并主动与患者交流，以及时调整护理方案，确保其睡眠质量。

5. 改变不良睡眠习惯，建立良好的睡眠卫生习惯

（1）睡前应身心放松：睡前到户外散步一会儿，放松一下神经；上床前或洗个澡或热水泡脚，就寝，对顺利入眠有百利而无一害；按摩足背和足底涌泉穴，双侧各100次，直至脚底发热；听听催眠曲等，让心境宁静，有益睡眠。

（2）指导患者合理饮食，晚餐不宜过饱或过饥。疲劳而难以入睡者，不妨食用苹果、香蕉、橘、橙、梨等一类水果。因为这类水果的芳香味对神经系统有镇静作用；水果中的糖分使大脑皮质抑制而易进入睡眠状态。避免睡前喝咖啡、浓茶，可饮一杯热牛奶，有利于入睡。劝说吸烟者戒烟。

（3）睡前进行洗漱，少饮水，排尽大小便：老年人肾气亏虚，如果没有心脑血管疾患，则应睡前少饮水，解小便后再上床，避免膀胱充盈，增加排便次数。

（4）指导患者采取合适的睡姿：睡眠姿势当然以舒适为宜，且可因人而异。但睡眠以屈膝右侧卧位为佳，可有利于肌肉组织松弛，消除疲劳，帮助胃中食物朝十二指肠方向推动，还能避免心脏受压。右侧卧过久，可调换为仰卧。舒展上下肢，将躯干伸直，全身肌肉尽量放松，保持气血通畅，呼吸自然平和。睡觉要头北脚南，人体随时随地都受到地球磁场的影响，睡眠的过程中大脑同样受到磁场的干扰。人睡觉时，采取头北脚南的姿势，使磁力线平稳地穿过人体，最大限度地减少地球磁场的干扰。

（5）避免睡前兴奋：睡前兴奋会招致失眠和多梦。因此睡前不要做强度大的活动，不宜看紧张的电视节目和电影，不看深奥的书籍，不剧烈运动，不思考问题。

（6）遵循有规律的睡眠时间表：每天同一时间上床，同一时间起床，周末亦如此。睡眠时间一般以醒来全身舒服、精力恢复、身心轻松为好。可视自己的体质、生活习惯自行调节。传统中医理论认为，子（夜间11时到凌晨1时）、午（白天11时到13时）两个时辰是每天温差变化最大的时间，这一段时间人体需要适当休息。四季睡眠春夏应"晚卧早起"，秋季应"早卧早起"，冬季应"早卧晚起"。最好应在日出前起床，不宜太晚。体弱多病者应适当增加睡眠时间。60～70岁一般睡7～8小时，70～80岁6～7小时，80岁以上睡6小时即可，午间休息时间也包括在内。

（7）教给患者肌电反馈放松技巧，降低自主神经兴奋性，促使警醒水平下降，从而诱导睡眠的发生。

6. 维持良好的睡眠环境

（1）应有一个安静、清洁、舒适的环境。卧室保持光线黑暗，室内温度不宜过冷过热，湿度不宜过高过低。睡前开窗通气，让室内空气清新，氧气充足。

（2）应避免睡软床和棕绳床，以较硬的席梦思床和木板床为宜，床上垫的褥子厚薄要适中，被子、床单均须整洁，枕头软硬、高度和弹性宜适度，使人感到舒适。还可用中药充填的枕头，使用者可辨证施"枕"：头痛目赤、肝火上炎者，选用菊花药枕；心神不定、夜寐不宁者，选用灯芯草药枕；血压升高、面色潮红者，可用夏枯草药枕；夏季睡绿豆枕、冬季睡肉桂药枕。

（3）为行动不便者提供方便上下床的设施，提供容易到达厕所的通路，必要时给一次性尿壶。

（4）针对住院患者，夜间查房时护士做到三轻（走路、推门、处理动作轻），在尽可能的情况下，护理操作应安排在白天，医护人员的活动应集中进行；在患者睡眠过程中尽量减少不必要的护理操作，以减少被动觉醒次数；睡眠期间避免探访。

（5）在卧室里应该尽量避免放置过多的电器，以确保人脑在休息中不受太多干扰。此外，也不要戴"表""牙"和手机等物品睡觉，否则会影响身体的健康。睡前要关灯或灯光柔和暗淡，停止噪声干扰。

7. 刺激控制疗法

刺激控制疗法的目的在于建立床与睡眠之间条件反射，从而改善睡眠。其具体方法为：（1）仅在想睡觉的时候，躺在床上；（2）不在床上看书报、看电视、吃东西、思考问题；（3）若无法静心入睡，先起来干别的事，当想睡的时候，再回到床上；（4）建立规律的睡眠时刻表。研究显示，行为刺激疗法可明显改善老年失眠患者的睡眠质量。

8. 光照疗法

人体的生理节奏（又称昼夜节律）受下丘脑的视交叉上神经核控制。正常光照周期通过视交叉上神经核的昼夜起搏点，作用于昼夜节律系统，进而调节行为及生理功能的节律变化。护理院的老年人常存在昼夜节律的紊乱，其原因有两方面：（1）身体老化导致视交叉上神经核功能减退，尤其痴呆患者。（2）老年人白天大多数时间待在室内，很少出门接受日光照射。一般来说，老年人白天接受的光照越多，其昼夜节律和睡眠—觉醒周期就越趋于正常。光照疗法对睡眠的作用机制在于调节下丘脑松果体分泌褪黑素的节律。光照疗法不仅可抑制褪黑素的分泌，还可改变褪黑素分泌节律的时间。

一些研究显示：光照疗法可调整老年患者的睡眠—觉醒周期，减少白天的睡眠时间和夜间醒来的次数，提高夜间的睡眠质量和效率。光照疗法的光源有强光和弱光两类，但以强光多用。常用的强光强度为2500～8000Lux（勒克斯），弱光强度为5～50 Lux。光照设备可根据具体情况选用床头灯、台灯、落地灯和顶灯。治疗时间多为9：00～11：00或17：30～19：30，照光持续时间一般为1～2小时。

9. 香薰疗法

某些香薰精油如薰衣草油、甘菊油等具有镇静安神作用，对促进老年人的睡眠有一定的作用。相关的研究也显示：香薰疗法可改善老年患者的睡眠，减少镇静催眠药的使用量。

10. 穴位按摩

国内外的研究表明，穴位按摩能有效改善老年人睡眠质量，并进一步保护和改善认知功能。

五、心理护理效果评价

在对老年人睡眠问题进行心理护理后，要做好效果评价工作和案例总结，做好结案工作；做好跟进计划。检查心理护理目标是否达成，效果如何，可以对老年人本人进行访谈，观察老年人的睡眠的改变情况，也可以通过对家人的了解来评估心理护理效果。在总结的基础上，与老年人及家属商讨后阶段的跟进计划。

拓展训练

张奶奶最近一段时间因为老伴去世很是伤心，偶尔有哭泣行为，后来就发展到晚上睡不着。经常早醒，白天就精神不是很好，感冒持续了一个星期都没有好，后来看过医生，向医生陈述主要是睡眠问题。

思考：

1. 张奶奶出现了什么症状？原因有哪些？

2. 如何为张奶奶开展心理护理，帮助她度过困境？

请同学们分组讨论、分析，并以小组为单位展示讨论结果，或角色扮演心理护理过程。

推荐阅读

1. 张本恕，陈宝元. 老年睡眠障碍的预防及调理. 北京：中央党校出版社，2006

2.[英]尼克·利特尔黑尔斯. 睡眠革命. 王敏，译. 北京：北京联合出版公司，2017

3. 陆林. 中国失眠障碍综合防治指南[M]. 北京：人民卫生出版社，2019

任务七

老年人暴力行为与心理护理

学习目标

素质目标：对有暴力行为的老年人具有耐心、细心和爱心；
关注暴力行为老年人的心理诉求。

知识目标：掌握老年人暴力行为的特点；
了解老年人暴力行为的心理护理技巧。

能力目标：能对老年人暴力行为作出正确诊断；
能为老年人暴力行为提供预防和心理干预的方案。

工作任务描述

公交车上没让座　女孩遭老汉揪头发暴打

2013年3月13日，郑州一网友上传了一段时长33秒的视频，并很快在网络上传开。在视频中，公交车上，一名头戴黑色帽子、约60岁的男子拽住一名年轻女孩，将其拖至下客门口，并挥拳打在女孩身上，此时下客门打开，老人试图拽住女孩将其拖下车，几名乘客上前将二人分开，老人随后跳下车离开，车门关闭，女孩试图追下车被其他乘客拦住。女孩站在下客车门带着哭腔指着已经下车的老人说："你太过分了，你站在旁边，我根本就没看到你，说一句不就妥了，你还这样!"车上不少乘客批评老人的行为："咦，这老头咋这样? 太过分了!"

思考：

1. 老年人的行为是什么行为? 这种行为发生前有什么征兆?

2. 如何给这样的老人进行心理护理?

基本知识准备

一、暴力行为的定义

暴力行为是以人身、财产为侵害目标，采取暴力手段，对被害人的身心健康和生命财产安全造成极大的损害，直接危及人的生命、健康与自由的一种行为。如个体针对自己的伤害则属于自残、自杀、自伤行为。暴力具有极强的爆发性和破坏性，会对攻击对象造成不同程度的伤害，甚至威胁生命。老年精神病人由于心理活动紊乱，是发生暴力行为的主要危险人群，他们的暴力行为可能发生在家中、社区、医院和养老院等，多见于精神分裂症、人格障碍、脑器质性精神障碍、精神活性物质依赖等。老年精神病人常见的暴力行为有口头的攻击，如谩骂、威胁、讽刺、嘲笑等；身体攻击，如打人、踢人、咬人等。老年人的暴力行为大多与精神问题和应激事件相关。

二、暴力行为的分级

暴力行为症状的严重程度按文献分级标准分为四级。Ⅰ级（较轻）：突然殴打他人，冲动后又自动离去；Ⅱ级（较重）：不论徒手或持械伤人，需人解围；Ⅲ级（重度）：发生殴打后情绪激动，有持续加剧趋势或已伤及对方身体；Ⅳ级（严重）：撕咬、踩踏、挖眼、持器械造成对方严重损伤甚至致残。

三、发生暴力行为原因评估

（一）精神疾病

在老年人中精神分裂症、情感性精神障碍、精神活性物质滥用等情况较多。这主要是与精神症状包括幻觉、妄想、躁狂状态、冲动和意识障碍等因素有关。因此，在临床中认真评估与暴力行为有关的精神症状和精神状态，对预防暴力行为的发生非常重要。

（二）心理因素

老年人人格因素中具有多疑、固执、缺乏同情心；情绪不稳定、易产生挫折感；缺乏自信自尊、人际交往差；老年人由于受到自认为的不公平待遇、遇到难以承受的挫折时容易发生暴力行为。个体在早期心理发育过程中，经历过严重的情感剥夺或性格形成期处于暴力环境容易采取暴力应对方式。社会学习理论也认为，暴力行为是在社会化过程中，由内在和外在的学习而来的，内在学习是实行暴力行为时的自我强化。

（三）生理因素

老年人中智力低下、内分泌失调、脑器质性疾病、精神疾病引起的神经系统改变、疾病、药物、脑外伤等人群。

（四）社会因素

社会、环境和文化的影响是导致暴力行为的原因。如老年人对家庭成员、同辈、媒体或周围人们不良行为方式的模仿会增加暴力倾向，尤其是从暴力行为中获益后更容易产生暴力行为。环境中的不良因素如炎热、拥挤、嘈杂、冲突、缺乏交流等也可引发暴力行为。老年精神科病人如果在病房聚集一起、空间过分拥挤、封闭式管理中、处于被动环境中时更容易发生暴力事件。

工作任务分解与实施

一、心理护理评估

(1)行为评估：早期兴奋行为，如不能静坐、来回走动、击打物体、握拳、下颌或面部肌肉紧张；一些具有暗示性的语言，包括对真实或想象的人与事进行威胁，或提出一些无理要求，说话声音较大并具有强迫性等，护理人员要警惕病人兴奋激动的表现，加强防范，尽可能预防暴力行为的发生。

(2)情感评估：随着暴力倾向的增加，病人情感的兴奋也会逐步升级。如不愉快、激动、愤怒等，一旦失去控制将产生不良后果。

(3)意识状态评估：意识状态的改变也提示暴力行为可能发生，如思维混乱、精神状况突然改变、定向力缺乏、记忆损害、无力改变自己等。

二、心理护理诊断

(1)行为诊断：拽住一名年轻女孩，将其拖至下客门口，并挥拳打在女孩身上。

(2)情感诊断：情绪激动、行为暴躁。

(3)意识状态诊断：不顾公共场合的文明礼仪，行为严重失态。

三、心理护理计划制订

老年人有暴力行为的危险(针对他人)与幻觉、妄想、焦虑、器质性损伤等因素有关。需要对其进行心理护理，制定护理目标：

1. 短期目标

(1)患者没有发生暴力行为；

(2)患者能够确认造成自己激动、愤怒的因素，并能控制自己的行为或寻求帮助。

2. 长期目标

(1)患者能够以适当的方式表达自己的情绪及需要；

(2)患者能以积极的方式处理挫折、紧张等感受。

四、心理护理实施

1. 暴力行为的预防

密切观察有暴力倾向的患者，及时发现暴力行为先兆，进行有效护理干预，尽量把暴力行为消灭在初期。

(1)在开始接触有暴力危险的患者时，病房内一定要有能够及时支援的人员，保证在必要时共同制止患者的暴力行为，同时也可使医护人员减轻焦虑。护士在接近有暴力危险的患者时至少要维持一个手臂的距离。千万不要从患者的身后接近他，避免其因害怕而激发暴力行为。

(2)环境管理：保持环境的安静、整洁，避免嘈杂、拥挤、炎热，使患者感到舒服安全。同时，要注意管理好各种危险品，防止患者用作攻击的工具。

(3)良好的沟通：通过用语言和非语言的方式，与患者进行有效的沟通、交流，化解危机状态，以直接而坦诚的态度、同理性的关心和支持性的反应与患者会谈，在会谈中切勿批判患者的感受，但也要避免太温和。要让患者感受到护士的真诚关心和合作的气氛，让患者仍拥有自我控制及决定权，这样可帮助患者逐渐安静，消除或减轻暴力危险。

(4)患者的教育：教会患者人际沟通的方法和表达情绪的方式，尤其是对不满和愤怒情绪的处理，提高患者的自我控制能力，鼓励和指导患者用语言表达其困扰、愤怒等情绪，并允许其有机会宣泄其不满情绪，必要时给予适当的限制。同时评估患者过去处理压力的方式，然后给予其可能接受的指引及限制。

(5)尽量传达出护士接纳患者的态度，让患者明白护士所进行的对其行为的指导及限制都是为了协助患者控制其不稳的行为。

(6)护士要注意自己的情绪反应。因在整个护理过程中，每个工作人员都会有害怕与担心，而患者能感受到一些反应，如果护士能将自己的情绪及感受与患者适度地分享，可拉近彼此间的距离，也可消除护士自己的紧张、害怕。反之，一旦造成患者误解，会增加敌视或暴力倾向。

(7)服用药物：必要时，长期或短期服用相关药物会有效预防冲动和暴力行为。

2.暴力行为发生时的处理

(1)控制局面：当老人暴力行为发生时，要呼叫其他医务人员或者福利院其他工作人员一起行动，尽快控制局面，疏散其他老人离开现场，确保其他老人和工作人员的安全。在交流中护士必须用坚定、平静、平和的声音和语气与患者交流，不要把任何焦虑急躁的情绪传递给患者，使患者害怕失去控制而造成严重后果。

(2)解除危险品：如果老人持有危险品，一定要尽快地解除。护理人员要取得老人的信任，向患者解释代为保管，以后归还；可以答应患者的要求，帮助减轻愤怒情绪，自行停止暴力行为。如果语言制止无效时，可以采用转移患者注意力在无防备的情况下夺下危险品。

(3)约束与隔离：在采用其他措施无法制止患者的暴力行为时，可以采用约束和隔离的手段。但此手段必须有医嘱才可以使用，是为了防止患者伤害自己或他人，减少对整个病房治疗体系的破坏而采取的有效措施。在执行身体保护时，常常会引起患者的不安与反抗，所以在保护过程中要持续与患者谈话，以缓和的语气告诉患者执行约束的目的及时间。必要时护士可陪伴在一旁以减少患者的焦虑。

(4)根据医嘱进行药物治疗处理。

五、心理护理效果评价

(1)患者在住院期间是否有发生暴力行为；患者能否确认造成自己激动、愤怒的原因，并能控制自己的行为或寻求帮助。

(2)患者是否能以适当的方式表达自己的情绪及需要；患者能否以积极的方式处理挫折、紧张等感受。

拓展训练

汨罗城管工作人员劝阻菜贩随意摆摊,遭六旬摊主殴打,目前,涉事摊主已被公安机关行政拘留。11月12日8时,汨罗城市管理监察大队队员刘章矩和朱胜国在劳动北路菜市场巡查时,发现菜贩阳某有占道经营现象,他们当即上前劝阻并要求阳某将摊位移到菜市场内。阳某以无处经营为由,拒绝离开。交涉中,阳某抓住刘章矩胸部衣服,对刘章矩进行殴打,造成刘章矩面部等全身多处受轻微伤。

思考:

1. 阳某的行为是什么行为?原因有哪些?

2. 当阳某出现这种行为时,你该怎样帮助他进行心理护理?

请同学们分组讨论、分析,并以小组为单位展示讨论结果,或角色扮演心理护理过程。

推荐阅读

1. 于欣. 老年精神病学. 北京:北京大学医学出版社,2008

2. 姚迎光. 老年犯罪心理学. 北京:中国政法大学出版社,2012

3. 胡秀英,肖惠敏. 老年护理学(第5版). 北京:人民卫生出版社,2022

任务八
老年人自杀的防范与心理护理

学习目标

> **素质目标：** 具有对老年人自杀行为的敏感度；
> 具有高度的责任心、细心和耐心。
>
> **知识目标：** 掌握老年人自杀行为的特点；
> 了解老年人自杀的心理护理技巧。
>
> **能力目标：** 能对老年人自杀前的心理行为作出预判；
> 能为老年人自杀行为提供预防和心理干预的方案。

工作任务描述

> 72岁的蔡某是广西北海人，患有麻风病多年，和老伴一起居住在建于20世纪90年代初的泥砖房中。2014年10月3日，天还没亮，蔡某就把头发梳得整整齐齐，趁丈夫不在时喝下早已买好的农药，2小时后便不省人事。
>
> "她病得厉害，已经多次选择自杀，她觉得活着非常痛苦，或许死了是一种解脱吧。"蔡某的丈夫告诉记者。在这个距离广东省不到100千米的村庄里，今年以来已有多位老人相继自杀身亡，另有1位自杀未遂。
>
> 10月2日是中国农历九月初九重阳节，又被称为"老年节"或"敬老节"。中国国家社会科学基金项目《农村老年人自杀的社会学研究》此前公布的结果显示，农村老人的自杀率已经高到了触目惊心的地步。
>
> **思考：**
> 1. 蔡奶奶存在什么风险行为？原因是什么？
> 2. 对蔡奶奶的行为，如何进行预防？

基本知识准备

一、自杀的含义

自杀是指一个人自愿、故意杀死自己的行为或情况。自杀包括个人的、团体的甚至民族的自我毁灭的行为（引自中文《简明不列颠百科全书》）。杜克亥姆在他的《自杀论》中对自杀行为作了如下的定义,"由死者自身积极的或消极的行为,直接或间接造成死亡的场合,而且死者明明知道要发生这样的结果而去死的场合,都叫作自杀。这样定义之下的行为,在其死亡结果发生前就中止了的时候,是未遂"。自杀,如从字义上解释,就是把自己杀害的行为。老年期的自杀是指60岁以上个体蓄意结束自己生命的行为。目前不少学者已把自杀行为看作是一种疾病。这种看法一是符合世界卫生组织的健康与疾病的定义,二是自杀作为疾病,确实有它独特的流行病学、病因学、诊断学、预防学、治疗学、护理学、分类学等完整的内容。

提出自杀是一种疾病,也是基于患者在生物、心理、社会三方面的不正常状态,是从生物—心理—社会医学模式角度提出的。自杀学已经形成一门学科,是精神病学、行为科学及社会科学结合的学科,是以自杀现象作为研究对象的多学科综合研究的交叉学科。自杀学研究是一种目的性的活动,其最终目的是减少自杀率,而不是做自杀的帮凶。

近年来,老年人特别是女性老年人自杀率不断上升,已成为不能忽视的重要病理现象,为国内外学者所关注。过去由于青年期的自杀者所占比例较多,致使老年期自杀的多发性多被掩盖,未被看作是严重的情况。老年人自杀虽然有多发性,但由于老年人因衰老、疾病,死亡数较大,自杀并不被人注意,对他们自杀的病因也研究得较少。

一般来说,在自杀者的周围,被认为存在着10倍的自杀未遂者(特别是老年人与青年人相比,自杀的既遂率要高)。当把自杀行为作为精神障碍的结果来考虑时,就可以想象到在自杀行为的周围存在许多苦恼着的老年人(精神障碍者)。从这个意义上看,老年人的自杀率高,足以说明老年期的精神障碍的多发性。

20世纪中期和后期,世界各国老年人自杀率有下降或持平的趋势,同青年期自杀率的变化恰好相反。逐年提高的有匈牙利和斯里兰卡等历年来总自杀率高的国家,也有工业化水平较高的国家如意大利、挪威,还有历年总自杀率低的国家如哥伦比亚。老年人自杀率下降的国家有美国、日本、德国、英格兰和威尔士、瑞士和瑞典等。自杀率持平的有法国、意大利、奥地利、比利时、丹麦、芬兰、希腊、荷兰、澳大利亚和新西兰。老年自杀率的世界趋向是持平或下降,这与西方国家工业化的结果和实行福利国家政策有关。中国农村老年人自杀率较城市高,提示老年人的赡养和保护制度有待建立或完善。但中国老年人的自杀诱因复杂,不单纯是生活问题。

二、自杀的类型

(一)根据老年人自杀的动机划分

根据老年人自杀的动机,把老年人自杀分为利己型自杀、利他型自杀、报复型自杀和绝望型自杀。利己动机的直接考虑主要是:摆脱身心疾病所造成的痛苦、逃避家庭责任以及在大部分家庭内部发生人际冲突后的出气举措,其中,尤以摆脱身心疾病所造成的痛苦为主。在利他的动机所导致的自杀中,直接因素主要有殉节、减轻子女负担和代替亲人尤其是子代担当某种责任等。一些高龄老人在其遭遇子代的早逝或非正常死亡时，基于传统文化的考虑，他们会认为可能是自己寿数过高而"克死"了子代以致选择自杀死亡从而扭转子代的非正常死亡困境。导致老年人陷入绝望而自杀的直接因素主要有生存困难、价值不能实现和情感需求得不到满足等，其中，生存困难导致的自杀是一种最主要的绝望型自杀。以自杀作为手段来报复各种纠纷中的当事方所形成的报复型自杀亦有一定的比例。从纵向来看，利己型自杀与绝望型自杀越来越多，而利他型自杀和报复型自杀则越来越少，摆脱疾病痛苦所导致的利己型自杀与因生存困难而绝望的绝望型自杀的增多尤其突出。

(二)根据自杀的目的划分

根据自杀的目的，可分为两大类：一类是以死亡为目的的自我攻击型的自杀行为；另一类是不以死亡为目的的准自杀行为。其更深层次的动机是"求助"，企图用自杀来唤起人们的同情、关注，并使对方忏悔，这与自杀未遂的概念不同。这种分类一般也适用于老年人。准自杀行为者本来就并未打算真正去死，它只是在一般语言交际的努力彻底失败后隐藏或公开地试图引起他人注意的一种非语言表达方式。当事者有意使自己的行为给活着的人一种提醒、警告或者抗议，使他们感到有罪、终生受到谴责或后悔莫及，因此有人将这种借助自杀来报复对方的行为称为"呼助举动"。

(三)根据自杀者的心理反应划分

根据自杀者的心理反应，可将自杀分为情绪型和理智型两种。情绪型的自杀常常由于爆发性的情绪所引起，其中大多数由委屈、悔恨、内疚、羞愧、激愤、烦躁或赌气等情绪状态所引起，一般来说进程比较快，发展期短，甚至呈现即时的冲动性或突发性。理智型的自杀与情绪型的不同，它不是由于偶然的刺激唤起的激情状态所致，而是由于自身经过长期的评价和体验，进行了充分的判断和推理之后，逐渐萌发自杀的意向，并且有目的、有计划地采取自杀措施。因此自杀的进程比较缓慢，发展周期较长。例如，孤独者的自杀，精神空虚、厌世者的自杀，为某种教义献身的宗教徒的自杀都属于这一类。情绪型自杀在青年人和中年人中较多。理智型自杀则多见于老年人，但也不排除情绪型自杀在老年人中的发生。老年人由于体衰多病，若再加上丧偶、丧子之痛，或绝症过于折磨等因素便萌发了自杀念头。从萌发自杀念头到下决心自杀，多经过长时间的考虑，甚至对自己的丧事都做了安排，或写了遗嘱。

三、老年人自杀的影响因素

我国学者认为老年自杀者的自杀冲动与其本人生活事件有关，如夫妻吵架、家庭不和、子女不孝甚至虐待、身体有病、生活困难、亲属生病或死亡、晚年婚姻问题等，这些问题都会使老人产生相应的心理危机，使他们出现慢性焦虑、精神抑郁甚至绝望。简单来说，老人自杀的诱因主要有：精神障碍，如抑郁症、精神病等；心理创伤，如受子女虐待、孤独等；应激性生活事件，如丧偶、退休、恶性肿瘤和个体本身的因素等。促使老年人自杀的原因很多，但主要为社会、心理、生理等因素，但这些因素常常交织在一起，很难单独分开去理解。简略分析有以下几方面。

(一)心理和社会因素

1. 孤独落寞情绪

现代社会的变革使得老年人越来越远离家庭决策中心，越来越被边缘化，"说不上话、主不了事"的落寞使得老年人利益表达机制受损。老年人在社会上，若越来越感到寂寞，愿望不能满足，情绪会越来越抑郁，有时就会选择走上自杀的道路。Barraclough(1971)用心理分析研究老年人自杀者，发现50％单独居住，而社区中一般老年人只为20％。吉解民研究发现416例老年自杀者中，与子女分居的296例，占71％，与子女同居的73例，占18％，在养老院或医院的47例，占11％。以上统计显示，老年自杀者中与子女分居的占了绝大多数。独居老人常因思念远方儿女，难免感到孤独，久之产生了焦虑、恐惧，易患抑郁症。

2. 应激事件和人际纠纷

在得知亲友、子女死亡等重大家庭变故信息后，老年人往往一时无法接受事实，因而产生自杀以逃避现实的心理。老年人的各类人际纠纷也会导致老年人自杀，各种家庭矛盾、夫妻不和在老年人自杀者中也较为多见，值得重视。同时老年人在增龄后对解决社会、家庭心理应激的能力与耐受力降低，碰到无法解决的心理矛盾时，可能就会产生焦虑、忧郁、绝望而发生自杀念头或行为。

3. 经济困难

老年人，特别是农村老年人，因为年老不能劳动导致自己经济收入减少、年老体弱多病医药费用增高、儿女抚养不力等多个原因综合导致老年人自杀。城市老年人在经济萧条时自杀率最高，退职后自杀者也居多。经济困难是老年期自杀的主要原因，20世纪后期有学者在广西某地调查认为，经济困难占老年女性自杀原因的30％，占老年男性自杀原因的56％。同一时期对四川某地的调查认为，因子女赡养或不孝问题自杀的占63.4％。养儿防老在广大农村是普遍存在的现实问题，老有所养也是一个重大社会问题，但是在农村这个问题更加严重。中国乡村治理研究中心的刘燕舞从伦理学的角度提出，"自杀从来就是和道德联系在一起的。老年人自杀的道德经验事实显示出，当前农村的道德衰败是导致老年人自杀的十分重要的原因之一。"

(二)躯体因素及精神疾患

1. 老年慢性躯体疾病

老年人患有慢性难治性躯体疾病或疼痛性疾病时有较高的自杀风险。躯体疾病在老年人自杀上所起的影响超过年轻人，如年轻人因躯体疾病自杀占10％，老年人为此轻生则占35％(Sainsbury,1995)。除绝症(如老年恶性肿瘤)外，其他一些老年病，如中风偏瘫、白内障失明、严重的老年帕金森病也促使老年人不堪折磨而选择用自杀手段结束自己的生命。

2. 精神疾患

导致老年人自杀的疾患有抑郁症、疑病症、阿尔茨海默病、动脉硬化性精神疾病、情感障碍等。抑郁症是老年人自杀最常见的原因，年轻人自杀常介入的精神疾病是重型精神病和物质滥用，而老年人主要是抑郁症。随着年龄的增长，老年人抑郁症是最常见的诊断，它的存在是自杀有力的预测。

疑病症也是老年人蓄意自杀的重要症状，它导致老年人经常去看医生。国外报道老年人自杀有 70%～90% 在 3 个月内去看过病，但很少去精神病科检查。对于自杀者的精神疾患，除了少数严重的精神病如精神分裂症等，常常是连家属也绝少察觉，或者即使察觉其症状，也未能分辨出是病态，因此更少去精神科求诊。

脑器质性精神障碍，Selokovie Bursie(1991)报道 200 例老年人自杀死亡，其中 57% 为脑器质性综合征，半数为老年人，原因为脑器质性疾病可招致控制能力削弱和情感失禁，从而引起自杀冲动。很多学者指出，器质性脑综合征患者较之一般人口有较高的自杀率。很多老年自杀者在自杀前 1 年内有轻微或中度的情感障碍、睡眠障碍、疑病症等症状。医务人员由于受生物医学的影响，很少去考虑老年人心理的潜在问题，因而情感性疾病的患者漏诊者较多。

老年人自杀率高反映了老年人口的苦恼与易感性。从行为医学看老年人自杀问题，应从心理学、社会文化、生物学等方面进行综合分析，才能比较客观。

(三)个体因素

从老年人性别因素分析，发现男性自杀者以久病厌世居多，其次为精神疾病；女性自杀者中则以各类纠纷居多。

四、老年人自杀的特点

老人自杀的特点是，一般大于 60 岁，自杀率高，自杀方式多采取致死性手段；老人自杀遗书多涉及摆脱痛苦，较少期望惩罚自己或使他人经受痛苦；老年人常因精神疾病或躯体疾病激发自杀冲动；老人自杀较少把意向告诉他人，即自杀并非寻求帮助。老人自杀前会出现反常表现，如在情绪上，悲观绝望。倾向于自杀的老人，通常有许多痛苦、焦虑、抑郁、愤怒、厌倦和内疚。倾向于自杀的老人，在人际关系方面的特征是：常发生冲突，经常丧失已经建立的人际关系，同时害怕被别人拒绝；自杀者难以建立新的人际关系，新的社会环境使他们感到不适，导致社交焦虑和逃避社交的行为。

(一)男性略多于女性

据有关权威部门的调查，在每年自杀的老人中，男性占自杀总数的 51%，女性占自杀总数的 49%。但是也有一些地域的差异，比如南方农村的老年女性自杀率略高于老年男性，而在北方农村和中部农村，则均是老年男性的自杀率略高于老年女性。

(二)农村多于城市

农村老年人是中国自杀死亡的高危人群。据报道，中国大于 65 岁老年人的自杀死亡率为全人群自杀死亡率的 4～5 倍，其中农村老年人的自杀死亡率是城市老年人的 3～4 倍。当农村老年人患有疾病特别是严重疾病或丧失劳动能力后，要么靠家庭来解决他们的医疗成本或养老成本，要么就是病死或饿死，要么就选择自杀。而城市老年人经济情况和养老机制相对良好，造成农村老年人自杀远远多于城市。

(三)文盲多于非文盲

老年自杀者的平均文化程度为小学二年级,其中 61% 是只字不识的纯文盲。因为文化程度决定了老年人认识世界,处理世间矛盾和应对困难的技巧或能力。从另外一个角度也可以解释,文化程度低的老年人的社会支持和经济收入也普遍不高,造成自杀率比较高。

(四)生活贫困者居多

自杀者的家庭人均收入普遍偏低,贫困是导致老人自杀的重要原因之一。

(五)高龄老年人居多

关于老年人群哪个年龄阶段自杀率最高,不同的研究结论不完全一样,但比较统一的观点是高龄老年人自杀率高。我国学者在将 65 岁及以上的老年自杀人群年龄分组比较后发现,尽管心理特征、自杀方式有差异,老年人自杀的发生率与年龄总体上呈正相关。国外有学者发现随着年龄的增长,老年人群的自杀率逐渐上升,在 85 岁及以上年龄段达到了顶点,提示高龄老人是自杀预防及干预的重点人群。

五、预防措施

目前,中国已提前进入老龄化社会,近年来老年人的心理卫生问题越发明显。遗憾的是,社会对老年人的关注远不及对青少年。青少年一旦出现心结,"解结"的人有家长、朋友、老师以及社会工作者;而老年人的子女忙于工作,老人心里有话一般都没有机会说,而他们也不愿多说,导致心理问题不能得到很好的化解疏导,一旦心病太重,就容易发生意外。因此,老年人需要家人和社会给予加倍的关心和爱护。

(一)家庭的支持

家庭是老年人生活的主要场所,儿女是老年人的精神寄托。有研究发现老年人有经济困难、家庭虐待和有亲人或认识的人自杀是促使农村老年人产生自杀意念的主要危险因素。而子女孝顺是老年人自杀意念的预防因素。在中国农村地区,老年人不仅需要子女在经济物质上的帮助,子女更是老年人重要的精神寄托。所以家庭的支持对老年人自杀的预防至关重要。家人一旦发现老年人出现情绪焦虑或有自杀倾向,应及早寻求治疗。如果能够及时有效地对老人予以心理疏导,将会最大限度地减少自杀的发生,因此,子女、亲友、组织的关爱显得尤为重要。亲友一个亲切的笑脸,组织一声温暖的问候都可转移老人对自杀的注意力;社会工作者或者心理咨询师有的放矢地好言相劝,每天要和老人谈心 15 分钟,解除其心中的疙瘩,适时抓住其心理反应特点做耐心劝导,疏通、鼓励工作,就能将其从死亡的边缘拉回来。当然家人可妥善安排老人的退休生活,及早发现、治疗精神疾病如抑郁症等精神疾病,对精神疾病患者和有心理障碍者,要有更多关怀,发现问题要及时到精神科诊疗。同时应妥善管理农药、精神类药品,要把这些物品放在老人难取到的地方。

(二)社会的援助

社会各种团体或者社区可以组织专人为老人上门服务。社会团体或者居委会等相关部门要充分动员社会各方面力量，尽可能关注爱戴老年群体；要加强与老年人子女、亲友的沟通，从道德、法律层面出发，督促其经常看望老人，与老人加强交流，排解老人内心孤独；要组织治安积极分子，主动与其结成帮扶对子，经常上门与老人沟通交流，化解老人的孤独和寂寞。对一些患有重大疾病的老年人，居委会等相关部门要定期上门关怀，并尽可能地为其解决生活中的实际困难。对一些老年人的家庭矛盾纠纷，公安部门和居委会要上门化解疏导矛盾，尽可能缩小对其影响。此外，要进一步加强"邻里守望"制度，安排人员对老年住户加强留意观察，一旦听到老年人家中发出异常声响或闻到敏感气味要及时上门询问，及早发现并制止老年人自杀的念头。社区社会工作者要加强宣传，不歧视自杀者，更不能刺激他们，应当将家庭中常见的刺激性语言逐出人们的日常生活。对于自杀未遂者不能草草了事，急救之后应找精神科医生会诊；家属也应高度重视，发现苗头要看精神科医生。目前，社会应该做的工作包括：增加对老人的教育，健康教育及退休生活的安排；加强社会支持，推崇和谐的家庭，提供支持性团体的帮助，加强媒体宣传；设立干预热线，开展心理咨询。

（三）政府的关爱

政府应该兴办养老福利机构，促进社会走家庭化养老与社会化养老相结合的道路。可由政府相关部门组织牵头，通过招商引资、建立基金会等多渠道兴办养老院、托老所等，建立起关爱老年人的温暖的社会大家庭，还可以成立老年人休闲活动中心、老年人互助协会等。可以考虑个人出资和社会补贴相结合的方式，让老年人住进托老所，进行社会化养老。这样不仅能解决孤寡老人无人管等问题，还可以让老年人重新找到归属感，避免独居产生心理问题而导致自杀。社区也可以发挥其独有的优势，让老人们老有所乐。在社区设置老人之家，免费对老人开放，拓宽老年人的交际圈子，丰富他们的精神生活；社会尽可能地为老年人提供服务和便利。政府相关部门给老人颁发了老人优待证，老人凭证可以免费进入市区各公园和旅游景点，到市区医疗单位享有优先挂号权、就诊权，看电影享有半价优惠等，这些优惠政策会深受老年人的欢迎。老龄工作委员会最好定期开展各种各样的文体娱乐活动，吸引老年人参加。

政府可以完善老年群体医疗保障制度。针对部分老年群体因难以支付所患疾病的治疗费用而选择自杀的情况，政府相关部门应当进一步完善各项医疗保险制度，通过逐步按比例提高老年人医疗费报销费用标准，减轻这部分弱势群体的医疗费用负担。同时，社会应当积极组织志愿者服务队，由民政部门或共青团、妇联、医院等部门组织牵头，在为老年人群体提供诸如身体检查、心理咨询等日常服务的同时，建立专门针对老年群体救治重大疾病的紧急"绿色通道"，尽量采取先治疗后分期付款等方式，以最大限度地减少老年群体患病后的心理负担。

（四）老人自身的努力

老年人千万不要封闭自己，应保持乐观的精神，珍惜亲情和友情，不要过多地依赖别人的照顾。首先，常到户外锻炼、画画、下棋、养鱼，培养自己的生活情趣。其次，老年人应该积极参加力所能及的一些活动和工作，加强和社会的联系，发挥自己的余热，更多地融入社会。在闲暇之余，可以组织一些有特长和爱好的老年人，办一个摄影展、书法展或者手工艺作品展，来陶冶老年人的情操，丰富老年人的生活。除政府起到维护和保障老年人合法权益的作用外，老人幸福安详地度过晚年生活关键还是靠家庭的力量，若子女没有时间照顾老人，可以把老人送到当地的老人福利院。

六、老年人自杀的危机干预

(1)危机干预。即对濒临自杀危机的人进行干涉，解除危机，打消自杀意图，使其转危为安。

危机是一种对个人有威胁的应激状态，当生理的或心理的强烈刺激超过个体的心理或体质的承受能力时，便出现危机状态。危机又称为应激障碍，患者不仅自身体验巨大痛苦，还可能导致自杀、暴力等严重后果。危机干预就是给应激障碍患者以及时的帮助，使其安全度过危机，迅速恢复应激前的生理、心理和社会功能水平，以预防不测发生。危机干预的客体是想自杀的人，因此干预主体的任务首先是发现想自杀的人。危机干预是否及时、准确、关键在于医生、心理咨询工作者或是有影响的人物，尤其是医生最重要，因为病人最愿在医生面前倾诉一切。危机干预的主体必须思路清晰，头脑冷静。自杀危机就应激源的类型来说有社会性危机、心理性危机、突发性危机、情感性危机和生物性危机。

危机一般经历四个阶段才导致精神病或自杀：①初始阶段。患者活动增加，人格混乱。②强化阶段。情况进一步恶化，人格进一步混乱。③弱化阶段。情况进一步恶化后，患者做最后努力，用附加方法解决，导致危机强度的降低。④应激障碍激化阶段。应激未解决，反而导致应激障碍激化，出现明显的人格混乱，进行性退化消耗(如借酒消愁，把责任推给别人)，失去代偿，最后可能发生精神病或自杀。

(2)危机的干预技术。医生在接触病人后，首先考虑是否收住院或门诊治疗，这决定于以下几点：①自杀意图的强度；②伴有精神疾患的严重强度；③院外社会支持的可行性。如果评估其近期危险性高应该收住院。个别的可以寄住亲友家或住在病人自己家中，但亲人或家人必须明确承担责任，监护病人和护理病人，而不只是消极地看守病人，监护者要对干预危机和消除应激源有一定的理解。如果病人拒绝住院而又无可靠的院外收容，必须强迫住院。

(3)心理治疗常规的方法是支持性心理治疗，包括倾听、提示、解释、劝告、安慰、疏泄、建议、指导、鼓励、同情、保证等。目的是增强病人生活自理的能力，促进心理和社会功能趋于正常，激发自尊和自信，了解事实或问题真相。支持性心理疗法的指向是逐渐尝试由专业支持向家庭或朋友支持过渡，最终达到脱离支持的目的。还可采用行为矫正法。

(4)事后对策。是指自杀事件发生之后应采取的对策，主要问题有三个：未死者如何抢救；怎样防止自杀未遂者再度自杀；已自杀者如何安置。这三方面都带有预防和干预性质，又可称为预防性干预或干预性预防。

对未死者，自然由医院全力以赴来抢救。但医生在病人症状改善、脱离危险期后或入院时症状并不严重时，必须弄清病人为什么要蓄意自杀，再次蓄意自伤或自杀的危险性有多大。如果病人再次自杀或反复自杀，则预防自杀，干预自杀以及抢救自杀病人的一系列努力和措施，都有可能前功尽弃。因而医生首先要分析患者的自杀动机。

自杀动机涉及自杀意念、自杀意图和自杀企图，这是三个不同的概念。自杀意念是一种厌世思想，是一贯性的或阵发性的，有的称之为自杀念头。自杀意图是由于应激障碍无法解决而形成的行为动机，可能同自杀意念有关，也可能同自杀意念无关，这取决于应激源的性质和强度。自杀行为的应激源未解除，自杀意图依然存在，第二次自杀或蓄意自伤的可能性便继续存在。自杀企图是正在实现的自杀可能性，其发展趋势可以是自杀，也可以是蓄意自伤。掌握病人自杀的动机和再次自杀的可能性是防止病人自杀的重要因素。医生、家人、亲朋好友对病人的关怀，是防止病人再次自杀的重要环节。因而针对自杀未遂的病人，应建立三级护理制度，同时医生应不定时地、多次地巡视病房，减少病人趁空隙再度自杀的可能。对精神病性自杀的患者应有特殊的病房防范装置。

 工作任务分解与实施

一、心理评估与诊断

(一)自杀事件的编年体评估法

CASE 是 Shea 于 1998 年提出的针对临床工作者的评估方法。他强调运用 CASE 方法须具备一些前提：包括在前面的访谈中与患者建立了强有力的治疗联盟关系，创造出一种氛围使得来访者想要分享自杀计划的可能性得到增强，并且要首先掌握一系列有效的访谈技巧 。其中，行为事件、淡化羞耻、小心假设、扩大症状、具体否认、正常化这六项技术可以有效地运用于探讨自杀等敏感话题。掌握了这些核心的访谈技术可以有效地减少来访者的歪曲信息和治疗师的主观臆断，从而使评估的工作更加有效和完善，促使一个好的临床决策的形成。

(1)访谈之前：打破讨论自杀的禁忌。

(2)访谈的有效性技术。

①行为事件：指的是心理医生询问的有关具体行为事实或具体想法特质的问题。

②淡化羞耻技术：能够帮助咨询师在面对病人因羞耻内疚不愿谈论的话题时，能以一种不带侵犯性的方式进行提问。它通常包含一两句铺垫和措辞，使得真正的问题不再具有责难的味道。

③小心假设：指面对一些敏感话题时咨询师会假设某个值得怀疑的行为已经发生，并依据这一假设构建出一系列问题。

④扩大症状：由于病人有时候会降低他们不良行为的数量和频率，通过提高问题严重程度的上限，病人的歪曲机制可以被绕过。在这里，心理医生必须提出确切的数字。

⑤具体否认：即便来访者对于某个笼统问题做了否定回答，但若咨询师对于与之有关的一长串具体行为依次进行询问，仍然可以得到许多肯定的回答。

⑥正常化：当病人对承认存在某种症状感到焦虑或尴尬的时候，心理医生让他们

知道其他人也经历过相同的症状或感受。

(3)CASE 方法评估包括四个主要的阶段：

①阶段一：探讨现在的自杀事件，重点是探索自杀意念的强度。

②阶段二：探讨近期自杀事件，主要是通过探讨在近两个月中的自杀意念的频率和致命性以及自杀计划的细致性和完整性来获得对自杀危险严重程度的评估。

③阶段三：对过去自杀事件的探讨(2 个月之前)，重点包括最严重的一次自杀尝试是什么样子，曾有过的自杀尝试具体次数，两个月之前，最近一次的自杀尝试在何时。

④阶段四：探讨即刻自杀事件。此阶段可以提供最直接的患者即刻的自杀计划的危险程度的线索。其中，应该非常关注患者在访谈时的言辞和表现出的非言语动作。最后要考察患者的绝望程度和愿意为应对目前的问题而制订详细计划的程度。

(二)评估自杀意图表

自我评估中另外一个可能的方面就是确定来访者要杀死自己的意图。自杀的意图可能通过自我报告、同伴或家人的报告，或者行为观察的方法进行评估。基本上，估计意图包括确定来访者谈话或行为的方式是否表明了他们有意图杀死自己。

一些来访者在自杀的努力中坚持不懈地而且具有创造性。这些来访者可能并没有仔细考虑过用什么方法自杀；事实上，他们已准备好利用可以结束生命的任何手段。认为他们有意图自杀只是一种保守的推测；他们在拼命地寻求自我毁灭。

一般来说，咨询者对自杀意图的评价应分为没有、较低、中等和很高四个等级。但是，询问来访者他们的自杀意图通常没有多大帮助。如果他们的意图非常高，他们很可能不会对你承认，因为他们可能意识到你会收容他们住院治疗以防止他们自杀。他们的目的就是自杀，因此他们不会承认这种意图。意图必须通过其他更间接的方法如评价计划、过去的行为以及来访者的整体行为来评估。显然，这种意图越强烈，自杀的危险就越高。

不存在	没有自杀的想法或计划存在
轻度的	有自杀的想法，但没有特定的或具体的计划存在。几乎没有自杀的危险存在
中度的	有自杀的想法和一般的计划存在。自控能力完整；来访者有一些"活着的原因"，而且来访者没有"意图"杀死自己。有一定的危险因素存在
严重的	自杀的想法经常而且强烈。计划是特定的而且致命的，手段是可行的，几乎没有临近的援助资源。自控能力有问题，但是来访者并不是真正"想"杀死自己，意图看起来很低。可能存在着很多危险因素
极严重的	除了来访者表达了明确的一旦有机会就自杀的意图之外，其余的描述与"严重的"情况一样，通常存在着许多危险因素

二、心理护理计划制订

计划制订要与老年人协商制定咨询协议；确定使用的咨询、治疗方法确定咨询的步骤和阶段；确定阶段性咨询预期目标及评估方法；确定最终预期目标及评估方法；

确定预后等。本案例中我们需要根据老人的心理活动，制订计划，采取各种方法来预防老人的自杀行为，对老年人的自杀行为进行评估，使用专业的咨询方法，消除老人自杀的意念。

三、心理护理措施

（1）自杀病人的护理措施重点在于预防自杀的发生。

国外某专家曾经提出，对老年人的精神疗法，最长应该控制在 15 分钟以内，尽可能增加劝说的次数。卡尔文曾经向企图自杀者的帮助者们提出了一个有效防止自杀的程序表：

①镇定沉着。听到自杀愿望的表达时，不能惊慌失措。

②严肃对待凶兆。发现了将自己的心爱之物送人等自杀的征兆，要引起警惕，不能无动于衷。

③仔细倾听。对企图自杀者消极情绪、自杀意念和动机的自我表达，不要设置任何阻碍。

④接受当事人的所有埋怨和情感，不要作出任何反驳。

⑤如实提供各种信息，供思考时参考。

⑥不直接反对或否认企图自杀的念头，不要当面说其自杀不对。

⑦给予适当劝告和指导。譬如，一个人应该怎样生活。

⑧采取特殊措施。可以考虑成立自杀者监护小组，包括双亲、配偶、子女、亲朋好友、邻居和职业咨询者等。该小组只是看管，更重要的是设法给予其生活下去的动力。

⑨当心恢复很快的当事人。因为他们的自杀冲动可能缓解了，但内心的自杀根源可能并未消除，仍有可能突发自杀。

⑩成为当事人的支持者。

⑪寻求援助与咨询。

⑫别打击具有自杀行为的当事人。

（2）由于老年人的自杀原因比青年自杀要复杂得多，危机干预的重点应该放在劝慰与帮助上。

自杀者大多神志清醒，自救应该还是有意义的。当有了轻生、绝望的念头，设法多做些利他的事，从受助者的感激中体验到利他的乐趣，减少自我中心的色彩，使自己从毁灭中摆脱出来。当自己觉得情绪极度低落、认为人生毫无意义时，可以考虑在日记里与自己不合理的信念展开辩论。做法十分简单，只要每天针对自己想得最多的一个观念，在日记里回答以下五个问题即可。

①我打算与哪一个观念辩论？

②这个观念是否正确？

③有什么证据能使我得出这个观念是正确还是错误的结论？

④假如我没有做到自己认为必须要做到的事情，可能产生什么最坏的结果？

⑤假如我没能做到自己认为必须要做到的事情，可能产生什么最好的结果？

也可以采用合理的自我分析法，完全依靠自己的努力，在日记里写出 A、B、C、D、E 五项内容：

A. 诱因：要分析的观点，如人活着没有意义。

B. 信念：分析"人活着没有意义"的理由。

C. 结果：情绪低落，有自杀意念或行为倾向。

D. 辩论：分析 B 项所列的信念是否符合逻辑，理由是什么。

E. 效果：分析经过上述四步之后，我现在感觉如何。

(3)一般消极者安排在大病室内，以利于病人与恢复期病人交往。严重消极者安排在重病室内 24 小时重点监护，以防意外发生。对随时有自伤、自杀行为的病人，必要时可用约束带保护，请家属多陪护。

(4)对消极病人做到心中有数，密切观察病人动态，以防止意外发生，尤其在夜间、凌晨、交接班时。

(5)对症状"突然好转"的消极病人更要警惕，谨防病人伪装好转，伺机待工作人员疏忽时采取消极行动。

(6)服药时防藏药，累积后吞服自杀；测体温时防吞咬体温表；洗澡时防有意烫伤。

(7)夜深人静时病态思维会高度集中，消极意念加重而易发生意外，要及时做好病人的安眠处理。

(8)针对病情给病人精神上的温暖、支持、疏导、鼓励。帮助病人排解消极的情绪以及想自杀的意念，树立自信心，培养生活情趣。

(9)加强科普宣教，对恢复期病人应举办一些有关精神症状知识讲座，使他们了解精神疾病发病诱因、表现、治疗方法及预防措施等，以增强病人战胜疾病的信心。对曾有自杀行为的病人出院前可发放危机干预卡，提供有心理危机时的应对方法、心理医师的联系方式，以帮助病人度过危机期。

四、心理护理效果评价

在对老年人自杀问题进行心理评估和护理后，要做好评估工作和案例总结，做好结案工作；做好跟进计划。检查心理护理目标是否达成，效果如何，干预的成果是否实现，可以对老年人本人进行访谈观察其心理行为的改变情况，也可以通过对家人的了解来评估心理护理效果。在总结的基础上，与老年人及家属商讨后阶段的跟进计划。

 拓展训练

央广网扬州 10 月 31 日消息 据中国之声《新闻纵横》报道，《新闻纵横》昨天关注了这一则新闻："扬州 75 岁的患癌老人夏居茂为了不给养女增添负担，几天前留下一封遗书后，悄悄从扬州江都区出租屋中出走。"这件事经过当时接警民警戴华的微博发布后，这两天在网络上也引发了寻人的爱心接力。但不幸的消息传来，警方只找到了老人的遗体。

思考:

1. 夏奶奶选择自杀的原因有哪些?

2. 如何为夏奶奶这样的老人开展心理护理,帮助其度过困境?

请同学们分组讨论、分析,并以小组为单位展示讨论结果,或角色扮演心理护理过程。

 推荐阅读

1. 惠淑英. 自杀心理危机干预. 北京:电子工业出版社,2021

2. 刘燕舞. 农民自杀研究. 北京:社会科学文献出版社,2014

任务九

老年人出走的防范与心理护理

学习目标

素质目标: 具有对老年人出走行为的高度敏感;
具有强烈的责任心和耐心。

知识目标: 掌握老年人出走的原因和类型;
了解出走老年人的心理护理技巧。

能力目标: 能对老年人出走作出正确的判断;
能为老年人出走提供预防和心理干预的方案。

工作任务描述

2014年10月24日晚10时许,蓝田县公安局城关派出所接辖区一宾馆报警称:宾馆内住进一位93岁老人,孤独一人,担心老人出意外,可老人又不说家人的信息。接警后,民警及时赶到宾馆了解情况。老人姓王,经民警拉家常耐心劝说,老人才说出自己是蓝田一家单位的退休职工,民警立即赶赴该单位了解情况。由于老人退休较早,单位工作人员对老人的信息掌握不详,只知道老人是长安区细柳人,民警又联系长安警方在细柳街办各村查找。功夫不负有心人,10月25日上午8时许,民警联系到了老人的大儿子,这才得知老人因琐事与大儿子闹别扭,于24日上午负气离家出走,全家老小找了整整一天,焦急万分。

思考:

1. 老人可能出现了什么问题行为? 该行为出现的原因是什么?

2. 如何对老人进行心理护理?

基本知识准备

一、老年人出走的原因

(一)身体和精神疾病

1. 精神疾病

这是老年人出走最常见的原因。部分精神病老人由于缺乏对自身疾病的自知力,不认为自己有病，拒绝接受治疗而出走；有的病人受幻觉妄想的支配，尤其是被害妄想病人，将医院视为是对其进行迫害的地方而设法逃离医院；偏执妄想的病人可能为了实现其病态心理(如嫉妒狂)而离开医院去对其配偶进行跟踪；自罪自责妄想病人有自杀意念，但医院防范严密达不到目的而寻找机会离开医院。这些均可导致精神病人出走。

2. 身患绝症

有些老年人由于身体被检查出患有绝症，知道自己不久于人世，更担心孩子负担不了这么昂贵的医药费，选择逃避的方式离家出走，甚至准备客死他乡。

(二)管理不当

1. 机构工作人员责任心不强

有的病人出走是由于工作人员责任心不强所致。有些护理人员没有严格遵守养老院的规章制度(如巡视制度、探视制度)，或上班时间精力不集中，擅自离岗，睡觉，做私事等，导致老年人走出养老院，特别是阿尔茨海默病的病人，更加容易出走。

2. 机构安全设施和安全制度不到位

有些养老机构或者福利院由于设施陈旧，没有达到养老机构安全设施的标准，安全检查不到位或者不严，门窗不牢靠或钥匙保管不严均可使老人有机会离开房间或养老院。有些条件一般的养老院让老年人随便出入，很容易导致老年人出走。另外是机构的管理制度不严，领导执行制度走过场，不落实，导致老人利用管理的漏洞或者交接班时出走。

(三)环境不适

很多老年人由于在家的生活方式和环境的改变，或者机构的环境单调、活动受限制而不由自主地离开，这多见于意识清醒的老人；也有些老人因思念家人或放心不下工作而出走；还有极少数的老人会因为护理人员工作态度不好而对工作人员心生厌恶而出走。

二、老年人出走的分类

对于集中供养老年人出走的分类并不是十分准确，不管是从出走者的动机还是从出走带来的后果来看，每一例出走行为都很难归纳为其中一类，各种类型的出走行为是互为原因、相互联系的。从调查的出走现象来看，主要有不适型出走、失落型出走、受挫型出走和恋家型出走。

(一)不适型出走

不适型出走是指老年人从熟悉的生活环境中离开到陌生的养老机构生活，环境的重新安置与生活方式的改变会给他们带来生理和心理上的困扰，个人需要调整和适应才能习惯。尤其是对于那些非自愿选择到养老机构的老年人，这种困扰更会导致他们因失去平常的习惯生活而使心情变得混乱和抑郁。当他们不能适应养老机构的生活时，就会产生出走的念头。老人们的不适应状况，可能源于以下两个方面：首先是生理上的不适应。老年人住养老院面临失去熟悉的家庭环境、失去自己对生活的控制以及不能经常见到家人的困难。同时，老年人不能适应养老机构的空间限制以及生活方式，使得老年人自己有出走的倾向。其次表现为心理上的不适应。入住养老院有专门的人员照顾,生活质量是可以保障的,但是老人普遍反映没有归属感。还有的老年人觉得是家人嫌弃自己老了,拖累儿女的生活了,才被送到养老院来的,心里不愿意主动适应新的生活。

(二)失落型出走

失落型出走是指老年人从家庭主体角色转化为配角,由曾经被依赖被尊敬的角色转化为对子女以及对养老机构工作人员的依赖,由创造价值的角色转变为家庭和社会的负担,失落感由此而生。宋宝安指出这种身份和角色的改变使老年人总有一种被社会遗弃和边缘化的感觉,有一种社会失落感。首先,生理的老化使老年人对外界和体内刺激的接收和反应减弱,由此导致的闭目塞听、社交活动减少,常常感到孤独和寂寞。老年人的生理衰退而不能重新回到劳动力市场参与竞争,他们的物质财富、成就和其他社会性资源会随着年龄的增加而减少,在社会中处于依赖和屈从的角色。其次,社会因素对心理健康的影响,老人从职业角色转化到闲暇角色,伴随着收入减少以及自我价值的消失,失落感和自卑感由此产生。

(三)受挫型出走

受挫型出走主要表现为老年人与养老机构的护理人员相处不和谐、与其他老年人之间发生摩擦以及养老机构严格的纪律限制,使得老年人心理受到伤害,甚至感到抑郁和羞辱。在调查中发现有一例受挫型出走的案例。有一位老人,身体有残疾且无劳动能力,能够享受五保待遇是很幸运的。由敬老院提供衣食住行、医药费以及丧葬费,应该是较为理想养老方式。但是,曾经被管理员批评过,心理阴影始终笼罩着他,经常有出走的念头。在与老年人的接触中发现,有些老人普遍反映心里不痛快,上了年纪还被小辈批评,离开了又怕没人伺候。为何老人们普遍感到不痛快?主要有以下两个原因:首先,由于老年人新陈代谢逐渐衰退、身体反应迟钝、行动缓慢,经常弄脏衣服、被褥以及卫生间,难免遭到护理人员的抱怨以及说教,得不到应有的尊敬。其次,受到年龄、身体状况、生活经历以及来自家庭背景的影响,老年人之间也会产生矛盾,一般表现为多疑、暴躁,不愿意与院内老年人交往。

(四)恋家型出走

恋家型出走是指在养老院生活的老年人渴望回归家庭,享受子女绕膝的天伦之乐。这类型出走的老年人都希望回到熟悉的生活环境和居住环境中,能和子女一起生活,安度晚年。对于大多数老人来说,家庭给予的物质支持和精神慰藉是非常重要的,"养儿防老"的观念仍然根深蒂固。但是年轻人经历了改革开放和社会的巨大变革,他们的家庭观念和生活方式也正在发生重大变化,历史上"父母在,不远游"的意识基本消失。父母和子女的矛盾凸显出来,子女可以心安理得地送老人去养老院安度晚年,但老人却无法接受这种安排。吴明曾对 317 位老年人进行的调查显示:82.56% 的老人愿意在家养老,和亲人在一起;剩下选择机构式护理的老年人,有 42.45% 的人是因为"不愿意给家人增加负担";15.49% 的人是"家人太忙没有时间"。由此可以看出,老人们愿意在家养老,便不难理解养老机构老人因想家而出走的现象。

工作任务分解与实施

一、心理护理评估

多数老人在出走前都会有一些异常表现，护理人员应注意观察，采取措施，避免出走行为的发生。如有的老人在出走前可出现焦虑、坐立不安、东张西望、不睡或睡眠时间减少等现象。

意识清醒的老人常采用比较隐秘的方式出走，平时创造条件，放松护理人员的警惕，其成功的可能性相对较大。如他们主动与护理人员交流，做一些力所能及的事情以获得护理人员的信任，并经常对房间或养老院的环境进行观察，找到防范比较薄弱的时机或地方（如交接班时或不牢靠的门窗），一旦机会成熟便趁机出走。而意识不清或处于朦胧状态的老人其出走往往不讲求时间和方式，其出走无目的、无计划，多受幻觉、妄想支配，即使是白天也会旁若无人往外走，稍加防范就可发现，故成功的可能性相对较小。一旦成功不易寻找，故其危害性较大。

二、心理护理诊断

对可能发生的出走行为判断，相关因素见出走原因的评估。

有潜在的暴力行为（针对自己或他人），其相关因素主要为：环境不允许出走；出走后缺乏监护，行为控制能力差；实现出走的目的（如自杀）等。

三、心理护理计划制定

根据对老年人出走行为特点的评估与原因分析，制定针对性的护理目标与措施，目标应包括具体要达到的结果及时间，措施具有可操作性。

四、心理护理实施

（1）鼓励老人参加集体活动，以消解老人的逃跑意念。

（2）针对老人的情况开展谈心活动，满足老人的合理要求，使老人安心在养老院。

（3）对有逃跑企图的老人，要及时掌握，重点观察其动态，以及时发现潜逃的迹象，采取措施，谨防老人出走。对企图逃跑的老人宜安置在容易看到的房间，以便随时监护。

（4）交接班时，必须清点老人人数。老人进出房间（如洗澡、散步、会客结束），或户外活动时，密切注意老人动向，经常清点老人人数。

（5）对潜逃未遂，出走后找回的老人，应加以关心，了解出走的原因，帮助解决具体问题，绝不责难老人。

（6）工作人员增强责任心。加强巡视，不定时为好，尤其是晚夜班工作人员不能出现打瞌睡的现象，以免老人有可乘之机。工作人员态度应和蔼，对老人提出的合理要求应尽量满足，解决不了的应耐心细致地解释，避免用简单生硬的语言刺激老人。

（7）集体外出活动时要随时注意每个老人的动向，有逃跑的病人不能外出活动，活动前后清点人数。老人外出治疗要有专人护理，以防止老人出走。

（8）发生出走事件后要立即报告护士长或护理部主任，积极组织力量寻找，并及时通知家属取得合作。要慎重对待出走养老院的老人，切忌惩罚，做好心理护理，重视交接班，防止出走再次发生。

五、心理护理效果评价

在对老年人出走问题进行心理护理后，要做好效果评价工作和案例总结，做好结案工作，做好跟进计划。检查心理护理目标是否达成，效果如何，可以对老年人本人进行访谈观察其心理行为的改变情况，也可以通过对家人的了解来评估心理护理效果。在总结的基础上，与老年人及家属商讨后阶段的跟进计划。

练习题(扫二维码查看练习题答案)

一、名词解释

1. 老年心理障碍
2. 抑郁症
3. 老年疑病症
4. 阿尔茨海默病
5. 睡眠障碍

二、简答题

1. 常见的老年心理障碍有哪些？
2. 如何开展老年焦虑症的心理护理？
3. 老年抑郁症临床症状主要有哪些？
4. 老年睡眠障碍心理护理措施有哪些？
5. 简述老年人暴力行为的心理护理措施。
6. 简述老年人出走的原因及心理护理措施。

三、案例题

70岁的赵爷爷，患食道癌两年，中年与妻子离异，小儿子判给了妻子，大儿子和女儿判给了自己，赵爷爷的小儿子一直对父亲有意见，不肯来看父亲，大儿子忙于生计，也少有时间来陪伴。女儿为了给父亲治病，到处求医问药，赵爷爷觉得自己给原本不富裕的女儿增加了负担，也觉得自己对不起小儿子，没给他父爱。近一年来，疾病也让他痛不欲生，一天到晚郁郁寡欢，无精打采，几次想自杀，都被女儿发现并阻止。有一天趁女儿外出，赵爷爷用小刀割向手腕……

请问：

1. 引起赵爷爷这种行为的原因是什么？
2. 对赵爷爷的自杀行为，如何进行预防？

项目五　老年人心身疾病与心理护理

 项目情境聚焦

　　心身疾病是与心理和社会因素密切相关，以躯体症状表现为主的疾病，疾病的发生、发展以及转归过程中都与心理、社会因素的刺激有关。心理护理是在对病人的护理过程中，运用心理学方法，通过改变病人的心理状态和行为，促使病人达到身心康复的一项工作。随着年龄的增长，老年人由于机体各器官的生理功能不断衰退和免疫机能的下降，易患多种疾病。疾病的折磨也使他们产生复杂的心理状态，心理过程和心理特征也会发生相应的变化，形成老年人所特有的心理特点。因此，了解老年人心理活动特点，提高老年人的心理健康水平，使老年人在身心愉快的状态下度过晚年，已成为当今心理护理工作的重要内容之一。同时针对老年人的特点，对老年人的心理进行护理指导，以提高老年人的心理健康水平和生存质量。

（扫二维码看：项目五思政案例：七旬老人浑身疼 不是"身病"是心病）

思考与讨论：谈谈对老年人心身疾病的理解，为有心身疾病的老年人开展心理护理要具备哪些素质？

任务一
老年人心身疾病的基本认知

学习目标

素质目标: 具有同理心, 尊重理解患有心身疾病的老年人;
善于沟通, 具有亲和力。

知识目标: 掌握心身疾病的概念及范围;
了解心身疾病的致病因素;
了解老年人常见的心身疾病。

能力目标: 能对老年人常见心身疾病进行识别;
能对老年人心身疾病提供防范措施。

工作任务描述

李女士, 68岁, 初中文化。冠心病病史5年, 一直口服药物控制, 病情稳定。1天前李女士与家人生气后未吃晚饭, 早上起床后自觉心前区不适, 胸部疼痛, 并有短暂的晕厥, 立即来医院就诊, 当时查体无阳性反应, 血压正常, 心电图检查均正常, 医生告知她晕厥可能是因为短暂性的低血糖造成的, 开了一些口服药并让其回家休息。自此, 李女士开始每天担心自己是不是冠心病又犯了, 或者是加重了, 逐渐出现夜间入睡困难、烦躁不安、周身乏力、精神紧张等状况, 要求老伴时刻陪在身边, 并且反复地去医院检查身体, 但均未见异常。

思考:
1. 李女士出现了什么问题, 并分析原因?
2. 如何对李女士进行心理治疗?

基本知识准备

随着科学技术的不断发展, 医学科学正在由"生物医学模式"向"生物—心理—社会模式"转变, 心理和社会因素对健康和疾病的影响作用也相应地得到了重视。所谓心理因素, 系指个体在心理活动中所产生的冲突、紧张、不良行为和人格特征等。这些因素与人们熟知的病毒、细菌、遗传一样也能引起躯体疾病。社会的进步与发展使人们的生活节奏日益加快, 竞争意识越来越强, 心身疾病的患病率也逐年升高, 它以惊人的高发病率与高病死率冲击和改变着疾病谱和死亡谱。据一些发达国家的调查，在综合医院门诊患者中，略高于1/3的是躯体疾病，不到1/3的是神经症，其余1/3是心身疾病。

一、概述

(一)心身疾病的概念

所谓心身疾病，又称心理生理障碍，是与精神紧张有关的躯体疾病。它们具有器质性疾病的表现(如冠状动脉硬化)或确定的病理生理基础(如偏头痛)，但心理、社会因素在疾病的发生、发展、治疗和预后中有相当重要的作用。

心身疾病可按狭义和广义两个不同的概念加以界定。狭义：因社会心理因素而引起的躯体疾病；广义：除了狭义界定的内容之外，另还含有两层界定：(1)虽然是由生物因素引起的器质性病变，但心理应激作为第二位的因素在疾病的发生和发展中起着重要作用；(2)由心理因素引起的精神疾病，但却表现为躯体症状，虽然一些学者认为，狭义的界定便于临床操作，但实际上广义的概念更吻合医学模式由生物医学模式向生物－心理－社会医学模式的转变，它包含了社会因素所致的疾病以及在疾病的发生发展过程中心理社会因素起着重要作用的躯体疾病，如原发性高血压、冠心病、糖尿病、恶性肿瘤、消化性溃疡、支气管哮喘、紧张性头痛、月经异常、皮肤瘙痒症、荨麻疹等。

(1)心身反应指精神性刺激引起的心理反应，当刺激除去，反应也就恢复。

(2)心身障碍指精神刺激引起的功能障碍，但没有器质性变化。

(3)心身疾病指精神刺激引起的器质性病变。

其特点：①心理社会应激因素在疾病的发生、发展及预后中起主要或重要的作用；②生物或躯体因素是某些心身疾病发生和发展的基础，心理社会应激往往起到"扳机"作用；③机体的个性特征是心身疾病的易患素质；④心身疾病以躯体的功能性或器质性病变为主，一般有比较明确的病理生理过程；⑤心身疾病通常发生在植物神经系统支配的系统或器官；⑥在心身疾病的治疗中应用心身综合治疗能收到较显著的效果。

(二)心身疾病的范围

心身疾病所包括的范围很广，包括由情绪因素所引起的，以躯体症状为主要表现，受植物神经所支配的系统或器官的疾病。其特点是均可在心理应激后起病，在情绪影响下恶化、心理治疗有助于病情的康复。

1. 内科心身疾病

(1)心血管系统：原发性高血压，原发性低血压，冠心病(心绞痛、心肌梗死)，阵发性心动过速，心动过缓，期前收缩，神经性循环衰弱症，雷诺氏病等。

(2)消化系统：胃十二指肠溃疡，神经性呕吐，神经性厌食，贲门痉挛，幽门痉挛，过敏性结肠炎，溃疡性结肠炎，习惯性便秘，直肠刺激综合征等。

(3)呼吸系统：支气管哮喘，心源性呼吸困难，过度换气综合征，神经性咳嗽等。

(4)神经系统：偏头痛，肌紧张性头痛，自主神经失调症，心因性运动异常，心因性知觉异常，慢性疲劳等。

(5)内分泌系统：甲状腺功能亢进，副甲状腺功能亢进，副甲状腺机能低下，阿迪森氏病，垂体机能低下，糖尿病，低血糖等。

2. 外科

全身性肌肉痛，脊椎过敏，过敏性膀胱炎，类风湿性关节炎等。

3. 妇科

痛经，月经不调，经前期紧张综合征，功能性子宫出血，功能性不孕症，性欲减退，更年期综合征，心因性闭经等。

4. 儿科

心因性发烧，遗尿症，遗粪症，周期性呕吐，胃肠功能紊乱症，脐周痛和心因性呼吸困难等。

5. 眼科

原发性青光眼，低眼压综合征，中心性视网膜炎，眼肌疲劳，眼肌痉挛等。

6. 口腔科

心因性齿痛，下颌关节炎症，原发性慢性口腔溃疡，特发性舌痛症，口臭，唾液分泌异常，咀嚼肌痉挛等。

7. 耳鼻喉科

美尼尔综合征，咽喉部异物感，耳鸣，晕车，口吃等。

8. 皮肤科

神经性皮炎，皮肤瘙痒症，慢性荨麻疹，湿疹，圆形脱发，多汗症，牛皮癣，白癜风等。

9. 其他与心理社会因素有关的疾病

癌症，肥胖症等。

需要指出的是，并不是患上述疾病的人都是心身疾病的患者，只有患上述疾病的患者在患病的过程中，心理社会因素起了重要作用之时，我们才可以说他患的是心身疾病。也就是说上述疾病和心身疾病之间，并不存在一一对应的关系，只不过和其他疾病相比，这些疾病更容易遭受心理社会因素的影响。临床工作者在临床工作过程中，每当遇到罹患这类疾病的患者时，就更应该牢固树立心身相关的思想。

二、心身疾病的致病因素

目前认为是心理生理学理论中的应激源通过中介机制导致心身疾病。心理神经中介途径、心理神经内分泌途径和心理神经免疫学途径是心理社会因素造成心身疾病的三项形态学意义上的心理生理中介机制。由于不同的人对心理社会因素可能产生不同的生物学反应，以及不同生物反应过程涉及不同的器官组织。因而不同的疾病可能存在不同的心理生理中介途径。

(一)社会文化因素

社会文化因素是指人们生活和工作环境、人际关系、家庭状况、社会角色和经济状况等。现代社会，工业化和科学技术迅猛发展，生活和工作节奏加快，竞争日趋激烈，加之噪声、污染、人口密集、交通拥挤等，都会造成不同程度的紧张，这些都是影响健康的社会因素。流行病学调查中发现：不同的社会文化背景与某些心身疾病有关。以冠心病为例，调查几个国家的结果发现冠心病发病率最高的是美国和芬兰；其次是希腊和日本，而最低的为尼日利亚。居住在非洲的黑人高血压患病率较生活在美国北方大城市的黑人低，因其在美国社会经济条件差，暴力事件多，人口密度大，迁居率、离婚率高，所以患高血压者多；而在工作压力较大的日本，居民的主要死因之一为高血压病。我国北京、上海、广州、西安等地的调查结果表明，冠心病的发病率，脑力劳动者比体力劳动者高；而从事紧张和繁重脑力劳动者，又比一般脑力劳动者高。城市居民由于学习及就业压力大，生活节奏快，人际关系复杂，患高血压患病率明显高于农村居民。这些事实证明，社会心理压力与高血压的发生具有密切联系。

 小知识

冠心病的一级预防

冠心病的一级预防——即对危险因素的干预。公认的冠心病危险因素包括：男性，有过早患冠心病的家族史、吸烟、高血压、高密度脂蛋白胆固醇(HDL-C)浓度经重复测定仍<0.9毫摩/升(35毫克/分升)、糖尿病，有明确的脑血管或周围血管阻塞的既往史，重度肥胖(超重≥30%)。除性别与家族史外，其他危险因素都可以治疗或预防。

(1)降低血压：血压升高、高胆固醇血症和吸烟被认为是冠心病最主要的三个危险因素，因此应避免以上因素。

(2)降低血清胆固醇：实验表明，只有维持较长时间的理想胆固醇水平，才能达到预防冠心病的发病或不加重冠心病的目的。建议主要通过非药物途径在人群中预防血脂升高。

(3)宣传戒烟和劝阻吸烟：应采取各种措施向无烟社会迈进，例如，禁止青少年吸烟，提倡中年人戒烟，劝告老年人少吸或吸低毒烟等。

(4)减肥：主要是减少热量的摄入和增加运动量，超重和肥胖者应减少热量。但通过极低的热量摄入或完全饥饿以达到迅速减重的方法，是不可取的。

(二)心理因素

人的心理活动通常与某种情绪活动相关联，如愤怒、恐惧、焦虑、忧愁、悲伤、痛苦等情绪虽然是适应环境的一种必要反应，但强度过大或时间过久，都会使人的心理活动失去平衡，导致神经系统功能失调，内分泌失调、血压持续升高等病变，从而导致某些器官、系统的疾病。愤怒与收缩压增高有关，如果愤怒被抑制，或对自己的行为感到内疚，可引起交感神经功能亢进，使肾上腺素和去甲肾上腺素含量增高而导致原发性高血压。

心脏病患者情绪紧张时可出现心律失常，如阵发性房性心动过速、房性或室性早搏。愤怒、激动、焦虑、恐惧都能使胃液分泌和酸度升高，引起消化性溃疡；而抑郁、悲伤则可使胃液分泌减少和胃肠蠕动减慢，引起腹胀；长期焦虑还可使充血的胃黏膜糜烂。

支气管哮喘病人,心理因素起重要作用者约占30%。哮喘的病程可因心理因素而改变。有些儿童的哮喘只在家中发作,在学校则不发作,甚至在两种场合都接触同样的致敏原也是如此。说明心理因素起着重要作用,甚至有些哮喘患者可由条件反射而引起哮喘发作。

(三)个体易感性

1. 生理始基(analogue)(即心身疾病患者在患病前的生理特点)

在相同的心理社会刺激条件下如地震、洪水、战祸、灾荒等波及大量人口的刺激,其中只有一部分人得了心身疾病,或者在同样的刺激条件下,人群中会出现不同的心身疾病。差别的原因主要由个体的生理特点不同所致。对不同心身疾病有着不同的易感性(vulnerability)。如在溃疡发病过程中,胃蛋白酶的增高起重要作用,由于它消化了胃黏膜而造成溃疡。实际上,患者在病前,胃蛋白酶原的水平就已经比一般人高,因此可以认为高胃蛋白酶原的水平是消化性溃疡病的生理始基。然而有溃疡病生理始基并不一定会有溃疡病。因为人群中有相当多的人具有这一特征,而其中只有一部分溃疡病患者是由于社会心理刺激对他们起着"扳机"(trigger)作用,说明只有生理始基和社会心理刺激同时存在的情况下,才会有溃疡病的产生。

现已发现,高甘油三酯血症是冠心病的生理始基,高蛋白结合碘则为甲状腺功能亢进的生理始基,高尿酸血症是痛风症的生理始基。通过对生理始基的研究可以了解心身疾病的发病机制,而且也可以为疾病的预防提供重要线索。

2. 中介机制(mediator)

心理一社会因素以各种方式影响大脑皮层的功能,而大脑皮层则通过植物神经系统、内分泌系统、神经递质系统和免疫系统这些重要的生理中介机制,影响内环境的平衡,使靶器官产生病变。内分泌系统在维持机体内环境的稳定中起着至关重要的作用。

(1)植物神经系统:当植物神经系统的功能发生过于急剧或持久的改变时,即可能造成心、肺、胃、肠、血管、腺体、皮肤、肌肉等器官和组织持久地活动过度或不足,导致器质性病变,这就是心身疾病发病机制的早期假说:心理因素—大脑皮质功能改变—植物神经功能改变—内脏功能障碍—内脏形态学改变,如结肠过敏症等。

(2)内分泌系统:内分泌系统在维持内环境稳定方面起着重要作用。心理因素或情绪状态与内分泌功能状态之间的相互影响在心身疾病的发生发展过程中起着重要作用。

(3)神经递质系统:在情绪应激时都伴有中枢儿茶酚胺浓度的升高,另一中枢神经递质5-羟色胺的水平下降。中枢神经递质的改变,可以继发地导致植物神经功能和内分泌腺体活动的改变,并可相互影响、相互制约。这些改变在心身疾病的发生发展过程中都起到一定的作用。

(4)免疫系统:在社会心理应激情况下,可影响到T细胞的功能,导致免疫功能的紊乱或减退。

(四)人格特征

近代的研究资料支持这样一种观点,即有些心身患者疾病具有特殊的人格特征。

长期处于孤独、矛盾、抑郁和失望情绪下的人易患癌症。冠心病发作的主要原因是过度操劳和精力消耗，大多数病人属于 A 型行为模式（type A behavioral pattern）或称为"冠心病个性"。A 型行为类型与冠心病之间存在着明确的关系，经常出现抑郁的冠心病患者更易患心肌梗死。

三、心身疾病的发病机制

（一）心理动力学理论

在 20 世纪 30 年代至 50 年代之间，心理动力学理论在心身疾病研究中占据主导地位。这一理论的代表人物是"心身医学"学派的创始者亚历山大（Alexander，F.）和邓巴（Dunbar，F.），亚历山大强调心理冲突在心身疾病中的作用，提出心身疾病发病的三个要素：未解决的心理冲突；身体器官的脆弱易感倾向；自主神经系统的过度活动性。亚历山大认为，只要根据一个人心理冲突的性质，就可以预言他将会患有何种心身疾病，这就是所谓的"冲突特异理论"。器官脆弱性（生理始基）在心身疾病发病中的作用，后来得到了一些实验研究的证实。邓巴认为人格类型同心身疾病有特异关系，提出"疾病的人格特异性理论"。该理论认为，患有同一疾病的病人具有类似的人格特征，某些人格类型的人易患某种类型的心身疾病。通过了解一个人的心理概貌，就可以预言他将患何种心身疾病。她推断：具有奋力工作、紧张和雄心勃勃人格特征的人易患冠心病，并为后来的研究所证实。

（二）心理生理学理论

这条途径以坎农的生理学、塞里的应激学说以及巴甫洛夫、贝柯夫与谢切诺夫的条件反射研究与"皮质内脏相关学说"为基础，注重通过心理生理学的实验，探讨有意识的心理活动同身体的生理变化间的关系，从而揭示心理因素导致心身疾病的心理生理机制。马森和塞里证实，心理因素在应激的生理反应中起重要调节作用，心理社会刺激也能引起生理的应激反应。现代心身医学研究证明，心理社会因素是通过中枢神经、内分泌和免疫三个系统作为生理中介机制而引起心身疾病。

（三）行为学习理论

该理论的基础是条件反射学说或学习理论。行为学习理论认为，某些社会环境刺激引发个体习得性心理和生理反应，表现为情绪紧张、呼吸加快、血压升高等，由于个体差异，或环境因素的强化，通过条件反射的作用，使得习得性的心理和生理反应被固定下来，最终演变成为症状和疾病。例如，哮喘儿童可因为哮喘发作会得到父母格外的关照而被强化。医学生中常见一种现象，学习什么疾病，就出现什么病的症状，这属于认知后的自我暗示，是一个自我强化的过程。

（四）心身疾病发病机制的现代假说

一般认为，在心身疾病的发病机制中，有四个关键环节：心理社会因素→生理反应→器官脆弱性→心身疾病。

(1)心理社会刺激信息传入大脑。心理社会刺激物被感知，信息传入大脑皮层并得到加工处理和储存,使现实刺激加工转换成抽象的观念。该过程的关键问题是认知评价、人格特征、社会支持、应对资源等中介因素的作用。认知评价的作用受到特别关注,因为心理社会刺激必须经过个体的认知评价才能引起应激反应。

(2)大脑皮质联合区的信息加工。联合区将传入信息通过与边缘系统的联络,转化为带有情绪色彩的内脏活动,通过与运动前区的联络,构成随意行动传出。

(3)传出信息触发应激系统引起生理反应。包括促肾上腺皮质激素释放激素的释放、蓝斑—去甲肾上腺素/自主神经系统的变化,进而影响垂体—肾上腺皮质轴及自主神经支配的组织,表现为神经—内分泌—免疫系统的整体变化。在皮质的调控下,通过影响交感神经的活动调节肾上腺髓质分泌肾上腺素,使机体对应激做出整体反应。

(4)心身疾病的发生强烈或长期的应激反应造成薄弱器官或系统的损害,最终使人患心身疾病。

四、心身疾病的预防与诊断治疗

(一)心身疾病的预防

心身疾病是心理因素和生物因素联合作用的结果,因而心身疾病的预防也应同时从心、身两方面着手;心理社会因素通常需要长时间作用才会引起心身疾病,所以心身疾病预防应从早做起,防患于未然,做到以下三方面:培养健全的人格特征、锻炼对突发生活事件的应对能力及承受能力、建立良好的社会人际关系。

(二)心身疾病诊断原则

心身疾病的诊断除了采集病史和体格检查之外,还应在心身疾病有关理论指导下,结合病史通过交谈和相关心理测验对病人的心理社会因素作出评估,按以下标准作出诊断。

(1)发病前有明确的心理社会因素存在。心理和社会因素为疾病的主要发病原因。

(2)躯体有明确的症状、器质性变化或明确的病理性过程(如呕吐)。

(3)病情的缓解和加剧与情绪心理因素密切相关。

(4)一定的个性特征成为对某些疾病的易感因素。

(5)不符合躯体疾病及神经症的诊断。

(三)心身疾病的治疗

心身疾病应采取心、身相结合的治疗原则,但对于具体病例,则应各有侧重。对于急性发病而又躯体症状严重的病人,应以躯体对症治疗为主,辅之以心理治疗。

1. 治疗原则

(1)治疗心身疾病是医务人员普遍的职责,不再仅仅是精神卫生机构的工作。

(2)心身相结合,药物与心理治疗并重,以药物控制症状,同时开展心理治疗,药物与心理治疗并重。

(3)及早治疗,剂量适当,疗程充分。明确诊断后及早、足量给药,尽量避免转为慢性。疗程充分体现在:①药效不是立即出现;②给予一定的维持量,不能见好就收;③避免无原则频繁换药。

（4）心理治疗要个性化，根据不同病人各有所侧重。

2. 心理干预目标

对心身疾病实施心理治疗主要围绕以下三个目标。

（1）消除心理社会紧张刺激因素。

（2）消除心理学病因：例如对冠心病病人，在其病情基本稳定后指导其对A型行为和其他冠心病危险因素进行综合行为矫正，帮助其改变认知模式，改变生活环境以减少心理刺激，逆转心身疾病的心理病理过程，使之向健康方面发展。

（3）消除生物学症状：这主要是通过心理学技术直接改变病人的生物学过程，提高身体素质，促进疾病的康复。

3. 治疗手段方法

心身疾病的治疗，要兼顾病人的生物学和心理社会诸方面的表现。一方面要采用有效的生物医学手段，在躯体水平上处理实在的病理过程；另一方面必须在心理和社会水平上加以干预或治疗。

（1）适应环境：尽可能帮助患者适应生活和工作环境，减少或消除应激源。

（2）药物治疗：对心身疾病的基本治疗手段，但并不能保证根治。可在医生指导下服用抗焦虑药，对消除焦虑、紧张有良好作用，可促进疾病的恢复。

（3）心理治疗：保证解除患者的疑虑等治疗外，还应根据具体病情使用认知疗法、行为治疗、生物反馈治疗、松弛训练、自我训练（自我矫正、自我中和）等心理治疗方法。

行为治疗：是以学习原理为基础的一种治疗方法。让患者学会和适应新的反应方式，消除或克服旧的病态的反应方式，以纠正、克服或消除病态症状。主要训练患者控制自己的行为。

生物反馈治疗：借助于仪器，让患者能通过学习来改变自己的行为或矫正内脏的反应。

自我训练：可分为自我矫正、自我中和。自我矫正是一种自我训练的方法。自我中和是缓解受压抑的心身症状。治疗时采取自我释放、自我疏泄和自我言语表达的方法，在进行疏泄时，一旦在自我训练后感到有所改善，可引导患者更主动地发泄或讲出心理和躯体的症状。

五、老年人常见的心身疾病

（一）原发性高血压

原发性高血压（Primary hypertention）是一种以动脉血压升高为主要表现，以全身细小动脉硬化为基本病变的被最早确认的心身疾病，近年来其发病率有上升趋势。高血压不仅发病率高，而且并发症多，是脑卒中、冠心病的主要危险因素。此病由综合性因素所致，心理社会因素与其发生有密切关系，患高血压的个体易出现某些心理反应，对高血压患者，尤其是早期高血压患者进行心理社会干预，效果较好。与原发性高血压有关的心理社会因素有：慢性应激、职业性质、生活变故及创伤性生活事件、A

型行为。心理社会和行为因素在高血压发病学中有重要的作用。

(二)冠心病

冠心病是冠状动脉硬化性心脏病(Coronary heart disease CHD)的简称。这是一种由于各种原因使冠状动脉发生粥样硬化并使心肌产生缺血的心脏病,是当今世界上危害人类健康和生命最严重而且死亡率最高的心身疾病。我国冠心病发病率10年增加2~3倍,发病总趋势是北方高于南方。冠心病致死率排在肿瘤、脑血管意外后,居第三位。大量研究认为,冠心病除与遗传、高血压、高血脂、糖尿病、吸烟、肥胖等因素有关外,还与心理应激、生活方式与习惯、A型行为、人际关系紧张及性格和情绪等多种行为和社会因素有关。

(三)糖尿病

糖尿病是一种综合征,是由于胰岛素缺乏或相对不足而引起的全身内分泌代谢性疾病。全球糖尿病病人已超过1.9亿,糖尿病病人最多的国家是印度,第二是中国,第三是美国。糖尿病发病率最高的是南太平洋岛国瑙鲁,50岁以上的人群几乎每2个人就有1人患糖尿病。临床主要表现为多食、多饮、多尿和消瘦,即所谓"三多一少"症状。其确切病因和发病机理目前尚未完全阐明。一般认为糖尿病病因是多元性的,是遗传和环境共同作用的结果。遗传因素的作用已经得到同卵双生儿研究和家族调查证实:2型糖尿病同病率为91%,1型糖尿病为56%。说明在2型糖尿病的病因中,遗传因素占主导地位。但是,遗传因素还不能完全解释所有的糖尿病人。绝大多数1型糖尿病是自身免疫性疾病的发生,在遗传背景的基础上,环境因素的影响也是必要的。环境因素包括生物学和心理社会两大类。生物学环境因素有病毒感染和肥胖等;心理社会因素包括生活与工作中的重大变故、挫折和心理冲突等。近年来研究提示,情绪、生活事件、人格、心理应激、生活方式等心理社会因素也是促发和加重糖尿病的重要原因。

(四)癌症

癌症是一种严重危害人类健康及生命的常见病、多发病。我国城市人口中,癌症已经位列人群死亡谱的前列,顺位超过心脑血管疾病。多数癌症的病因复杂,不能完全从生物学加以解释。尽管理化因素、病毒、慢性感染、遗传、药物、激素及年龄都已被证实为癌症发病的病因,但心理社会因素与癌症也有不可忽视的密切关系。心理社会因素对于癌症病人的存活时间与预后情况有着非常重要的影响,重视心理社会因素有助于癌症的防治。研究提示,不良的生活方式,如饮食、缺乏运动、吸烟、酗酒、肥胖、性行为、应激等危险因素,可能与癌症的发生发展有关,应该引起足够的重视。

(五)消化性溃疡

消化性溃疡是以胃或十二指肠慢性溃疡性病变为主的一种常见病。由于溃疡的形成与胃液的消化作用密切相关,故称为消化性溃疡。临床表现为周期性上腹部疼痛、反酸、嗳气。本病呈长期性反复发作。导致溃疡发生的直接因素是胃酸和胃蛋白酶在胃黏膜的屏障防御机能下降时产生的自身组织消化。急性消化性溃疡易发生于急性应激状态之后,如严重的外伤、脑出血等急性病症、严重的精神创伤,特别在毫无思想准备的情况下，遇到重大生活事件和社会的重大改变，如失业、丧偶、失子、离异、自然灾害和战争等强烈的心理应激等；慢性消化性溃疡的病因大致分两类：①生物因素造成胃酸、胃蛋白酶的消化作用与胃十二指肠黏膜的防御功能失调的生理因素；如幽门螺杆菌感染、胃壁细胞对促胃液素的敏感性增高、胃排空速度增加等；②社会心理因素，如过度的紧张刺激、剧烈的情绪变化、怨恨焦虑等。目前有学者认为，遗传、心理社会因素和幽门螺杆菌感染等多方面因素交互作用导致消化性溃疡。

(六)支气管哮喘

支气管哮喘是一种由于变态反应、植物神经功能失调引起的广泛性、可逆性的小支气管痉挛。临床上主要表现为发作性吸气性呼吸困难，并伴有哮鸣音。其病因主要有变应原、感染和心理社会因素。心理社会因素是重要的触发因素之一，主要与人格特征与应激有关。有学者对487例哮喘患者的研究表明：过敏因素为主者占29%，感染占40%，而心理因素为主者占30%。

(七)头痛

头痛是临床最常见的症状，它既可以伴发于全身性疾病，也可以作为某些疾病的特发症状。人的一生没有头痛体验的极少，可见头痛的重要性。造成头痛的生理原因是头部动脉扩张，但最初诱发头痛的原因则是心理因素。头痛患者往往性格内向，争强好胜且感情脆弱。常常遭受挫折和积压怨恨、愤怒，不能正常宣泄，久而久之，这种既想发泄又想极力压抑的矛盾冲突会直接激发头痛，有时候头痛是患者不满、怨恨、愤怒等情绪的宣泄方式的转换。

六、心身疾病的护理

(一)老年病人的心理健康教育

通过举办健康教育讲座、发放心理教育宣传手册，采集各种言语信息、利用社会支持系统等，帮助老年人改变错误认知和负性情绪，使老年人以理性、乐观、坚强的心态对待疾病，全面促进身心康复。

(二)老年病人的心理护理措施

1. 焦虑、恐惧的心理护理

通过与老年病人的接触、交流、观察，了解引起焦虑、恐惧的真正原因。在与老年病人交流时应注意语音语调，并给予适当的身体按摩抚触，尽量使老人感觉到亲切、安全、可信赖。为老人减轻思想负担，减轻其焦虑和恐惧情绪。

2. 孤独、抑郁的心理护理

尊重老人的生活习惯，协助其排忧解难。对于长期患病的老年人，应向其家属说明老人心理因素常与躯体疾病相关联，请家属给予理解和关心。在病情允许的情况下，鼓励其多进行室外活动，如散步、晒太阳、听广播、看娱乐节目等。让老年人多与外界接触，调整老人孤独、抑郁情绪，以促进康复。

3. 遗忘的心理护理

对患有遗忘症的老人，适当地进行脑力、体力活动，进行认知和回忆训练。如陪老人看带有图片的认字卡、数字卡，拿出老人年轻时喜欢的衣物、物品、照片，播放老人喜欢听的歌曲，辅以适当的讲解以增加脑血流量，改善、调节大脑功能，延缓记忆力衰减。通过合理膳食，适度的体力活动增加记忆的恢复，如陪老人进行简单的搭积木、推球等，训练老人的协调性。

4. 依赖的心理护理

老年人由于疾病、年龄等原因导致机体活动受限，出现不同程度的依赖。照顾者不但要给予细致周到的照护，还应鼓励老人自己进行一些力所能及的活动，制订每日活动计划，尽量减少不必要的帮助。对老人的进步及时给予肯定和表扬，让老人对身体康复充满信心，提高老人的日常生活能力。

5. 疑病的心理护理

充分理解和尊重老人。主观感觉异常、对自身感觉过度敏感的老年人，不要强硬训斥，要耐心、细致地解释目前的身体状况，改变其对自身的错误认知，并在解释时态度诚恳、语气坚决，不可模棱两可，避免再次引起老人的猜疑。转移注意力，引导其多与外界交流，鼓励老人多投身于感兴趣的事情中，如参加社会活动、钓鱼、养花等，减少对自身躯体健康的注意，尽量以乐观、轻松的心态面对生活。

 拓展训练

养老院里来了一位76岁的李大爷，是一位离休干部，自从来到这里后每日独自一人，不与其他老人交流，整日闷闷不乐，不思饮食，食欲减退。护理员小玲看到大爷的情况很着急，想尽一切办法去开导他，还为他准备了各式各样的好吃的，但是李大爷依旧每日呆坐在窗前，饭量极少，身体日渐消瘦，身体状况越来越差。与家属交谈后了解到，李大爷原来性格开朗，喜欢运动。但是退休后，性情大变，老伴去世后就变得更加严重。李大爷两个月前被诊断患有冠心病、高血压，住院治疗后病情得到控制。儿子忙于工作，无暇照顾老人，担心老人独自在家出现意外，没有征求老人的意见就将老人送到养老院。

思考：

1. 老人出现了哪些心理问题？原因是什么？
2. 怎样为老人进行心理护理，改善老人的心理状态？

 推荐阅读

1. 杨艳杰. 护理心理学. 北京：人民卫生出版社，2012
2. 潘芳，吉峰. 心身医学(第3版). 北京：人民卫生出版社，2018

任务二
老年人高血压与心理护理

学习目标

素质目标：具备对高血压老年人的同理心；
　　　　　具有良好的沟通交流能力。
知识目标：掌握老年高血压病的定义及临床表现；
　　　　　了解老年高血压患者的心理护理技巧。
能力目标：能对老年高血压病做出正确诊断；
　　　　　能为老年高血压患者实施心理护理。

工作任务描述

　　刘大爷，62岁，干部，身高175厘米，体重172斤。平日里喜欢吃腌制食品，整日大鱼大肉，吸烟史35年，每顿饭都要喝酒，脾气暴躁，易激惹。于1年多以前发现劳累或生气后常有头晕、头痛，头晕非旋转性，不伴恶心和呕吐，休息后则完全恢复正常，不影响日常工作和生活，因此未到医院看过。半年前社区体检时测血压140/90mmHg，嘱注意休息，未服药。今日不适症状加重，伴有恶心，来院治疗，测血压190/110mmHg，诊断为高血压，住院治疗。既往体健，无高血压、糖尿病和心、肾、脑疾病史，无药物过敏史。父亲死于高血压引发的脑出血。

　　思考：

　　1. 分析一下刘大爷患高血压病的原因。

　　2. 可以对刘大爷采取哪些心理护理措施？

基本知识准备

一、老年高血压定义

　　老年高血压是指年龄大于60岁，未使用降压药的情况下，血压持续或非同日三次以上收缩压≥140mmHg和（或）舒张压≥90mmHg。

二、临床表现

(一)一般表现

高血压按其临床表现特点和病程进展快慢，大致可分为缓进型(缓慢型)高血压和急进型(恶性)高血压。绝大多数原发性高血压(占原发性高血压 95％～99％)属于缓进型高血压，多见于中、老年，其特点是起病隐匿，进展缓慢，病程长达十多年至数十年。原发性高血压通常起病缓慢，早期常无症状，约半数患者因体检或因其他疾病就医时测量血压后，才发现血压增高，少数患者则在发生心、脑、肾等并发症后才被发现。不少病人一旦知道患有高血压后，反而会产生各种各样神经症样症状，诸如头晕、头胀、失眠、健忘、耳鸣、乏力、多梦、易激动等。体检时可听到主动脉瓣第二心音亢进、主动脉瓣区收缩期杂音或收缩早期喀喇音。持续高血压可有左心室肥厚并可闻及第四心音。

高血压病初期只是在精神紧张、情绪波动后血压暂时升高，随后可恢复正常，以后血压升高逐渐趋于明显而持久，但一天之内白昼与夜间血压仍有明显的差异。高血压病后期的临床表现常与心、脑、肾功能不全或器官并发症有关。

(二)并发症

血压持久升高可导致心、脑、肾、血管、视网膜等靶器官损害。

(1)心：高血压病的心脏损害症状主要与血压持续升高有关，后者可加重左心室后负荷，导致心肌肥厚，继之引起心腔扩大和反复心衰发作。此外，高血压是冠心病主要危险因子，常合并冠心病可出现心绞痛、心肌梗死等症状。

(2)脑：高血压可导致脑小动脉痉挛，产生头痛、眩晕、头胀、眼花等症状，当血压突然显著升高时可产生高血压脑病，出现剧烈头痛、呕吐、视力减退、抽搐、昏迷等脑水肿和颅内高压症状，若不及时抢救可以致死。高血压脑部最主要并发症是脑出血和脑梗死。高血压引起脑梗死多见于 60 岁以上伴有脑动脉硬化的老人，常在安静或睡眠时发生，但也有例外，不少患者白天发病，甚至在情绪激动时发生脑梗死。

(3)肾：原发性高血压肾损害主要与肾小动脉硬化有关，此外，与肾脏自身调节紊乱也有关。早期无泌尿系症状，随病情进展可出现夜尿增多伴尿电解质排泄增加，表明肾脏浓缩功能已开始减退。

高血压有严重肾损害时可出现慢性肾功能衰竭症状，患者可出现恶心、呕吐、厌食、代谢性酸中毒和电解质紊乱的症状，由于氮质潴留和尿毒症，患者常有贫血和神经系统症状，严重者可嗜睡、谵妄、昏迷、抽搐、口臭严重、消化道出血等。但高血压病人死于尿毒症者在我国仅占高血压死亡病例的 1.5％～5％，且多见于急进型高血压。

(4)血管：除心、脑、肾、血管病变外，严重高血压可促使形成主动脉夹层并破裂，常可致命。

(5)视网膜：高血压使视网膜小动脉早期发生痉挛，中央凹反射变窄，动脉管径狭窄；如血压长时间增高，视网膜动脉出现硬化改变，随着病情的发展，视网膜可出现出血、渗出、水肿，严重时出现视神经盘水肿。时间长久，这些渗出物质就沉积于视网膜上，眼底出现放射状蜡样小黄点，此时可引起病人的视觉障碍，如视物不清，视物变形或变小等。

(三)老年高血压病的特点

(1)40岁以后血压有上升的趋势，但高血压的诊断标准不变。流行病学表明SBP(收缩压)每升高10mmHg，脑卒中发病危险增加49%，DBP(舒张压)每增加5mmHg则增加45%。我国冠心病研究，SBP120～139mmHg冠心病发病的相对危险比<120mmHg者增高40%，SBP140～159mmHg增高1.3倍。

(2)50岁以上SBP继续上升，而DBP不变或下降，结果脉压增宽、说明动脉僵硬弹性差。SBP高增加左心室负担，左室肥厚，心肌耗氧增加；DBP低冠状动脉低，加重心肌缺血，尤其存在冠状动脉狭窄的情况下。

(3)研究发现SBP升高比DBP升高对靶器官所造成的损害更大。SBP高DBP低脉压大比SBP高或SBP高DBP亦高对靶器官的损害都大，更易造成心、脑血管事件。

三、影响因素

原发性高血压是在一定的遗传背景下由于多种后天环境因素作用，使正常血压调节机制失代偿所致。其中遗传因素约占40%，环境因素约占60%。遗传因素的影响很明显，有36%～67%动脉血压变异的病人可以追查出家族高血压史。父母均有高血压，子女发病率46%；父母一方高血压者子女发病率为28%，约有60%的高血压与遗传有关。父母双方均无高血压者，子女发生率为8%。许多研究资料证明心理社会因素也是原发性高血压的发病因素。

(一)生物环境因素

(1)饮食：高盐饮食是引起高血压早发的一个很重要的原因。流行病学和临床观察均显示食盐摄入过量与高血压的发生和血压水平呈正相关。但改变钠盐摄入并不能影响所有病人的血压水平，摄入过多导致血压升高主要见于对盐敏感的人群中。

(2)体重：我国的人群研究结果显示，无论单因素或多因素分析均证明体重指数偏高是血压升高的独立危险因素。肥胖者高血压的发病率比正常体重者显著增高，高血压患者多数合并超重或肥胖。国人平均体重指数(BMI)中年男性和女性分别为21～24.5和21～25，近十年国人的BMI均值及超重率有增加趋势。BMI与血压呈显著正相关，前瞻性研究表明，基线BMI每增加1，高血压发生危险5年内增加9%。

(3)糖尿病和糖耐量降低：高血压和糖尿病的根源之一都有胰岛素抵抗。高血压常合并糖尿病，糖尿病伴高血压的患者血压不易控制。

此外，长期服用避孕药的妇女，特别是35岁以上的易患高血压；阻塞性睡眠呼吸暂停综合征50%有高血压；缺少运动、大量吸烟及酗酒等因素也可能与高血压的发生有关。

(二)心理社会因素

工作环境和工作性质的不同会产生程度不同的心理紧张，因而对原发性高血压的发生也有不同的影响。人在长期精神紧张、压力、焦虑或长期环境噪声、视觉刺激下可引起高血压。通常，注意力高度集中、精神紧张而体力活动较少的职业以及对视觉和听觉形成慢性刺激的环境，是高血压发病的一个重要的诱发因素。例如长期处于紧张状态的驾驶员、飞行员、医师、会计师、媒体工作者等均是高血压的高危人群。心理社会应激因素的影响在疾病的发生、发展和转归过程中起了重要作用。

1. 应激因素

突发性创伤性事件或生活变故与持久性高血压有关，且与疾病的发展和转归密不可分。不良的应激情绪可通过增加机体儿茶酚胺的分泌，导致血压短期内升高。交感神经也可促进肾素释放，经血管紧张素而致醛固酮分泌增加，最终导致血压升高。应激冲突明显的社会，如在恶劣的社会环境中生活暴力事件频发、社会犯罪率高、城市人口密度大、适应能力差等因素均会促使高血压病的发生。工作紧张、压力过大或应激性不良事件发生过多的人群中，高血压病的患病率较高。

2. 情绪因素

情绪是心理现象的重要表现形式之一，与疾病的发生有着密切的关系。据相关统计，目前人类 50%～80% 的疾病是因不良心态、恶劣的情绪而引起，而长期焦虑、忧郁、精神紧张也正是高血压病发生的重要因素。有研究指出，人在暴怒、情绪激动时，可使血压急升 30mmHg 左右。研究认为，外界刺激所引起的强烈、反复、长时间的精神紧张及情绪波动，可致大脑皮层功能紊乱，从而丧失对血管舒缩中枢的正常调节，使血管多处于收缩状态，引起全身小动脉痉挛而致血压升高。情绪对血压的影响特别明显。长期的忧虑、恐惧、愤怒常导致血压的持续升高。汉克逊（Hokanson）等人 1971年对愤怒状态导致高血压进行了一系列的实验研究。他们给被试同等强度的激怒，一组允许发泄愤怒，另一组则不允许。结果，那些必须压抑敌对反应而不允许发泄愤怒的人发生了高血压。

3. 人格特征

个体特征也是诱发高血压的一个重要因素，相关研究表明，与高血压有关的人格特质包括：高度敏感性、脱离实际、愤怒和敌意、情绪的压抑、恐怖、焦虑、强迫性冲动行为、各种形式的神经质、不稳定性等。

4. A型行为

相关心理学研究表明，此类性格的人多争强好胜，时间紧迫感明显，好急躁、专心致志追求事业目标，并且始终保持着警觉，易冲动等。从内分泌角度看，体内交感神经兴奋性增高，导致血管收缩，血压升高。患者心理问题较多表现为焦虑、偏执、人际关系敏感、敌对、强迫等，不良的心理卫生特点易使血压持续升高，久之易形成恶性循环。

 资料卡片

A型行为特征

1. 争强好胜，事业心强，精力充沛，凡事不甘落人后。

2. 说话坦率，言辞易得罪人，动作敏捷，易爆发式说话。

3. 清醒急躁，易发怒，缺乏耐心，经常大步行走，心直口快，具有较强的攻击性。

4. 爱吃肥肉，吸烟，不爱运动。易失眠，头痛，易患冠心病。

5. 常有时间紧迫感，行动匆忙，总想一心二用或多用，时常思考做两种以上工作。

6. 习惯指手画脚，给人咄咄逼人的感觉。事事攻心，对他人易产生敌意，情绪易波动，常处于愤怒焦急的状态。

7. 感情生活

感情生活包括了亲情、友情、爱情等，如果一个人处于温馨幸福的婚姻状态，那么高血压的发生概率会很小。调查显示，寡妇和鳏夫的血压高于配偶健在者，对此的解释很多，也许在丧偶前已有高血压。

工作任务分解与实施

一、评估病人

(1)确定老年高血压的存在和水平。

(2)鉴别老年高血压的发生原因。

(3)通过直接观察病人的情绪和行为，评估病人的心理状态，并了解近期生活事件对病人的影响。

二、对症护理

1. 合理膳食

营养防治、饮食疗法是治疗的基础，高血压患者应建立起正确的膳食观念，在限盐的条件下做到平衡膳食，每天都应该摄入一定量的谷物、水果、蔬菜和动物蛋白等。高血压病人要多吃些含钾丰富的食物，如油菜、菠菜、小白菜及西红柿等。吃含钾的食物不仅能保护心肌细胞，还能缓解吃钠太多引起的不良后果。但高血压并发肾功能不全时，则不宜吃含钾多的食物，否则会因少尿而引起体内钾积蓄过多，导致心律失常以致心脏骤停。控制每日的食盐摄入量，一般主张每日食盐量宜控制在 5 克左右。同时也要注意减少酱油、味精等高钠调味料的用量。需要注意的是咸肉、咸蛋、咸鱼等腌制品，蛤贝类、虾米、皮蛋，以及茼蒿菜、草头、空心菜等蔬菜含钠量都较高，是高血压患者应限制或禁忌的食品。适量补充钾、钙等元素。高蛋白高脂饮食要戒断。高血压患者应防止便秘，膳食中要保持一定量的纤维素。适当食用蜂蜜亦有润燥作用。

2. 正确认识改善生活行为避免诱因

除了合理膳食营养防治外，高血压患者还应对高血压有更多的认识及了解。养成早睡早起的生活习惯，合理安排生活，注意劳逸结合，配合适量运动、保持心情舒畅和良好的精神状态。同时保持理想体重(BMI<25)。自我管理、按时就医等良好的生活习惯及生活方式配合食物治疗，才能更有效地防控高血压及并发症的发生。

3. 监测血压合理用药

多数高血压病患者均需口服降压药，降压药必须在医生指导下服用，规律服药，不能随意停药或更改剂量，同时密切观察药物的不良反应。血压控制目标：一般认为血压<140/90mmHg；糖尿病或慢性肾病合并高血压，血压<130/80mmHg；蛋白尿>1g/d，血压<125/75mmHg；老年收缩期高血压 SBP140～150mmHg，DBP<90mmHg，但不低于65～70mmHg；另外，心率要求 60～70 次/分。

三、心理护理

(一)心理特点

(1)紧张、焦虑、抑郁：焦虑是高血压患者常见的心理反应，通常指烦躁、易怒、坐立不安、神经过敏、紧张以及由此产生的躯体征象。高血压难以控制需长期服药，又无其他治疗方法，并且患者对高血压疾病知识缺乏了解，担心疾病的预后，害怕增加家庭经济负担，同时担心疾病加重影响生命而出现紧张、焦虑。焦虑能激发交感神经兴奋，使血压增高，患者出现焦虑情绪，由此形成恶性循环。有资料显示在老年高血压患者中，焦虑发生率为31%而抑郁发生率为25.6%，更有18.9%的患者同时出现焦虑和抑郁。如不进行调适和疏导，不但影响降压效果，还有可能危及自身生命。

(2)悲观、绝望、恐惧：老年高血压患者常常合并冠心病、糖尿病、脑梗死等多种慢性疾病，患者长期患病，久治不愈，被疾病折磨身心疲惫，对治疗失去信心和希望。同时又害怕自己突然发生脑出血、偏瘫等并发症，担心疾病加重有生命危险，因此产生不同程度的悲观恐惧情绪。老年高血压患者体弱者较多，活动能力下降，生活不能自理，个别需长期卧床，身边没有亲人陪伴，无人倾诉，感觉孤独落寞。这种心理状态使他们处于高度应激状态，引起大脑皮质功能失调、导致全身细小动脉痉挛和外周血管阻力增加，血压升高，影响治疗护理和治疗效果。

(3)否认、怀疑：部分以往身体健康，极少患病的老年人，偶然发现血压升高被诊断为高血压病，对此常持怀疑态度，否认自己患病。个别老年人对疾病缺乏认识，缺少保健意识，对老年高血压病的严重性不够重视，在与医生反复交谈后，部分患者仍半信半疑，不配合治疗，不按医嘱服药，认为服药后血压正常或症状不明显时可以不用坚持服药。

(4)依赖心理：随着年龄的增长，体力、记忆力、视力、听力等功能衰退，生活自理能力下降等特点造成老年人对身边负责照顾他的人依赖性强。高血压病患者需定期进行血压监测与坚持服用药物，部分老年患者认为自己年纪大，大脑反应迟钝，手脚不灵活，在日常生活中一味地依赖医院及家人。长此以往，使得意志坚强、一向自立的老人也变得萎靡不振，优柔寡断，对老年高血压病患者的生活产生不良影响。老年人对自身疾病认识的缺乏，认为只有留在医院才安全，对医护人员的悉心照顾产生了依赖性，不愿医护人员离开床边或者离开视线范围。

(二)心理护理措施

(1)减轻心理应激源的刺激：老年高血压病的预防和治疗中，心理社会应激因素的影响是不可忽视的。老年高血压患者出现的情绪紧张、孤独、焦虑、恐惧、抑郁等不良心理问题与环境不良刺激等因素有关，所产生的负面情绪均可影响躯体疾病的康复和预后。护理人员应与患者进行沟通，消除他们的陌生感，耐心听取他们的想法，充分了解患者的性格特征及各种思想顾虑。掌握患者的实际心理特点，分析应激因素，有针对性地进行心理疏导。对于性格内向及并发症较多，睡眠不佳、降压效果不佳的患者应格外关心。患者家属充分发挥自身力量，表露体贴和关心，提供及时的情感支持、经济支持和心理支持，让患者感受到家庭的温暖与支持。指导患者稳定情绪，保持积极的心态面对治疗。同时告知患者悲观、绝望等情绪波动及失眠同样会影响血压的控制。

(2)正确认知：患者患有高血压后，因对疾病知识缺乏了解，往往对病情估计过于悲观，易出现恐惧、焦虑等不良情绪反应。部分患者入院后，由于社会角色及生活环境的改变，易胡思乱想，造成心理冲突，诱发压抑心理，表现为抑郁性格。对疾病的不了解以及对周围环境不熟悉极容易造成患者精神紧张而影响疗效。因此，对患者普及相关疾病的知识是非常重要的，如本病的发生机制、症状、影响因素、预防措施、饮食及治疗等，使患者对老年高血压病有一个全面的了解。让病人了解本病发病、治疗效果及预后与人心理紧张多疑虑有密切关系。对于否认、怀疑的患者，应正确引导患者正视高血压的存在，让患者及家属对高血压病有正确的理解，让患者充分认识到高血压病虽然不能根治，但可以有效控制，但患者必须坚持长期治疗，有效监测，以减少并发症的发生。

(3)自我调节：向患者说明不良情绪对病情的影响，并引导其保持积极乐观的心情，树立战胜疾病的信心，可让患者听音乐、散步、绘画、读书报、聊天；也可根据患者性格和个性特征，组织座谈、聊天等。教会患者掌握一定的心理应急方式，进行自我心理护理，减轻心理及精神压力，保持心理平衡，提高社会适应能力及承受能力，尽量避免老年高血压诱发因素的影响，学会自我调控情绪，不能急躁，不让各种精神刺激引起剧烈的情绪波动，做到冷静处理事情。避免过于激动导致血压骤升，发生危险。

(4)保持积极有效的沟通关系：良好的人际关系可以促进患者以积极的心态去面对周围的环境，而患者因身体的疾病极易产生消极情绪，甚至对周围的环境有抵触，因此通过与患者有效的沟通，使其掌握沟通的方法和从根本上使患者由被动沟通变为积极交流，从而促进疾病的转归。患病时间长、病情久治不愈的老年病人也易出现悲观、绝望、恐惧、依赖无力等负性心理，护理人员应多关心患者，与患者及家属沟通，了解患者的心理状况，有针对性地给予心理支持。

(5)为患者提供必要的心理支持：以热情、诚恳的态度，关心体贴病人，取得病人的信任与合作，指出患者的心理障碍，特别是焦虑对高血压的消极影响。采用鼓励、理解、支持等措施，来减轻病人的心理负担，树立战胜疾病的信心。

(6)缓解患者的不良情绪：主要包括生物反馈疗法、认知疗法、放松疗法、音乐、兴趣培养、催眠暗示等心理治疗降压，也可通过多欣赏旋律优美、节奏舒缓的轻音乐，适当练习太极、气功等，有较大精神压力时，应释放减压以保持血压稳定。睡前喝牛奶及热水泡脚，足部按摩，听舒缓的音乐等均为增进睡眠、缓解压力的有效方法。

四、健康指导

(1)积极开展健康中国行动和爱国卫生运动,倡导文明健康生活方式。避免行为危险因素(吸烟、高盐、高脂肪摄入过多、酗酒、缺乏运动等)、生物学因素(遗传、体重、性格等)、社会环境因素(居住拥挤、生活状况、长期紧张、压力过大等)对老年人自身的影响。

(2)积极参与健康知识讲座,使老年高血压患者及家属了解疾病的概念、影响因素、危害,帮助老年患者寻找病因,采取积极措施,恢复身体机能,预防并发症。了解不良生活方式及心理社会因素对血压控制的影响。

(3)合理饮食休息,有健康的生活方式,保证充足的睡眠,按时就餐。进行适当的体育活动,合理安排工作、生活,劳逸结合。运动应以步行和慢跑为宜。另外,太极拳、气功、骑自行车等放松运动可缓解紧张情绪,促进康复。

(4)坚持每天测量血压,教会患者及家属正确测量血压的方法,并做好记录。避免出现不愿意服药、不难受就不服药、不按医嘱服药的三大用药误区。

小知识

家庭血压监测方法

1. 家庭血压监测适用于:一般高血压病人的血压监测;白大衣高血压识别;难治性高血压的鉴别;评价长时血压变异;辅助降压疗效评价;预测心血管风险及预后等。

2. 家庭血压值一般低于诊室血压值,高血压的诊断标准为≥135/85mmHg,与诊室血压的140/90mmHg相对应。

3. 进行家庭血压监测时需选择合适的血压测量仪器,可使用经过验证的上臂式全自动或半自动电子血压计。

4. 血压测量步骤:①被测者取座位,至少安静休息5分钟后开始测量;②测量时裸露上臂,上臂与心脏(乳头)处于同一水平;③将袖带紧贴缚于上臂,袖带下缘在肘弯上2.5厘米;④测压时不讲话,不活动肢体,保持安静。

5. 测量方案:建议每天早晨和晚上测量血压,每次测2～3遍,取平均值;血压控制平稳者,可每周选1天测量血压。

6. 最好能够详细记录每次测量血压的日期、时间以及所有血压读数,而不是只记录平均值。

应尽可能向医生提供完整的血压记录。对于精神高度焦虑的病人,不建议自测血压。

拓展训练

王校长,男,68岁,于5年前诊断为高血压病,一直认为血压高不是大问题,再加上害怕药物副作用而没有规律服药。近日常感头痛、头晕,特别是在无意间得知过去的老同事由于高血压脑出血去世后,非常害怕。立即要求住院治疗。每天多次要求测量血压，精神非常紧张，血压稍有波动，就感觉不舒服，马上要求医生来处理。最后还认为这里的医生水平不够，而要求转院治疗。如此反复，还是认为自己的血压不理想，导致心理负担过重，情绪低落，失眠，血压不稳定，产生恶性循环。

思考：

1. 王校长有哪些心理问题？

2. 如何对王校长进行心理护理，帮助他正确认识疾病？

推荐阅读

1. 袁洪．高血压患者自我管理手册．北京：人民卫生出版社，2021

2. 国家心血管病中心，中国医学科学院阜外医院．中国高血压患者健康教育指南（2021）．北京：人民卫生出版社，2021

任务三
老年人冠心病与心理护理

学习目标

素质目标：具有对冠心病老年人高度的责任感；
　　　　　具有对冠心病影响因素敏锐的洞察力。

知识目标：掌握老年冠心病的定义及临床表现；
　　　　　了解老年冠心病患者的心理护理技巧。

能力目标：能对老年冠心病的类型做出正确诊断；
　　　　　能为老年冠心病患者实施心理护理。

工作任务描述

陆某，男，64岁，此次住院是因为心前区疼痛，休息后不能缓解，来院就诊，被诊断为冠心病。陆某是国企退休职工，高中文化水平，平时脾气急躁，喜欢有挑战的事情，喜欢和别人争高低，做事情不能被别人打断，如果被打断就易发脾气。当时被问及是否了解自己性格时，他脱口说出"我的性格我知道，属于比较急、做事比较急、做事麻利的那种。我从网上查过，我是A型性格！我这性格比较爽快，不像那些为一点点鸡毛蒜皮的事就想不开的人，我在单位工作表现优秀，年年受表彰，和同事的关系也不错。"

思考：

1. 何为A型行为？如何确定陆某是A型行为？

2. A型行为对冠心病的发生有何影响？

3. 如何对老年冠心病患者实施心理护理？

基本知识准备

一、老年冠心病定义

冠心病是指冠状动脉粥样硬化使血管腔狭窄、阻塞和（或）因冠状动脉功能性改变（痉挛）导致心肌缺血缺氧或坏死而引起的心脏病，统称冠状动脉性心脏病，简称冠心病，亦称缺血性心脏病。国际心脏病协会（ISFC）、世界卫生组织（WHO）的定义：由于冠状动脉循环改变引起冠状血流和心肌需求之间不平衡而导致的心脏损害。

冠心病是动脉粥样硬化导致器官病变的最常见类型，也是严重危害人类健康的常见病。当前心血管疾病以其发病率第一、致残率第一、死亡率第一的特点，已成为威胁我们健康的头号杀手。世界心脏联盟将每年的9月29日定为世界心脏病日。

冠心病多发于老年人，是由于体内脂质代谢异常，血液中的脂质附着在动脉内壁上，形成白色粥状斑块，导致动脉血管堵塞，冠状动脉痉挛，血液流动受阻，造成心肌缺血或坏死而引起的心脏病。老年冠心病有以下几个特点：无症状冠心病发生率高，心绞痛症状常不典型，心绞痛发作时疼痛部位可不典型，急性心肌梗死临床症状可不典型，心肌梗死并发症较多。

二、临床表现

根据冠状动脉病变和心肌供血不足的部位、范围、血管阻塞程度和发展速度的不同，1979年世界卫生组织将本病分为五个临床类型。这里主要介绍心绞痛和心肌梗死。

（1）无症状性心肌缺血又称无症状冠心病，是指患者无明显的心绞痛。具有某些冠心病易患因素，如高血压、高脂血症、糖尿病等；静息或负荷试验时有心电图 ST 段压低、T 波低平或倒置；冠状动脉造影显示有 50％以上固定性狭窄病变，但运动无缺血或心绞痛发作。

（2）心绞痛中由于心肌负荷的增加引起心肌急剧、暂时性的缺血缺氧，引起以发作性胸痛或胸部不适为主要表现的临床综合征。本病多见于男性，多数病人在 40 岁开始发病，50～60 岁达高峰。参照世界卫生组织的"缺血性心脏病的命名法及诊断标准"，结合临床特征，将心绞痛分为下列两型。

①稳定型心绞痛（stable angina pectoris）：亦称稳定型劳力型心绞痛，典型表现为发作性胸骨后压榨性疼痛，是在冠状动脉狭窄的基础上，由于心肌负荷的增加而引起心肌急剧的暂时的缺血与缺氧的临床综合征。可放射至心前区和左上肢尺侧。

临床表现如下。a. 症状：发作性胸痛。常出现在胸骨上段或中段后，可波及心前区，常放射至左肩背、左臂内侧，或至颈部、咽或下颌。表现为压迫性、发闷或紧缩感、烧灼感。疼痛发生于劳动的当时，而不是其后，早晨多发。常发生于过度劳累、情绪激动、饱食、吸烟等情况下，持续数分钟，休息或用舌下含服硝酸甘油后可缓解。数天或数周发作一次，也可一天发作多次。b. 体征：发作时表情焦虑、面色苍白、出冷汗、心率增快、血压升高，心脏可闻及心尖部收缩期杂音，第四心音或第三心音奔马律。

②不稳定型心绞痛：将稳定型心绞痛以外的由心肌缺血缺氧所引起的缺血性胸痛统称为不稳定型心绞痛。包括变异型心绞痛，即休息状态下发作心绞痛或较轻微活动即可诱发，常伴严重室性心律失常或房室传导阻滞。

临床表现胸痛部位、性质与稳定型心绞痛相似，但具有以下特点：a. 原为稳定型心绞痛，在 1 个月内频繁发作，程度加重、时间延长、诱发因素改变，硝酸甘油片缓解作用减弱。b. 1 个月内发生由较轻负荷诱发的新的心绞痛。c. 休息状态下或较轻微的活动即可诱发心绞痛，发作时心电图表现有 ST 段抬高的变异型心绞痛也属于此类。

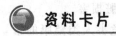 **资料卡片**

心绞痛严重程度分级

根据加拿大心脏病学会(CCS)分类分为四级,其依据是患者的主观症状。

Ⅰ级:一般体力活动不受限制,仅在强、快或长时间劳动时发生心绞痛。

Ⅱ级:一般体力活动轻度受限,快步、饭后、寒冷或刮风中、精神应激或醒后数小时内发作心绞痛。一般情况下平地步行200 m以上或登楼一层以上受限。

Ⅲ级:一般体力活动明显受限;一般情况下平地步行200 m,或登楼一层引起心绞痛。

Ⅳ级:轻微活动或休息时即可引起心绞痛。

(3)心肌梗死是心肌长时间缺血导致的心肌细胞死亡。为在冠状动脉病变的基础上,发生冠状动脉血供急剧减少或中断,使相应心肌严重而持久的急性缺血导致的心肌细胞死亡。

急性心肌梗死临床表现有持久的胸骨后剧烈疼痛、发热、白细胞计数和血清心肌坏死标志物增高以及心电图进行性改变;可发生心律失常、休克或心力衰竭,属急性冠脉综合征(ACS)的严重类型。

①症状:a. 最早出现突然发作剧烈而持久的胸骨后或心前区压榨性疼痛,多无明显诱因,程度较重,持续时间长,可达数小时或数天,休息和含服硝酸甘油片不能缓解。常伴有烦躁不安、大汗、恐惧和濒死感。部分病人无疼痛表现,一开始就出现休克或急性心力衰竭。部分病人表现为上腹部疼痛,可能误诊为急性胰腺炎、胃穿孔等急腹症;少数患者由于表现为颈部、下颌、咽部及牙齿疼痛,易延误治疗。b. 全身症状:全身不适、表现为发热、心动过速,体温一般不超过39℃。c. 心律失常:多发生在起病1~2天内,以24小时内最多见。室性心律失常多发生在前壁心肌梗死患者,而下壁心肌梗死患者易发生心率减慢、房室传导阻滞。伴有头晕、乏力、昏厥等症状。意识障碍多见于高龄患者。d. 胃肠道症状:发病早期常伴有恶心、呕吐和腹胀等,严重者发生呃逆。下壁心肌梗死患者最常见。e. 心力衰竭:为急性左心功能衰竭,发生在起病最初几天内,或在疼痛、休克好转后出现,表现为烦躁不安、呼吸困难、发绀、咳嗽、咳粉红色泡沫样痰等症状,严重者可发生肺水肿,随后出现颈静脉怒张、肝脾肿大等右心衰竭的表现,伴有血压下降。f. 低血压和休克:收缩压低于80mmHg时,病人出现休克症状,表现为烦躁不安、表情淡漠、面色苍白、心率增快、大汗、皮肤湿冷、尿量减少(<20mL/h),严重者出现意识障碍。

②体征心律不齐,心率增快或减慢;听诊第一心音减弱,可闻及第三或第四心音奔马律。

③并发症:a. 心脏破裂。为最严重的并发症,常发生在心肌梗死后1~2周内,好发于左心室前壁下1/3处,造成急性心包填塞而发生猝死,较少见。偶有室间隔破裂,引起急性左心衰竭和心源性休克。左心室乳头肌断裂,造成急性二尖瓣关闭不全,导致急性左心衰,发生急性肺水肿,短期内死亡。b. 附壁血栓形成。见于起病后两周内,多发生在左心室。血栓脱落可发生脑、四肢、肠系膜等部位的栓塞。c. 室壁瘤。发生

在心肌梗死早期，左心室多见，是由于心室内压力使瘢痕组织或梗死心肌局限性地向外膨隆而形成。d. 顽固性心衰、心律失常。发病早期或在发病后两周内，以室性心律失常多见，导致心脏骤停而死亡。e. 室间隔穿孔。原有症状加重，出现心力衰竭、休克，多发于心肌梗死一周内。f. 心肌梗死后综合征。发生在心肌梗死后数周或数月内，出现肺炎、胸膜炎或心包炎，伴有胸痛和发热等症状，为过敏反应，可反复发生。

(4)缺血性心肌病是冠心病的一种特殊类型，是由于严重、长期的冠状动脉供血不足，使心肌组织发生营养障碍和萎缩，导致心肌纤维增生。酷似扩张型心肌病。其临床特点是心脏逐渐增大(排除其他疾病所致的心脏扩大，重点考虑有高血压、心绞痛病史者)，发生各种心律失常，并持续存在，以早搏、心房颤动、房室传导阻滞及束支传导阻滞多见。逐渐发生心力衰竭，先以左心衰竭为主，继而出现右心衰竭及相应症状。

(5)猝死型是指由于冠心病引起的冠状动脉的结构和功能改变，造成心肌电活动异常，引起严重心律失常，在急性症状出现之后1小时(WHO定为6小时，也有人认为24小时，大多数认为1小时)内突然发生意识丧失，引起不可预测的意外死亡。有研究发现，心源性猝死一般以晚上常见，具体的机制不详。同时有研究表明冠心病是老年患者发生心源性猝死的主要原因，占56.14%，而冠心病中又以不稳定心绞痛和急性心肌梗死比例最高，稳定性心绞痛与其他类型冠心病的比例相对较低。

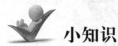 **小知识**

时间就是生命

心跳停止3秒——黑蒙

心跳停止5～10秒——晕厥

心跳停止15秒——昏厥或抽搐

心跳停止45秒——瞳孔散大

心跳停止1～2分钟——瞳孔固定

心跳停止4～5分钟——大脑细胞不可逆损害

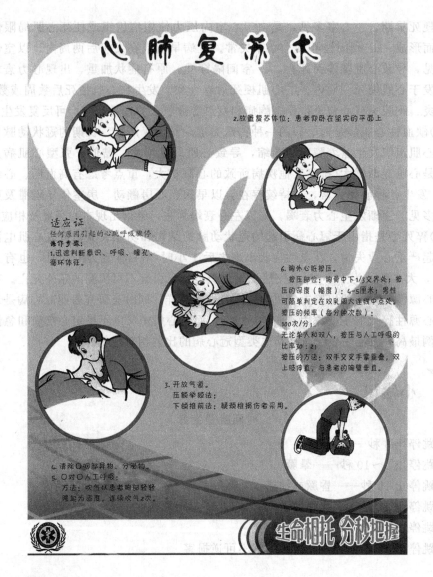

三、影响因素

流行病学研究表明，冠心病是一种受多种因素影响的疾病，目前认为与冠心病有关的主要危险因素包括环境因素、生理因素及心理社会因素，这些因素均可增加冠心病的发病率。1978年世界心肺和血液研究协会(NHLBI)确认A型行为是冠心病的重要危险因素。了解影响心血管疾病发病的危险因素，可以有效地延缓和减少冠心病的发生。

(一)生物环境因素

1. 遗传因素

研究已经证实，家族中有65岁以前的男性或55岁以前的女性发生过冠心病者，家庭成员易患冠心病。双亲均早期患冠心病，其子女发病率是无这种情况的家族的5倍。

2. 年龄与性别

是不可改变的危险因素。男性≥45岁，女性≥55岁以上为高发人群，多见于男性，但绝经期后女性发病率与男性相等。

3. 不良习惯

(1)吸烟：吸烟是冠心病的重要危险因素，是唯一最可避免的因素。吸烟对人体有许多危害，烟雾中所含的尼古丁、烟碱、一氧化碳可促进动脉平滑肌蜕变，增加血小板的凝集。吸烟比不吸烟者发病率高2～6倍。

(2)活动减少：老年人体力活动明显减少，不爱运动的人冠心病的发生和死亡危险性明显增高。缺乏运动使体内脂肪特别是腹部脂肪增加，导致肥胖，从而引发一系列的功能紊乱，增加患病风险。

(3)另外饮酒，进食高热量、高脂肪、高胆固醇及多盐、多糖的饮食也可导致冠心病的发生。

4. 疾病

(1)高脂血症：是最重要的危险因素。包括总胆固醇（TC）和低密度脂蛋白胆固醇（LDLC）、甘油三酯增高，高密度脂蛋白减少。脂代谢紊乱可导致冠状动脉粥样硬化。冠心病的发生与LDLC的水平呈正相关。LDLC水平每升高1％，增加2％～3％冠心病的患病率。又有专家认为脂蛋白增高是独立的危险因素。

(2)高血压：高血压与冠心病的形成和发展有密切关系。高血压可使血管内皮细胞受损，平滑肌细胞增殖，而易发生动脉粥样硬化，本病与收缩压和舒张压增高均有密切关系。70％的冠心病患者合并高血压，而高血压患者患冠心病的概率也较普通人高数倍。

(3)糖尿病及胰岛素水平异常：糖尿病患者患冠心病的概率比非糖尿病患者高2倍。50％以上的超过40岁的糖尿病患者均可患有冠心病，而糖耐量降低的患者也可以患有此病。

(4)肥胖症：经流行病学研究表明，肥胖是冠心病的首要危险因素，可增加冠心病死亡率。体重指数(体重 kg/身高 m²)正常范围为20～24，体重指数男性≥25％或女性≥30％为肥胖。向心性肥胖患者是患病的高危人群。

(二)心理社会因素

研究发现，心肌梗死病人在发病前的6个月内，其不良生活事件明显增多。冠心病发病率西方发达国家高于发展中国家、城市居民高于农村、脑力劳动者高于体力劳动者，这些结果也间接地证明心理社会因素与冠心病的发生有密切关系。心理社会因素可使交感神经兴奋性增强，导致血压升高，心率加快，冠状动脉痉挛，引起心肌缺血，动脉硬化斑块破裂而最终导致心肌梗死和心源性猝死。

1. 应激因素

冠心病的流行病学研究得出结论：大约40％的动脉硬化病人没有高血压、高血脂、吸烟等危险因素，而与精神应激有关。当机体处于应激状态时。与冠心病有关的应激因素包括社会经济状况、工作条件、婚姻冲突、A型性格等，如亲人生病或离世、生活环境改变、工作压力增大等。长期的不良应激因素刺激可加速动脉硬化及粥样斑块的形成，促使冠心病的发生。

2. 个性心理

在各种心理活动的基础上逐步形成的，具有一定倾向性的心理特征的总和称为人格。人格特点影响和制约着各种心理活动，体现个性行为。近年来许多研究发现，个性行为与疾病之间关系密切，性格直接或间接影响个体的生理和心理健康，具有某种个性行为的人为患某些特定疾病的高发群体。

美国心脏病学家 Friedman 等(1959年)把人的行为分为 A、B 两型。A 型行为的特点：好胜心强、急躁易怒、雄心勃勃、反应敏捷但缺乏耐心、大声说话、易冲动、具有时间紧迫感和攻击倾向等特征。相反，心地坦荡、轻松自在、随和、不争强好胜、从容不迫容易相处、沉默、顺从的行为特征属于 B 型行为类型。

A 型行为的人由于脾气暴躁，长期处于紧张和高压力状态，使得交感神经兴奋，心率加快，增加心肌耗氧量，导致冠状动脉痉挛；同时血清胆固醇和甘油三酯升高，血液黏稠度增加导致冠状动脉硬化，甚至发生心肌梗死而猝死。有关研究表明，A 型行为占心血管疾病人数的 85%。冠心病的发生也与 A 型行为关系密切。A 型性格冠心病发病率高于 B 型性格 5 倍，A 型行为不是冠心病发病后的行为改变，而是冠心病的一种危险因素，故有人将 A 型行为类型称为"冠心病个性"。

小实验

弗里德曼和罗森曼的实验

选择一些 A 型性格和 B 型性格的个体，围在一张桌子旁边，桌上放着 1 瓶上等法国白兰地酒。然后医生提出问题，如果谁能在 15 分钟内第一个正确地回答问题，这瓶酒就属于谁。结果是：A 型性格者特别认真，显得非常紧张和兴奋，B 型性格者却显得十分轻松、平静。当宣布 A 型性格者获胜时。他们往往兴高采烈，手舞足蹈；若评判其回答有误时，他们就十分气恼，甚至争论得面红耳赤；而 B 型性格者则对此泰然自若，十分坦然。这时，对参加实验者进行检查，结果发现 A 型性格者血压升高、心跳加快、血浆中肾上腺素和去甲肾上腺素的含量均比实验前明显升高，且迟迟不能恢复常态；而 B 型性格者的各项指标则变化不大。

正是由于 A 型性格的行为表现，使心脏负担加重，增加心肌耗氧量，引起心肌缺氧；而且促使血浆中甘油三酯、胆固醇升高，增加血液黏稠度，从而加速冠状动脉粥样硬化形成。这些因素的长时间作用，就成了冠心病的病理基础。

工作任务分解与实施

一、评估病人

(1)评估患者此次发病的特点及目前病情、既往史、治疗经过等。

(2)评估患者的身体状态。

（3）对危险因素进行评估：包括患者的基本信息、生活习惯及性格特征，了解患者的心理状态。

二、对症护理

（一）注意休息适量运动

保持室内清洁、安静。急性期需绝对卧床休息，病情稳定后可在床上、床边、室内、室外逐步增加活动范围及活动量，如心绞痛发作应立即停止正在进行的活动，原地休息。冠心病患者常在夜间发作或夜间加重，因此一到夜间就担心自己会突然死亡而影响睡眠质量，故应积极治疗失眠，保证充足的睡眠及睡眠规律，每日午睡以30分钟为佳。随时增减衣服避免受凉，引起感冒。住院期间运动一般由床上的肢体活动开始，逐渐增加活动量。

（二）合理饮食避免便秘

根据营养成分和热量计算每天所需热量，保持平衡，避免摄入过多使热能过剩转变为脂肪储存在体内使体重增加。合理饮食的原则是：低盐低脂、低胆固醇、高蛋白、高维生素、高纤维素，少食刺激性食物，易消化饮食。有心衰时控制钠盐及水分摄入。少食多餐避免暴饮暴食，戒烟、戒酒，勿饮浓茶。合理饮食可使患冠心病危险性显著降低。

保持大便通畅，多饮水，多吃蔬菜水果，养成定时排便习惯，如排便困难用手掌按压脐部以肚脐为中心顺时针按摩腹部促进肠蠕动以促进排便，必要时用润肠剂和口服缓泻剂。排便时避免用力以免使腹压增加，血压骤升而导致脑出血，增加心肌耗氧量可诱发心绞痛、心梗及严重的心律失常而造成猝死。

小知识

健康饮食

• 膳食中的"一、二、三、四、五"：一杯牛奶；二两主食；三份高蛋白；四句话（有粗有细，不咸不甜，三四五顿，七八分饱）；五百克蔬菜。

• 餐桌上的"红、黄、绿、白、黑"：红——红酒、西红柿、红辣椒；黄——胡萝卜、红薯、玉米、南瓜、西瓜；绿——绿茶、深绿色蔬菜；白——燕麦片；黑——黑木耳。

（三）监护与观察

严密观察病情，测量心率、心律、血压、脉搏、呼吸、体温，并做详细记录，严格记录24小时出入量，严格控制输液速度。观察心电图的变化，发现有无心律失常、不稳定型心绞痛、急性心肌梗死等的发生。注意观察患者神智、面色、四肢、皮肤温度及尿量的变化，及早发现心源性休克。发生剧烈疼痛时，给予止痛和镇痛，注意观察患者的胸痛部位、性质、持续时间及用药后是否好转；呼吸困难时采取半坐卧位，保持呼吸道通畅，吸氧，肺水肿时采用30％酒精湿化氧气吸入。

(四)用药指导

冠心病治疗以药物治疗最为普遍应用，药物以改善冠状动脉的血供，降低心肌耗氧量，减轻症状和缺血发作，治疗动脉粥样硬化，预防心梗和猝死。患者应随身携带就医卡和硝酸甘油或速效救心丸。指导患者遵医嘱服药，不要擅自随意增减药量，告知常用药物的作用、用法、用量、不良反应及服药后注意事项。抗血小板聚集的药物主要有阿司匹林，能抑制血小板聚集避免血栓形成而堵塞血管。心绞痛发作时硝酸甘油0.3～0.6mg舌下含化，1～2分钟见效，或硝酸异山梨酯5～10mg舌下含化，2～5分钟起效，可扩张冠状动脉增加冠状动脉血流，同时可扩张外周血管减轻心脏负荷从而缓解心绞痛。如疼痛持续15分钟以上或服药不缓解，应及时通知医生并进行处理。

三、心理护理

(一)心理特点

1. 紧张、焦虑

多见于第一次发病的患者。这类患者住院后，因不熟悉病房环境、日常生活习惯被打乱，而病情严重者常需要给予心电监护、氧气吸入、输液等治疗措施，特别是在急性期患者需住在监护室内，在没有儿女亲人陪伴的情况下，病友之间又不熟悉，易产生孤独感。这一系列改变使患者处于紧张、焦虑状态，易烦躁，容易导致患者再次发病。加之患者年龄比较大，对疾病认知不足，而疾病又多在夜间发作，所以患者夜间情绪容易过度紧张。严重者可出现惊恐症状，伴有烦躁不安、失眠、大汗，可有心率增快，呼吸急促，甚至惊恐发作导致猝死。

2. 恐惧

当看到病友突然发病而进行抢救后，很容易将这些情况与自身疾病及死亡联系在一起，产生不同程度的恐惧；加上疾病本身引起的突发的胸痛、胸闷、濒死感等，进一步增加了患者的恐惧心理。康复期的患者，由于担心疾病的预后及复发情况，对疾病充满不安和恐惧，这些都会影响到疾病的治疗。

3. 悲观、抑郁

多见于反复发病的患者。这类患者往往因病情较重，反复发作又久治不愈，药物疗效差，对疾病的治疗和恢复失去信心。同时又担心治疗费用高，增加家庭经济负担，丧失劳动能力，拖累亲人成为累赘，而表现为情绪低落、愁眉不展、失眠、自卑、抑郁。严重者甚至会出现自杀倾向。

4. 敏感、多疑、固执

多在疾病缓解期出现。这类患者对疾病极度恐惧，对人缺乏信任，对自己所患疾病抱有怀疑态度，总是感觉身体不舒服，捕风捉影，疑神疑鬼。十分在意家属和医护人员及其他人员之间的交谈内容，别人小声说话，总认为是在谈论自己的病情。怀疑医生或家属对自己隐瞒病情，或者担心医护人员能否给予精心治疗等，表现为对待事物缺乏热情，情绪低落，缺乏主见和信心，要求更多的关心和同情，并且事事依赖别人，导致不必要的心理负担。患者住院后社会角色及人际关系发生了改变，有些老人由于疾病影响，自尊心和形象受损，如稍不顺心、不满意就变得固执、蛮不讲理，拒绝护士的治疗及护理，甚至拒绝进食。

5. 否认、侥幸

多发生在发病 2 天以后，有 50％ 病人出现否认心理。部分患者在明确诊断后仍幻想自己没有得病，存在着侥幸心理。否认实际上是患者的一种自我保护的方式。大量研究证明，一定程度的否认，可以减少患者的心理应激因素，给予患者心理安慰，但也会出现患者延误治疗的情况，所以在临床上应避免。

(二)心理护理措施

1. 入院宣教

医院陌生的环境、疾病的影响及角色转变使患者身心疲惫，产生孤独感，缺乏安全感而感到焦虑。接待患者应主动热情，向患者介绍病房环境、规章制度及主管医生、责任护士，在短时间内使患者熟悉医院的环境及科室人员，减少患者因为环境及人际关系的改变而产生恐惧和焦虑的情绪。在护理工作中应主动接触病人，尊重老人，多给予他们照顾，语言亲切，倾听他们的心声，了解老年患者的思想变化和情绪波动，获得患者的信任，缩短距离，建立良好的护患关系，使其在心理上有安全感。

2. 减轻心理应激源的刺激

冠心病患者的心理问题一般由多个方面的因素所诱发，比如患者情绪变化、吸烟酗酒等，针对患者的这些情况，对患者进行治疗护理的同时为患者实施心理护理，减少不良应激因素的刺激。

(1)创造良好的就医环境，病员之间互相介绍，互相给予关心、帮助，并鼓励儿女亲人经常抽时间陪伴探视患者，减轻其孤独感。向患者做好病情的讲解及解释工作，让患者了解到冠心病可防可治。另外还可以让已经治愈的患者进行现身说法，交流心得，使患者了解疾病的治疗过程，给患者以正能量的影响。同时要给予患者鼓励，以积极的心态去面对疾病，增强患者战胜疾病的信心。与老年患者沟通交流的时候，也可以通过暗示、示范等方法让患者转移注意力，消除患者的紧张、恐惧情绪，积极配合治疗，才能取得满意的治疗效果。

(2)对敏感、多疑的患者，护士在患者面前应表现得大方得体，主动与患者交谈，了解其心理状态耐心解答问题，赢得患者的信任，增加安全感。在生活上多关心患者，多向患者解释检查、操作的目的，帮助患者树立战胜疾病的信心，提高患者的自我控制能力和自我调节能力，变怀疑消极情绪为积极情绪，获得家属的支持和理解，使患者以良好的心态面对疾病。

(3)及时了解患者的病情及情绪变化，减少由于不良心理因素而带来的躯体症状。使患者正确认识疾病，对患者耐心解释逐渐增加活动量的必要性。对于依赖性强的患者，根据他们的身体状况，鼓励他们量力而行，生活自理。帮助老人保持愉快心情，学会自我调节，自我放松，从而减少不良心理问题的出现，防止意外发生，促进康复。此外，在对老年人患者的护理中，也可采用握手、抚摸、搀扶等肢体语言增进感情，使患者感到温暖。

3. 整合 A 型行为患者的心理保健与社会支持

(1)对 A 型行为患者进行心理保健:采用交谈、小讲座、病例介绍、问卷调查等方法,让患者了解自己的性格类型、特征及缺陷,了解 A 型行为对冠心病发病的影响。帮助患者实施行为矫正,常用的方法有:认知疗法、放松训练、心理疏导、行为减缓、音乐疗法等,以减轻压力、缓解患者紧张焦虑的情绪。使患者拥有顽强、乐观的个性,使他们在窘境中依然可以保持积极、热情的心态,从而远离身心疾病的困扰。研究表明,对有 A 型行为的冠心病患者进行心理干预可以减少冠心病的发病率。

(2)对 A 型行为患者提供社会支持:社会支持包括实际的支持和客观的支持。社会支持作为生活事件与应激反应之间的心理中介因素,可以维持患者良好的心理状况。对有 A 型行为的冠心病患者而言,医院和家庭给予患者提供的社会支持在患者康复中起着重要作用。医护人员的专业支持可以使患者获得安全感,从而减少不良心理问题的出现;而来自患者家庭和亲人的精神支持,使患者感受到家庭的温暖,增强战胜疾病的决心。给予有 A 型行为的冠心病患者充分的社会支持,提高社会支持水平,从而有利于疾病的预防、治疗和康复。

四、健康指导

(一)疾病相关知识指导

通过宣传、健康教育课堂等方式,普及冠心病相关知识,让患者及家属掌握自我救护的知识及方法。指导患者正确用药,嘱病人随身携带硝酸酯类药物以备发作时急救。定期复查,有危险预兆时应立即就医。告知患者定期复查心电图、血压、血糖、血脂和肝肾功能等。

(二)生活指导

(1)保持室内空气清新、光线充足、温湿度适宜。(2)老年冠心病夜间发作较多见,指导患者睡前可用温水洗脚以消除疲劳。(3)病人生活要有规律,早睡早起,保证充足的睡眠和休息,及时排解生活压力。若夜间突发不适,及时呼救。(4)改变饮食习惯,预防便秘,必要时备缓泻药。(5)洗澡是冠心病的危险因素之一。由家人陪伴,在身体允许的条件下洗澡,控制时间,以不超过 20 分钟为宜。洗澡时带上急救盒,如出现胸闷、心慌应立即停止洗澡,必要时立即到医院就诊。(6)指导病人健康饮食,多吃谷物、水果蔬菜、家禽和鱼;少吃猪肉、牛肉、油炸食物、蛋黄要一周少于三个。改变生活方式,适当有规律运动,避免剧烈运动,控制体重。

(三)冠心病二级预防 ABCDE 原则

(1)抗血小板凝集长期服用阿司匹林(Aspirin)和联合使用氯吡格雷,噻氯匹定,抗心绞痛治疗如硝酸酯类药物;(2)应用 β 受体阻滞剂(Betablocker)和控制血压(Blood Pressure)。(3)降低血脂(Cholesterol)和戒烟(Cigarettes)。(4)控制饮食(Diet)和治疗糖尿病(Diabetes)。(5)有计划地适当运动(Exercise)、接受健康教育及普及冠心病相关知识教育(Education)。

(四)不容忽视冠心病的三级预防

预防冠心病的恶化，及时控制并发症，提高患者生存质量延长寿命。冠心病如果不注意保健很容易并发心肌梗死和心力衰竭而危及生命。采取预防措施无论是对于冠心病患者或是冠心病高发人群都十分重要。

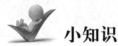

小知识

冠心病防治的误区

- 误区一：冠心病是老年病，认为只有中老年人才需要防治该病。
- 误区二：忽视心梗的紧急信号——胸痛。
- 误区三：冠心病放上支架后就万事大吉。
- 误区四：高血压、高血脂病人，只要指数降到正常值，就不用服药了。

拓展训练

老陈，男，60岁，因急性心肌梗死被送入监护室进行监护，经过几天治疗后，病情已得到控制，但是老陈总是觉得自己胸闷、气短，心前区不适，经过医生反复检查后，没有发现异常，但是老陈就是不相信，认为医生隐瞒病情，自己的病已经非常严重了，还和儿子交代身后事。如果护士稍微离开床旁，不在他的视线内，他就马上按呼叫器，告诉医生护士说自己不舒服。1周后病情稳定，护士让他在床上活动一下，他都非常紧张，需要护士协助。医生建议他转到普通病房，但是他就是不想离开监护室，认为只有在这才能救命。

思考：

1. 老陈出现了哪些心理问题？
2. 如何对老陈进行心理护理？

推荐阅读

1. 王清海，李典鸿. 知名中医谈心脑血管养生保健——冠心病预防与康复. 北京：人民卫生出版社，2020

2. 孙颖心，齐芳. 老年人心理护理. 北京：中国劳动社会保障出版社，2014

任务四
老年人糖尿病与心理护理

学习目标

素质目标：具有对糖尿病老年人的共情能力；
  勤于学习，善于用脑。

知识目标：掌握老年糖尿病的定义及临床表现；
  了解老年糖尿病患者的心理护理技巧。

能力目标：能对老年糖尿病患者存在的心理问题进行正确分析；
  能为老年糖尿病患者实施有效心理护理。

工作任务描述

陈奶奶，女性，66岁，患糖尿病5年，她总认为糖尿病治不好，但是也死不了，时常暴饮暴食，觉得控制饮食根本不能解决问题，而且还很痛苦，特别喜欢饮料及麦片等偏甜口味的食物，整日待在家里，很少室外活动，未定期监测血糖和进行相关检查、治疗。近期陈某出现颜面、双下肢水肿，同时伴有腰痛症状，来院检查：尿常规：尿蛋白3＋，尿潜血3＋，尿糖4＋；糖耐量试验检查空腹、60、120、180分钟血糖分别为12.58、16.42、17.53和17.47mmol/L；被确诊为2型糖尿病，糖尿病肾病。医生向患者交代病情及预后，患者非常着急、害怕，并表示会积极配合治疗，正确对待疾病。经过一段时间住院治疗后，患者又出现了情绪低落、失眠、烦躁易怒等症状。

思考：
1. 陈奶奶出现了哪些不良心理问题？
2. 如何对老年糖尿病患者实施心理护理？

基本知识准备

一、老年糖尿病定义

糖尿病是因胰岛素分泌缺陷和(或)胰岛素作用缺陷而引起的一组以慢性血浆葡萄糖水平增高为特征的代谢疾病。久病可引起多系统损害，如肾、眼、神经、血管等慢性系统疾病，病情严重时可发生急性代谢紊乱。老年糖尿病是指年龄在 60 岁以上的全部糖尿病患者，包括两部分人群：60 岁以后新确诊的和 60 岁以前发病而后进入该年龄组的。有糖尿病症状并且随机血浆葡萄糖浓度≥11.1mmol/L 或者空腹血浆葡萄糖浓度≥7mmol/L 即可诊断为糖尿病。流行病学调查发现：老年糖尿病患病有明显的家族史遗传性，男性与女性患病率无明显差异，脑力劳动者高于体力劳动者，不同种族老年患病率不同，环境因素对糖尿病的发生有很大影响。

随着我国人口老龄化趋势的不断进展，老年糖尿病患者的患病率也在逐年增加，而老年糖尿病病人的并发症较为多见，应及早预防，降低发病率和死亡率。据统计，糖尿病已成为继脑血管疾病、肿瘤之后的第三大杀手。

二、临床表现

（1）老年糖尿病患病率高，绝大多数为 2 型糖尿病，病情复杂，由于老年人的口渴反射不敏感，不易出现口渴多饮症状，而老年人的肾糖阈高于年轻人，空腹血糖超过 12～13mmol/L 时老年人才有多尿表现，因此临床典型三多一少症状不明显，很多老年糖尿病患者是在体检时或因其他疾病住院后才发现，造成诊断治疗不及时。

（2）老年糖尿病患者常出现乏力、轻度口渴、尿频、皮肤瘙痒、多汗等非特异性症状。许多老年糖尿病患者也有多种代谢异常表现，主要包括中心性肥胖、高血压、高脂血症、冠心病等。

（3）并发症：

①老年糖尿病常伴有多种慢性并发症，糖尿病视网膜病变、糖尿病肾病、糖尿病神经病变、糖尿病大血管病变、糖尿病足、糖尿病心肌病、糖尿病皮肤病变等，慢性并发症的表现与其他 2 型糖尿病患者相同。慢性并发症是老年患者长期血糖控制不佳的结果，是造成糖尿病患者日后致残、生活质量下降的主要原因。

②急性并发症包括：a. 高渗性非酮症性糖尿病昏迷。病死率高，是由于老年人口渴感觉减退或消失，自我认知能力降低，未控制血糖水平又未保证水分充足，易引起脱水，在诱因作用下，加重高血糖和高血浆渗透。表现为：常先有多尿、多饮，但多食不明显，或食欲减退；晚期尿少甚至无尿，严重脱水，休克，常有不同程度的意识障碍或昏迷。b. 糖尿病酮症酸中毒。可在感染、胰岛素治疗不当、创伤、手术、严重刺激等应激情况下发生，但并不比非老年人多见，一旦发生病情危重，预后差。表现为：乏力、四肢无力、三多一少症状加重，出现食欲减退、恶心、呕吐，伴有烦躁、头痛、嗜睡、呼吸深快并有烂苹果味。由于年龄和疾病因素，老年人心、肺、肝、肾功能减退，服用双胍类降糖药及缺氧状态下可发生乳酸酸中毒。c. 低血糖。由于老年糖尿病患者自我保健意识差、药品使用不当所致。是老年人常见的急性并发症，主要见于糖尿病早期，口服降糖药、注射胰岛素过量所致。老年人常常突出表现为乏力和精神症状，缺乏心悸、出汗等表现。d. 老年糖尿病患者有一些特殊表现包括肩关节疼痛、足部皮肤大疱、精神心理改变、肾乳头坏死、恶性外耳炎等。e. 认知能力下降或痴呆。老年糖尿病人与非糖尿病人群相比，认知能力下降明显。有研究发现，2 型糖尿病老年患者与非糖尿病老年人相比，脑血管病变和神经退行性病变的危险性明显增高，

老年糖尿病患者的认知能力下降及痴呆与糖尿病及糖尿病相关的疾病(高血压、高血脂、高胰岛素血症)都有关系。

三、影响因素

老年人糖尿病的患病率比较大,我国 60 岁以上的老年人患糖尿病的概率超过 12.34%。其病因和发病机制极为复杂,主要影响因素归纳为生物环境因素和心理社会因素。

(一)生物环境因素

1. 遗传因素

大量研究显示,老年人患有糖尿病有很明显的家族遗传性。多数人认为,糖尿病属多基因——多因子遗传性疾病。中国人为好发人群,据国外研究,2 型糖尿病患者的亲属中大约有 40% 以上患有糖尿病。

2. 环境因素

环境因素在老年糖尿病的发病中也占有重要地位。近几年来经济发展迅速,人们生活水平普遍提高,饮食结构转变,而老年人随着年龄增长全身代谢减慢,在进食过多和运动减少后容易引起肥胖。当人衰老时机体对葡萄糖的利用和代谢均明显下降,出现空腹和餐后血糖水平不同程度的升高,从而使胰岛素分泌增加,造成 β 细胞对葡萄糖刺激的代偿功能降低,最终导致 2 型糖尿病的发生。

3. 其他因素

另外不良生活方式如吸烟、饮酒者,也是 2 型糖尿病的高发人群。社会经济不发达,尤其是文化水平低被认为会增加 2 型糖尿病的发病风险。高血压、高血脂、冠心病和慢性阻塞性肺部疾病也被认为是 2 型糖尿病的重要危险因素。

(二)心理社会因素

国内外大量研究表明,生活事件、人格特点、心理应激、情绪等不良心理社会因素在老年糖尿病发生和发展过程中起着重要的作用。心理社会因素始终贯穿于糖尿病发生、发展、预后的整个过程中,不良心理社会因素刺激引起心理应激反应,进而使机体产生生理应激反应,最后使患者的血糖代谢失调,导致 2 型糖尿病的发生。

1. 生活事件因素

有研究表明,通过对生活事件与糖尿病起病关系的调查,发现亲属去世、严重的家庭破裂、社会角色改变、遭受严重意外等不良生活事件对个体心理健康会产生影响,进而促进糖尿病的发生。研究资料表明,生活事件与糖尿病的控制也密切相关,在饮食和治疗不变的情况下,一些糖尿病患者由于生活事件的突然刺激,病情可迅速恶化。

2. 人格特点

目前有关糖尿病与人格特征相关性的研究文献比较少。我国有学者在 20 世纪 90 年代末,运用艾森克量表对糖尿病患者的个性进行调查研究,提出内向性是导致糖尿病的一个易患因素。但胡传峰等人 1998 年在 A 型行为与 2 型糖尿病的关系的研究中发现,A 型行为与 2 型糖尿患病有显著关系。由于目前所做的人格调查都是在患糖尿病以后进行的，难以反映糖尿病患者患病前的人格特征。如果糖尿病的患病与个性特征有关，那么典型的 A 型行为与内向性格的特点有明显的矛盾。目前很难定论糖尿病究竟与何种人格特点有关。关于心理因素与 2 型糖尿病患病的关系有待进一步深入研究。

3. 情绪因素

心理社会因素主要通过情绪活动的中介作用对人体器官的功能状况造成影响。有研究发现精神分裂症患者中糖尿病的发生率远高于普通人群。有研究证实，应激事件能引起糖尿病患者的血糖变化，应激强度越大，患者的血糖水平升高越明显。2004 年窦明滨等的研究认为焦虑、抑郁等心理倾向与糖尿病的发病有一定相关性。稳定情绪常常可使病情缓解，而恐惧、担忧、紧张和焦虑等常常导致病情加剧或恶化。

 小知识

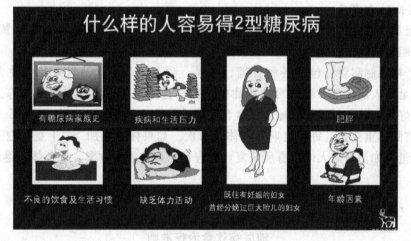

 工作任务分解与实施

一、评估病人

（1）详细询问患者患病的有关因素，如有无糖尿病家族史、病毒感染等，询问起病时间、主要症状及特点。

（2）评估患者对疾病知识的了解程度，及患病后有无恐惧、焦虑、抑郁等心理变化，有无社会、家庭支持系统。

（3）评估患者的身体状况，了解实验室及相关检查。

二、对症护理

（一）饮食护理

1. 制订每日所需总热量

首先根据老年人理想体重、生活习惯计算每天所需总热量。成年人休息状态下每天每千克理想体重给予热量 105～125.5kJ(25～30kcal)；营养不良和消瘦、伴有消耗性疾病者每天每千克体重酌情增加 21kJ(5kcal);肥胖者酌情减少 21kJ(5kcal),使体重逐渐恢复至理想体重的±5%。在保持总热量不变的原则下,凡增加一种食物时应同时减去另一种食物,以保证饮食平衡。

2. 食物的组成和分配

(1)食物组成:总的原则是高质量碳水化合物、低脂肪、适量蛋白质和高纤维的膳食。提倡用粗制米、面和一定量杂粮。蛋白质含量一般不超过总热量的 15%,且至少有 1/3 来自动物蛋白。脂肪约占总热量 30%,每天胆固醇摄入量应在 300 毫克以下。多食含可溶性纤维素高的食物:每天饮食中食用纤维含量 40～60 克为宜。

(2)主食的分配:应定时定量,根据老人生活习惯、病情和配合药物治疗的需要进行安排。对注射胰岛素或口服降糖药且病情有波动的病人,可每天进食 5～6 餐,从 3 次正餐中匀出 25～50 克主食作为加餐用。

3. 其他注意事项

(1)超重者忌吃油炸、油煎食物,炒菜宜用植物油,少食动物内脏、蟹黄、虾籽、鱼子等含胆固醇高的食物。限制饮酒,每天食盐<6 克。

(2)严格限制甜食:包括各种食糖、糖果、甜点心、饼干、水果及各种含糖饮料等。为满足病人甜味的口感,可使用甜味剂,如蛋白糖、木糖醇、甜菊片等。对于血糖控制较好者,可在两餐间或睡前加食含果糖或蔗糖的水果,如苹果、橙子、梨等。

(3)监测体重变化:每周定期测量体重 1 次。如果体重增加>2 千克,进一步减少饮食总热量;如消瘦病人体重有所恢复,也应适当调整饮食方案,避免体重继续增加。

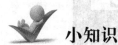 **小知识**

糖尿病饮食治疗准则

1. 控制或维持理想体重。

2. 平衡膳食。

3. 食物选择多样化,谷类是基础。

4. 限制脂肪摄入量。

5. 减少或禁忌单糖及双糖食物。

6. 减少食盐摄入。

7. 坚持少量多餐、定时、定量。

8. 多饮水,限制饮酒。

(二)运动护理

1. 运动锻炼的方式

有氧运动为主,如散步、慢跑、骑自行车、做广播操、太极拳、球类活动等。最佳运动时间是餐后 1 小时(以进食开始计时)。

2. 运动量的选择

合适的运动强度为活动时患者的心率达到个体 60%的最大耗氧量,简易计算法如下。心率＝170－年龄。活动时间为 30～40 分钟，包括运动前作准备活动和运动结束时的整理运动时间(达到应有的运动强度后坚持 20～30 分钟的运动才能起到降血糖的作用)，可根据老人具体情况逐渐延长，每天 1 次，肥胖者可适当增加活动次数。用胰岛素或口服降糖药者最好每天定时活动。若有心、脑血管疾患或严重微血管病变者，应按具体情况选择运动方式。

3. 注意事项

(1)运动前评估糖尿病的控制情况，根据老人具体情况决定运动方式、时间以及所采用的运动量。(2)运动不宜在空腹时进行，防止低血糖发生。运动中需注意补充水分，随身携带糖果，当出现低血糖症状时及时食用并暂停运动。在运动中若出现胸闷、胸痛、视力模糊等应立即停止运动，并及时处理。(3)运动时随身携带糖尿病卡以备急需。(4)运动后做好运动日记，以便观察疗效和不良反应。

(三)用药指导

1. 口服用药指导

饮食及运动治疗不能有效控制血糖水平时，口服降糖药物治疗是控血糖的有效方法。指导患者严格按医嘱服用降糖药物，注意药物的用法、用量和配伍禁忌，不可随意增减剂量，预防低血糖的发生，出现异常及时去医院就诊。

目前常用药物有：(1)双胍类药物：盐酸二甲双胍不会降低人的正常血糖，单独应用也不会使患者出现低血糖反应。由于双胍类药物对人的胃肠道有刺激作用，少数患者服用后可出现胃肠反应，因而服用该类药物的最佳时间是进餐中，也可在进餐后立即服用，这样可减轻该药对胃肠道的刺激。(2)磺脲类胰岛素促分泌剂：最佳服药时间是进餐前的 20～30 分钟之内，患者若在服药后未按时进餐可出现低血糖反应，若在服药后过早地进餐或在餐后服用该药往往达不到理想的降糖效果。需要说明的是，由于格列吡嗪是控释片，格列苯脲为长效制剂，这两种药于早餐前即刻服用同样有效。(3)非磺脲类胰岛素促分泌剂：最佳服药时间是餐前 15 分钟，也可在餐前即刻服用。(4)葡萄糖苷酶抑制剂：服用该类药物后常常会出现腹胀、排气增多、腹痛和腹泻等不良反应，一般服药数周后该症状可减轻或消失。葡萄糖苷酶抑制剂的最佳服药时间和服药方法是在开始进餐吃第一口食物时嚼服，未进餐或未进食碳水化合物时则不宜服用该类药物。(5)噻唑烷二酮类：服用药物的最佳时间是早餐后。该类药物可单独应用，也可与其他类型的口服降糖药或胰岛素联合应用。主要不良反应为水肿，有心力衰竭倾向和肝病者应注意观察。

2. 胰岛素的用药指导

使用胰岛素治疗时，医护人员熟悉各种胰岛素的名称、剂型及作用特点。严格执行医嘱，做好"三查、七对、一注意"。保证注射剂量及时间准确无误。注射胰岛素后，应严密观察患者反应，对于首次注射胰岛素的患者，要及时监测血糖，防止低血糖的发生，如出现面色苍白、乏力、大汗淋漓、饥饿、心慌时，可饮少量糖水或进食少量饼干。指导患者及家属掌握正确注射胰岛素的方法，包括注射时间、部位、剂量、胰岛素的保存和注意事项，并监测血糖，常规每天 2～4 次，如发现异常及时通知医生。胰岛素采用皮下注射法，选择上臂三角肌、臀大肌、腹部大腿内侧等部位注射，注射部位要经常更换，长期注射同一部位可能出现组织萎缩或增生产生硬结。胰岛素不良反应包括低血糖反应、过敏反应、注射部位组织萎缩或增生，水肿、视力模糊等。

3. 低血糖的处理

在长期的治疗过程中，低血糖是较常见的不良反应，其主要原因是降糖药物使用不规范。医护人员要指导并监督患者按医嘱规范用药，可以通过宣教提高患者及其家属识别、处理低血糖反应的能力，提高患者对低血糖危害性的重视，帮助患者养成良好的饮食习惯，随身携带糖果、饼干及糖尿病急救卡。定期监测血糖，及时调整药物用量，做到早发现早治疗。除此之外还要加强对老年糖尿病患者的夜间血糖管理，提高对夜间低血糖的防范意识。

(四)皮肤护理

老年糖尿病患者容易出现皮肤瘙痒及感染症状，老年患者皮肤抵抗力差，一旦发生破损，恢复时间较长。指导患者勤洗澡、保持皮肤清洁湿润，应用温和无刺激的洗浴用品，常穿柔软宽松衣物。对于卧床患者应每天按时翻身、按摩受压部位，并检查皮肤完整性，如发现破损应及时处理，防止感染。日常生活中注意保养双足，穿着舒适、松软的鞋袜，每晚用温水泡脚，保持皮肤清洁、干燥，防止破损引起感染。老年糖尿病的女性患者还要保持会阴部的清洁，鼓励患者多饮水，避免会阴部的炎症反应。

 小知识

糖尿病治疗"五驾马车"

治疗糖尿病最好的方法就是"五驾马车"即：饮食控制、运动、血糖监测、糖尿病自我管理教育和药物治疗，降糖、降压、调脂、改变不良生活习惯。

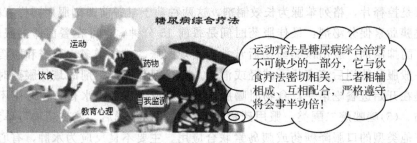

运动疗法是糖尿病综合治疗不可缺少的一部分，它与饮食疗法密切相关，二者相辅相成、互相配合，严格遵守将会事半功倍！

三、心理护理

(一)心理特点

1. 焦虑和担忧

焦虑是老年糖尿病患者最常见的心理变化。糖尿病是一种慢性终身性疾病，病程迁延时间长，同时可引发多脏器的并发症，易使患者产生焦虑抑郁心理反应，对治疗缺乏信心，治疗的依从性差，甚至抗拒治疗，这种不良心理状态不但影响患者治疗及日常生活，还会导致患者生活质量严重下降。

2. 恐惧和悲观

目前糖尿病还没有找到根治的方法，只能长期依赖食物和药物控制，而且治疗过程复杂，如定期血糖监测、注射胰岛素或口服药物等。食物的种类及摄入量需严格控制，生活方式的改变及漫长的治疗过程，增加了患者的心理负担。随着病程的发展，久病不愈导致患者出现恐惧悲观心理，精神紧张、多疑善感、烦躁易怒、失眠等。这种负性情绪会使血糖升高，形成恶性循环。

3. 否认和依赖

有的老年人在不经意间发现有血糖、尿糖增高被诊断为糖尿病，因早期症状较轻或无症状，常表现出对诊断的怀疑，以为只是血糖升高对身体没有影响，而延误治疗。老年人患病后由于长期受疾病的折磨，感情脆弱，同时需要定期进行血糖监测及胰岛素注射等治疗，自觉能力有限、信心不足，一味地依赖家属及医务人员。尤其是经历一段时间治疗后，对医护人员的熟悉和信任使他们产生一种依赖心理。

4. 无价值感和孤独感

合并有多种并发症的老年糖尿病患者由于病情较重，给亲属、家庭增加负担，常易出现内疚，自责心理。特别是经济条件差的家庭，医疗保障不称心，家人不重视，关心、照顾不满意，容易对未来丧失信心，对治疗感到失望，往往会产生孤独、寂寞、无价值感，导致情绪低落、自暴自弃甚至自杀。

(二)心理护理措施

负性情绪可使血糖升高，加重糖尿病，而糖尿病又会引起不同程度的焦虑，忧郁，紧张等心理障碍，故两者之间相互影响，恶性循环。因此，心理护理愈来愈受到广泛重视，同饮食、运动疗法称为糖尿病的三大基础治疗。

1. 心理疏导

分析患者目前的心理状态，针对具体情况和原因给予干预，同时通过观看有关糖尿病宣教资料，参加糖尿病知识讲座，与其他患者沟通交流，让患者和家属了解糖尿病的病因、临床表现、诊断与治疗方法，正确对待疾病，克服精神紧张对血糖的不良影响，提高患者对治疗的依从性，从而使病情得到显著改善。

2. 建立良好的护患关系

经常进行沟通，取得患者的信任，随时发现患者细微的心理和行为异常，给予老年患者更多的尊重，多听取采纳患者的意见及建议，尽量满足患者的需求。根据患者的心理状况进行心理护理，稳定患者的情绪，提高患者的自理能力，保持身心健康。

3. 家庭社会支持

协调患者和亲属之间的关系，取得亲属的理解和支持。亲属要督促和协助患者进行饮食及运动治疗，建立保健计划，要多关心患者的病情发展和心理变化，让患者感受到家庭温暖。让患者参加社区活动，建立正常的人际交往，培养兴趣爱好，激发患者对生活的热情，分散对疾病的注意力，增强战胜疾病的信心，保持乐观情绪，避免自卑倾向，形成有规律的良好生活习惯。同时要建立完善的社会保障体系，减轻患者的经济负担，以避免因经济负担过重而促使患者产生不良情绪，影响患者的康复及生活质量。

四、健康指导

(一)树立正确的观念

随着人们对糖尿病认识的不断深入，越来越多的人意识到有效地预防和控制糖尿病并不是单纯靠药物治疗就可以实现的，而是需要通过对不同层次的老年糖尿病患者进行健康指导，将饮食治疗、药物治疗、运动治疗、心理治疗相互结合，才能达到事半功倍的效果。通过定期举办糖尿病知识专题讲座、播放糖尿病知识专题片等措施对老年糖尿病患者进行健康教育。增强患者和家属对疾病的认识，使其保持积极乐观的心态配合治疗，坚持正确的治疗方法。鼓励病友及亲属之间互相沟通，增强自我保健意识，根据患者的情况制定个性化健康方案，降低危险因素刺激，生活规律，戒烟戒酒，提高自我预防糖尿病发展的能力，提高患者生活质量。

(二)糖尿病饮食宜忌

(1)应食用含胆固醇低的优质蛋白质食物，如奶类、蛋类、豆制品、鱼、瘦肉类等食品。

(2)米、面、薯类、粉条等含淀粉高的食物在总热能比不提高的情况下可任意选食。

(3)应保证新鲜蔬菜、水果的摄入，但对含糖量较高的蔬菜及水果加以限制，如甘蔗、鲜枣、山楂等。

(4)忌含碳水化合物过高的甜食，如葡萄糖、蔗糖、麦芽糖、蜂蜜、甜点心、红糖、冰糖、冰激凌、糖果、甜饼干、糕点、蜜饯、杏仁茶等含纯糖的食品。

(5)饮食烹调应不加糖、不用糖醋，姜等调料不加以限制。如患者想吃甜食，可用木糖醇、糖精调味。

(6)糖尿病患者应少吃动物内脏、肥肉、猪油、牛油等。少吃油炸食物，因高温可破坏不饱和脂肪酸。

(7)糖尿病患者不宜饮酒。酒精代谢并不需要胰岛素，因此少量饮酒是允许的。但是一般认为糖尿病患者还是不饮酒为好，因为酒精除供给热能外，不含其他营养素，长期饮用对肝脏不利，易引起高脂血症和脂肪肝。

(8)糖尿病患者不宜多吃水果。水果中含有较多的果糖和葡萄糖，而且能被机体迅速吸收，引起血糖增高。如果病情比较稳定时，可吃少量水果，但要减少主食的量。

 小知识

糖尿病患者怎样吃水果

水果可以吃，但不宜多吃，并且要计算好热量。每天可以吃两次水果，时间最好在上午10点左右和下午3点左右的两餐之间。水果的量要控制，苹果、梨、桃每次吃1/8，橘子每次吃3～5瓣，香蕉每次吃半根，西瓜每次吃小半块。每次只能吃一种水果。

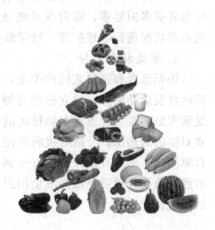

拓展训练

朱女士，60岁，身高1.62米，体重48千克。一年前因与领导不和，精神抑郁而渐感口渴、多饮、乏力，未引起重视就诊。患者从半年前开始无明显诱因，反复出现泌尿系统感染症状，每次口服药物后可治愈。两周前患者再次出现口渴、多饮、乏力症状，病逐渐加重，并出现看东西"双影"，偶有脚跟麻木感，到当地医院就诊，空腹血糖：8.6 mmol/L，餐后1小时15.8 mmol/L，尿糖（＋），尿蛋白（—），酮体（—），血尿酸450 μmol/L。

思考：

1. 朱女士患了何种疾病？
2. 如何对朱女士进行心理护理？

推荐阅读

1. 向红丁. 糖尿病日常调养专家指导全方案. 北京：电子工业出版社，2018
2. 陈露晓. 老年人心理问题诊断. 北京：中国社会出版社，2009

任务五
老年人癌症与心理护理

学习目标

素质目标：尊重理解癌症老年人的心理需求；
注重"以人为本，以老人为中心"。

知识目标：掌握老年癌症的定义及临床表现；
了解老年癌症患者的心理护理技巧。

能力目标：能对老年癌症患者存在的心理问题进行正确分析；
能为老年癌症患者实施有效心理护理。

工作任务描述

王先生，62岁，已婚，育有2男1女，原为某公司高级管理人员，最近因咳嗽、常感胸部不适，到医院检查被诊为"肺癌"。既往有抽烟习惯，1包/日，约30年，偶尔少量饮酒；无任何遗传及慢性疾病。由家属代诉，病人平时个性急躁但好相处，与朋友相处愉快，处理事情有主见。

住院期间，病人常主诉疼痛，入院后因无法尽其父亲、丈夫的责任，常表现出抑郁情绪，甚至告诉家人对不起他们。住院期间主要由其妻子照顾，儿女忙于工作只能轮流照顾，家人互动良好，但其妻子在病人身体不适并谈及"死"时，常感手足无措，趁病人休息时在其床旁流泪，并向护士诉说其心中不舍及害怕。

思考：

1. 王先生及家属目前存在哪些心理问题？
2. 针对王先生及其家属的心理特点，护士在实施心理护理时应注意哪些方面？

基本知识准备

一、老年癌症的定义

癌症(Cancer)亦称为恶性肿瘤，它是100多种相关疾病的统称。人们身体内所有器官都是由细胞组成，细胞增长和分化可满足身体需要，这种有序的过程可保持人们身体健康。然而，身体内细胞发生突变后，控制细胞增长机制失常导致细胞不断地分裂，这些额外的大量细胞就形成肿瘤。癌细胞除了生长失控外，还会侵袭其他正常组织器官发生转移。据统计，在老年人的死因中，恶性肿瘤高达31.1％，已构成老年人病死的主要原因之一。因此，了解老年癌症的特点，对早期诊断、早治疗癌症有着重要意义。

癌症的命名：根据组织来源命名，来源于上皮组织的统称为"癌"如鳞状细胞癌、腺癌；来源于间叶组织称为肉瘤，如平滑肌肉瘤、纤维瘤等。

二、临床表现

由于癌症的病理形态不同，发生部位及发展阶段的差异，每个癌症患者的临床症状都有很大区别。一般情况下，癌症早期病人所表现的症状较少，只有疾病发展到一定阶段时才会出现明显的临床症状和体征。癌症的临床表现一般包括疼痛、肿块、溃疡、出血、梗阻等局部和全身症状。老年癌症又符合其年龄阶段的特点。

（1）老年人的癌前病变易突变为癌：良性病变由于老年脏器衰弱、免疫功能低下，易被致癌因素诱发突变，故定期复查、早期治疗癌前病变很重要。

（2）老年患者易患恶病质：由于进食量少、基础代谢率低、抗病能力低，肿瘤组织代谢旺盛，身体消耗增加，影响系统的合理治疗。

（3）老年癌症易误诊：其他病情掩盖，临床表现不典型、全身情况差，反应迟钝、疼痛阈值较高，易忽视。

（4）老年癌症常伴有其他多种疾病，如心脑血管病、糖尿病、前列腺增生等。体征与症状不一定同病理相符合，病理改变比临床表现重且出现早，故应认真分析，系统检查。

（5）老年癌症易发生低钠血症和高钙血症：肿瘤产生抗利尿激素，引起水分潴留而成低钠，侵犯骨组织或骨髓瘤患者产生高钙血症。产生抑制成骨细胞活性、或骨转移发生溶骨现象。骨髓瘤及淋巴瘤产生破骨细胞激活因子引起高钙血症。

三、影响因素

癌症在我国发病率和死亡率均有逐年升高的趋势，已经成为社会主要劳动人口中的第一位死因，为此，了解癌症的病因对于我们每一个人是非常必要的。

（一）生物环境因素

（1）饮食因素：我国每年新发癌症病例与膳食与营养因素相关的占30％以上，有专家指出，癌症发病与饮食的关系密切。针对全国肿瘤登记中心的调查数据，中国医学科学院肿瘤医院公布了致癌食物黑名单，其中包括：①腌制食品含致癌物，咸菜等；②烧烤食品含强致癌物，烤鸭、烤羊肉串等；③熏豆腐干等常食易患癌；④油炸食品含致癌物；⑤霉变食品含致癌物；⑥隔夜熟白菜和酸菜、反复烧开的水会产生致癌物。

（2）吸烟：吸烟已成为世界性的社会公害，严重地威胁着人类的健康。吸烟是引发癌症的一大病因。烟对胎儿非常有害，孕妇抽烟，小孩以后罹患癌症的概率将多50％。有鉴于此，重视以上环节的防范，就能让绝大多数人远离癌症，每个人都从自己做起，是非常重要的。

(3)物理致癌因素：物理致癌因素包括灼热、机械性刺激、创伤、紫外线、放射线等，值得高度重视的是，受辐射危害可以来自环境污染，也可以来自医源性物理致病因子。如医务人员在工作中长期接受各种放射性的照射会增加癌症发生的可能。

(4)遗传因素的影响：遗传因素对人类肿瘤的直接影响问题，目前尚无定论。但经调查发现许多常见的恶性肿瘤如乳癌、胃癌、大肠癌等多具有家族聚集现象。

(二)心理社会因素

工作环境和工作性质的差异会产生不同程度的心理紧张，因而对癌症的发生也有一定的影响。在疾病的发生、发展和转归过程中心理社会因素的刺激起了重要的作用。

1. 应激、精神紧张

大多数心身疾病患者在其发病前都遇到过不同的生活事件，所遇到的生活事件在同期较健康人多，且程度严重。在中国大庆对胃癌的调查中，发现胃癌患者在确诊前8年内有76%的患者报告遇到过生活事件，而在各类生活事件中以人际关系、意外事件和幼年时的经历较为常见。

2. 个性特征

C型行为：C型人格亦称癌症倾向人格，这类人常自我克制，压抑情绪，在遇挫时多悲观绝望，在行为上表现为害怕竞争，逆来顺受，有气往肚子里咽，爱生闷气。C就是取Cancer(癌)的第一个字母，预示具有这种性格特征的人易患癌症。癌症与个性的关系在古代已有描述，中国医学《外科正宗》里就有：乳癌是由于"忧思郁结，积想在心，所愿不遂，肝脾逆气，以致经络阻塞，结聚成结"所致。目前，虽然没有足够的证据证明抑郁一定可致癌，但多方研究表明抑郁可提高癌症的患病率及死亡率，并且患者在癌变后容易变得抑郁，且这种抑郁会反过来加速癌变进程，造成恶性循环。所以乐观的生活态度、开朗的性格对我们来说也是非常必要的。

小测试

C型行为测试

劳伦斯·莱森设立的测试表，可以帮助你判断自己的性格：

1. 你感到非常愤怒时，你是否把它表现出来？

2. 你是不是认为自己是个很招人喜欢、很不赖的一个人？

3. 你是否不管出了什么事情都尽量把事情做好，没有怨言？

4. 你是不是正在努力完成你想做的事？你满意你的人际关系吗？

5. 你是否在很多时候都觉得自己没什么价值？是否常常感到寂寞，遭受别人排挤和嫉妒？

6. 如果现在有人告诉你，你只能活6个月，你是否会把正在进行的事情继续完成？

7. 如果有人告诉你，你的病已经到了晚期，你是否释怀或感到解脱？

理想的答案是：1. 是；2. 是；3. 否；4. 是；5. 否；6. 是；7. 否

如果你对上述问题的回答中有两个以上的答案是与理想答案相反的，就说明你具有 C 型性格特征。

 工作任务分解与实施

一、评估患者

(1)评估患者此次发病的特点及目前病情、既往史、治疗经过等。

(2)评估患者目前的身体状况、精神状态等。

(3)通过直接观察患者的情绪和行为，评估患者的心理状态，并了解近期生活事件对病人的影响。

(4)评估家庭支持系统在患者治疗过程中的支持作用。

二、对症护理

1. 疼痛的护理

(1)注意观察及询问患者疼痛的性质、疼痛部位、疼痛强度，持续时间、疼痛加重及缓解因素，同时是否还有其他伴随症状。有效、准确的评估是规范疼痛处理的关键步骤，有助于选择合适的治疗及护理措施。

(2)癌症患者疼痛等级：1～4 级为轻度疼痛，患者虽有痛感但可忍受，能正常生活；5～6 级为中度疼痛，患者疼痛明显，不能忍受，影响睡眠；7～10 级为重度疼痛，疼痛剧烈，不能入睡，可伴有被动体位或植物神经功能紊乱表现。清楚患者的疼痛等级后，再按照 WHO 提出的癌痛治疗的 5 个主要原则给药。①口服给药。简便、无创、便于患者长期用药，对大多数疼痛患者都适用。②按时给药。注意是"按时"给药，而不是"按需"给药。③按三阶段原则给药。根据患者疼痛的轻、中、重程度，给予不同阶段的药物。第一阶段适用于轻度疼痛，一般给予非阿片类、解热镇痛药和抗炎药，如阿司匹林、布洛芬、对乙酰类氨基酸等。使用时需注意非阿片类药物在最大有效剂量时的天花板效应。第二阶段适用于中度疼痛，给予弱阿片类药物如可待因、布桂嗪；弱阿片类药物也存在天花板效应。第三阶段适用于重度疼痛，使用强阿片类药物，如吗啡、哌替啶等。强阿片类药物无天花板效应，但可产生耐受，需适当增加剂量以克服耐受现象。另外，在减少止痛药剂量的同时使用一些辅助药物及其他方法如针灸、心理疗法等，同样可以起到了良好的止痛效果。这些药物包括类固醇皮质激素地塞米松和强的松，可以减轻周围神经水肿和压迫引起的疼痛；抗抑郁药阿米替林、多虑平、美舒郁、百忧解，用来镇痛、镇静、改善心情。④用药个体化。用药剂量要根据患者个体情况而定，以无痛为目的，不应因为对药量限制过严而导致用药不足。⑤严密观察患者用药后的变化，护士熟练掌握各类药物的作用及不良反应，及时处理，观察评估药物效果，及时调整药物剂量。此外，还要注意药物之间的互相作用以及药物治疗与其他治疗方法之间相互结合的问题。政府大力支持对癌痛控制与姑息治疗工作，推广癌痛三阶梯治疗，国家药品监督管理局又取消了癌症患者使用吗啡的剂量限制，而对医务人员来讲，改变旧的理念的同时要积极学习止痛用药相关知识。

（3）促进舒适：在进行各项护理操作时动作要轻柔、准确，防止粗暴剧烈，引起或加重患者疼痛。如治疗护理必须移动患者时，应事先向病人说明必要性，取得患者配合。在移动过程中，对损伤部位重点托扶保护，缓慢移至舒适体位，争取一次性完成。采用非侵袭性镇痛方法，如控制焦虑，建立良好的护患关系，利用视觉或触觉分散法分散或转移患者的注意力。

2. 病情观察

严密观察病情，定时测量生命体征，并做详细记录，准确记录24小时出入量。发生剧烈疼痛时，给予止痛和镇痛，注意观察患者的疼痛部位、性质、持续时间及用药后是否好转；若出现局部或全身的突发症状时及时给予处理，做好记录。对于放疗、化疗后的患者注意患者是否出现相关的副作用如胃肠道反应，皮肤变化等。及时给予患者必要的安慰及指导。

3. 饮食护理

合理的饮食对于预防癌症的发生具有重要意义。癌症患者的饮食结构要合理，多吃清淡、高营养、质软易消化和富含维生素的饮食，设法增进患者食欲，还要根据患者的消化能力，采取少量多餐，粗细搭配，流质，软食与硬食交替，甜咸互换等形式进餐。首先，癌症患者体内蛋白质分解高，合成代谢功能减低，营养处于入不敷出的负氮平衡状态，故对蛋白质的需求量要增加，癌症患者每日总热量要高于正常人的最低要求，即每日在 10 kJ 以上，而且应以优质蛋白为主，如牛奶、鸡蛋、肉类、豆制品等；其次，营养要均衡，根据患者的需要，各营养素要相对应地适量、齐全，除充足的优质蛋白质摄入外，还应以低脂肪，适量碳水化合物为主。同时要注意多吃水果和新鲜蔬菜补充维生素、无机盐、纤维素等。饭前尽量避免油烟味等不良刺激；尽量与家人共同进食，保持心情愉快。在患者放、化疗间歇期，在食欲好转时及时补充营养。

 小知识

止痛药物的种类

非阿片类：阿司匹林、对乙酰氨基酚、非那西丁、保泰松、吲哚美辛、双氯芬酸、布洛芬、氯诺昔康

弱阿片类：常用药物有可待因、布桂嗪、曲马朵、奇曼丁（曲马朵缓释片）、双克因（可待因控释片）

强阿片类：常用药物有吗啡片、美菲康（吗啡缓释片）、美施康定（吗啡控释片，可直肠给药）等

注意，哌替啶由于其代谢产物毒性大等因素，未被推荐用于控制慢性疼痛。

4. 临终关怀

向临终患者及其家属提供全面的照料，包括生理心理、社会等方面，尊重患者的权益，关心临终患者的生活质量，减轻因临终末期症状引起的疼痛和不适，满足临终患者在物质或精神方面的需求。帮助临终患者与亲属在临终阶段增加感情，家属的身心

健康得到维护和增强，使患者在临终时能够无痛苦、无遗憾地走完人生的最后旅程，使家属敢于面对亲人的死亡。对于临终者，一些医疗手段已经无能为力，此时能给予患者更多关怀的则是护理工作，这就要求护士应具备高尚的道德、同情心、爱心，高度的责任心和丰富的医学知识、较强的适应力以及心理学、社会学、伦理学等广博的知识，使患者在临终时更多地感受人间的温暖，使他们在平静和谐的气氛中，走完自己的一生。

 小知识

什么是天花板效应？

"天花板效应"在癌症药物治疗方面是指应用止痛剂时，在一定药物剂量的基础上，再继续增加剂量后而不会增加药物的止痛效果，所以医生在使用非阿片类药物时达到一定剂量后就不会再继续增加药物的剂量。而强阿片类药物无"天花板效应"，使用过程中没有标准剂量和最大剂量，它的用药剂量可以根据疼痛的强度来增加，正确用药剂量就是以疼痛得到缓解为最终目的。

三、心理护理

(一)心理特点

不同的性格、病情和治疗过程，使癌症患者有不同的心理特征。心理护理对癌症患者建立信心、调整心态、增强生理机能非常重要，在护理过程中要及时了解、超前预见，根据患者不同的心理特征，用科学的护理语言积极实施护理。

(1)发现期：在检查中发现占位性病变，有可能为癌症时，此时患者主要表现为焦虑同时伴有侥幸心理，一方面因为担心被确诊为癌症而焦虑，另一方面也存在可能是医生误诊或检查错误的侥幸心理。

(2)确认期：此期患者的情绪波动比较大，主要表现为以下几个时期。

①否认期：由于对于癌症的认识程度不同，当患者突然被告知为癌症时，会产生强烈的恐惧心理，多数患者会通过否认的心理方式来达到心理平衡，他们会怀疑医生的诊断。

②愤怒期：否认过后，患者多会表现为强烈的愤怒和悲痛，一旦证实癌症的诊断，患者会感到世间的不公平，有被社会遗弃的感觉。此时愤怒情绪会爆发，如常借故各种理由表现出愤怒和嫉妒，常常与亲人、医护人员发生吵闹，事事感到不如意，还会认为所有人都对他不起，委屈了他。大多数人会通过大声喧哗，百般抱怨，愤愤不平等方式来发泄心中的不满。

③抑郁期：此期患者已经慢慢接受自己患病的事实，但当患者在治疗或休养过程中，想到自己的工作和事业，想到亲人的生活及家中的一切时，便会从内心深处产生难以言状的痛楚和悲伤。再加上疼痛的折磨，从而产生轻生的念头或自杀行为。

④接受期：随着时间的推移患者逐渐认识到现实就是现实，是无法改变的，惧怕死亡是无用的，只有以平静的心情面对现实，生活才能更有价值，此时患者的身体状

态也会随心理状态的改变朝好的方面发展。

⑤治疗期：不同患者随着治疗的进展情绪上会有很大的差异，如外科手术后患者会表现出术后的一些心理特点，而化疗、放疗患者由于治疗的一些副作用可能会有更大的情绪波动。

(二)心理护理措施

对癌症患者的护理，要根据患者的性格特点和不同时期的心理特点，进行认真分析，实施有效的心理护理，消除患者的心理负担使患者积极配合治疗，控制疾病发展，减轻并发症的发生。

(1)了解患者心理变化：护理人员要以热情友好的态度接待患者，与患者及家属进行详细沟通，在了解患者的病情、治疗方案和具体治疗方法的基础上，掌握患者的心理变化，了解患者真实的心理状态。同时还要了解患者家属的态度，家庭经济条件等多方因素，进行综合分析，有预见性地判断他们将要或者可能出现的心理问题，从而制定出切实有效的预防措施和心理护理方案，如因病施护、因人施护等，变"事后护理"为"事先控制"。

(2)增强患者战胜疾病的信念：大多数癌症患者一旦获悉自己患癌症以后，生的欲望会降低，而死的欲望会增强。这时，护理的主要目的就在于唤起患者求生的信念。护理过程中可以通过坚定的表情、鼓励的话语、贴心的服务态度来取得患者的信赖。特别是患者发生病情变化时，如患者出现多器官衰竭、疼痛、吞咽困难。恶病质等多种症状时，护士应密切观察病情变化，给予必要的支持疗法，除力求改善全身状况外，更应注意对患者良好的心理支持，同时多向患者介绍一些积极的案例让他们对未来充满希望。放疗或化疗前，不仅要向患者宣传进行这种治疗的必要性，也向患者讲清治疗期间可能出现的不良反应，使患者有足够的心理准备，主动克服困难，积极配合治疗。

(3)心理疏导：众所周知，负面情绪会加速患者肿瘤的恶化，为此护理人员要为患者实施积极的心理疏导，使其将不良情绪尽早发泄出来。首先，要纠正患者对癌症的错误认知，对患者及家属加强癌症相关知识的普及，使他们充分认识到癌症虽然很严重，但如果早发现、早治疗，后期的生活质量还是有可能保证的。我们要有极大的同情心，充分理解他们的心情，了解并帮助他们解决困难，也可以通过听音乐等放松身心方式达到改善不良情绪的目的。

(4)家庭支持：家人最了解患者心理状态、行为方式及表达情绪的方式、生活习惯等，家人的支持及照顾是旁人无法替代的，护理人员有责任对家人进行开导和劝慰，使他们能够尽力控制悲伤的情绪，配合医护人员做好患者的心理支持。使患者能更好地配合治疗工作，更有利于疾病的治疗。

小故事

为生命画一片树叶

美国作家欧·亨利在他的小说《最后一片叶子》里讲了个故事：病房里，一个生命垂危的病人从房间里看见窗外的一棵树，树上的叶子随秋风一片片地落下。病人望着眼前的树叶不断地飘落，身体状况也随之恶化，一天不如一天。她说："当树叶全部掉光时，我也就要死了。"一位老画家得知后，用彩笔画了一片叶脉青翠的树叶挂在树枝上。最后一片叶子始终没有掉下。只因为生命中的这最后一片绿色，病人竟奇迹般地活了下来。

温馨提示：人生可以没有很多东西，却唯独不能没有希望。希望是支撑人类活下去的动力。有希望之处，生命就延绵不息！癌症虽然可怕，但只要有信心就有可能战胜它！

四、健康指导

(1)保持愉快的心情：负面情绪对机体免疫系统有抑制作用，可加速肿瘤的扩散。鼓励患者多与周围的人们进行交流，放松心情。可以通过阅读、听音乐、适当地运动等方式来分散注意力，营造良好的生活氛围。

(2)疾病相关知识的普及：根据患者及家属的文化层次、社会背景、理解能力等因素，有针对性地向他们提供正确的、有价值的疾病相关信息资料，如化疗、放疗后可能出现的副作用，患者可能会出现异常症状，使患者及家属能有心理准备，积极配合治疗。

(3)生活指导：积极戒烟、戒酒；积极预防压疮的发生，对于长期卧床患者每2小时翻身，按摩受压部位一次，腹水合并肢体水肿者定时测量腹围及观察水肿消退情况；养成良好的饮食习惯，健康饮食，根据医生的建议选择适合自己的饮食菜谱；根据自身情况选择适当的运动形式，增加机体抵抗力。

(4)警惕生活中的一些癌症的危险信号：紫癜、毛细血管扩张等血液、血管方面的异常可能是癌症的信号之一；中老年朋友如果发现有突然发生、生长迅速的"老年斑"，也要注意恶性肿瘤的存在可能；痒，主要是指无原因的广泛、长期瘙痒，要警惕肿瘤的存在，有时局限性的瘙痒提示邻近部位的肿瘤；水疱是皮肤科疾病的常见临床表现，也可能是某些恶性肿瘤的征兆。特别是中老年患者，应该给予充分的重视。

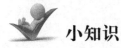

小知识

饮食与癌症的关系

1. 牛奶和酸奶：牛奶含钙和维生素D，在肠道内能与致癌物质相结合，清除其有害物质。酸奶能抑制肿瘤细胞的生长。

2. 新鲜蔬菜：如胡萝卜、萝卜、茄子、甘蓝等，含有干扰素诱导物，能刺激细胞产生干扰素。可以增强病人对疾病和癌瘤的抵抗力。但干扰素诱导物易受加热的影响而被破坏。

3. 海产品：可用作为恶性肿瘤病人的治疗食品。海藻类食物含有多糖物质和海藻酸钠。海藻酸钠能与放射性元素锶结合后排出体外。常吃海带、紫菜等食品对身体有益。

4. 果品：杏仁可提高机体的免疫功能，抑制细胞癌变。它对口腔干燥等症状有缓解作用，但口腔有炎症、溃疡以及鼻出血的病人不宜食用。

拓展训练

孙大爷，65岁，丧偶。于2年前行直肠癌根治术，结肠造瘘术，术后一直与儿子一家生活在一起。孙大爷患病后体力下降比较明显，无法完成重体力活动，生活起居由儿子儿媳照顾。由于长期带有造瘘袋，孙大爷经常会把衣服及卫生间弄得很脏，房间里到处都散发异味。孙大爷患病后情绪低落，一直不愿意与家里人亲近或同桌吃饭。很少外出，对原来最喜欢的与邻居下象棋也没了兴趣。近日孙大爷又查出癌细胞有肝转移迹象后，家属发现孙大爷夜间无法入睡，失眠，目光呆滞，问话不答，茶饭不思。昨日孙大爷有自杀倾向，被家属及时制止。

思考：

1. 孙大爷遇到了什么问题？原因是什么？
2. 如何对孙大爷进行心理疏导和护理，帮助其积极面对生活？

推荐阅读

1. [美]悉达多·穆克吉. 见识城邦·众病之王：癌症传. 北京：中信出版社，2022

2. 杨凤池，崔光成. 医学心理学. 北京：北京大学医学出版社，2013

任务六

其他心身疾病与心理护理

学习目标

素质目标： 对了解心身疾病具有较强的热情和兴趣；
　　　　　　具有敏锐的观察力和正确的判断力。

知识目标： 掌握老年患者其他心身疾病的种类及定义；
　　　　　　了解老年患者心身疾病的心理护理技巧。

能力目标： 能对老年患者存在的心理问题进行正确分析；
　　　　　　能为患有不同心身疾病的老年患者实施有效心理护理措施。

【老年消化性溃疡与心理护理】

工作任务描述

方爷爷，68岁，一年前老伴由于脑出血突然去世，一年来方爷爷一直处于抑郁状态，整日愁眉不展，情绪低落，每日喝酒1斤左右，吸烟1包。近日方爷爷自觉头晕、乏力，胃部不适，有嗳气、反酸、流涎、恶心、呕吐等症状。今日突然剧烈腹痛无法忍受来医院就诊，诊断为：胃溃疡伴消化道穿孔，立即给予手术治疗。

思考：

1. 老年消化道溃疡的致病因素有哪些？
2. 针对方爷爷现在的心理状况如何进行心理护理？

基本知识准备

一、老年消化性溃疡的定义

消化性溃疡是主要发生于胃及十二指肠的慢性溃疡，是一种多发病、常见病。其临床特点为慢性过程，周期发作，中上腹节律性疼痛。消化性溃疡多发生于胃和十二指肠，也可发生于与胃酸、胃蛋白酶接触的其他部位，如食管下段，胃肠吻合术的吻合口等。老年消化性溃疡疼痛不典型，疼痛部位模糊，难以定位，呈不规则放射。超过13％的老年消化性溃疡患者因消化道出血、穿孔、贫血等并发症来就诊。

二、临床表现

近年来，老年人消化性溃疡患病率明显增高。老年人消化性溃疡临床表现多不典型，无症状或症状不明显者较多，疼痛多无规律，厌食、恶心、呕吐、体重下降、贫血等症状较突出，需与恶性肿瘤鉴别。老年人要积极提高防治消化性溃疡病的意识。老年患者中以胃溃疡较多见，约有35％为无痛型。高位溃疡时疼痛可向背部及剑突下放射，有的患者还可向胸部放射，易与心绞痛混淆。老年消化性溃疡并发症较多，愈合难，复发率高。老年消化性溃疡患者常见并发症如下：

(1)上消化道出血：是老年消化性溃疡最常见的并发症，是老年消化性溃疡患者最主要的死因。消化道出血发生率及出血量与年龄增长呈正相关，死亡率高。有研究证实，老年人消化性溃疡患者出现消化道出血后的死亡率≥25％，是年轻患者的4～10倍。

(2)穿孔：发生率为16％～28％，占第2位。由于老年人反应迟钝和腹壁肌肉薄弱，腹膜炎症状不明显，部分患者的首发症状多为突然衰竭，而超过50％的患者在消化道穿孔前未出现消化性溃疡的表现，因此这些因素常使患者延误就医，影响诊断和治疗。

(3)幽门梗阻：患者多有长期消化性溃疡的病史，是由于幽门区溃疡本身炎症水肿或幽门区附近溃疡刺激幽门括约肌反射性痉挛所致。据调查，发展中国家消化性溃疡引起的幽门梗阻的发生率高于西方国家。患者常表现为有上腹疼痛及饱胀感、呕吐、上腹膨隆、体重下降、酸平衡失调等，严重者出现恶病质。

(4)癌变：由于胃黏膜反复破损异常增生易发生癌变，老年胃溃疡有2％～6％的患者会发生癌变，故对老年胃溃疡患者应定期检查。若经规范治疗，症状无明显改善或加重，大便隐血化验持续阳性，消瘦明显，体重下降，提示有癌变可能。因此，应定期进行胃镜检查，取病理活检鉴别恶性病变。

三、影响因素

(一)生物环境因素

(1)家庭因素：幽门螺杆菌(Heilico-lacterpylori，HP)与消化性溃疡的发生关系密切，HP在本病的发生中有很重要的作用。有数据显示，胃溃疡患者HP的检出率为60％～75％，十二指肠溃疡患者HP的检出率高达85％～100％，流行病学研究表明，HP感染有"家庭聚集"现象，家庭成员中分离到HP多为同一菌株，提示HP在家庭内人与人之间传播。因此消化性溃疡的家庭集中发病现象可能主要是由于家庭内HP交叉感染所导致。

(2)胃黏膜萎缩易发生溃疡：老年人胃动脉硬化，血流逐渐减少，导致胃黏膜萎缩，黏膜细胞更新速度减慢，从而导致抗溃疡形成能力下降，促进消化性溃疡的发生。

(3)胃酸分泌增多：老年人胃肠功能减退，胃蠕动减慢，食物易积聚在胃内，不易消化，导致胃酸分泌增加，促使溃疡形成。

(4)肺功能减弱：老年人常患有肺部疾病，肺功能受损。由于长期处于缺氧状态，二氧化碳又排出不畅，使胃壁血管过度收缩，胃酸分泌增加，导致溃疡病发生。

(5)药物刺激：老年人患有多种疾病，需长期服用大量口服药物，特别是非甾体抗炎药(NSAIDs)包括阿司匹林、对乙酰氨基酚、吲哚美辛、萘普生、布洛芬、尼美舒利等，可直接刺激胃黏膜使胃酸分泌增加，损伤黏膜形成溃疡，为消化性溃疡的致病因素之一。此外 NSAIDs 还能增加老年人消化性溃疡并发症的发生，增加老年人消化性溃疡的死亡率。因此，对于有溃疡病的老年人应谨慎使用 NSAIDs，以免加重消化性溃疡症状。

(6)其他因素：①吸烟：由于吸烟影响溃疡愈合、促进溃疡复发和增加溃疡并发症，因此吸烟者的发生率比不吸烟者高。②饮食：长期饮酒、浓茶、咖啡和某些饮料能刺激胃酸分泌，易产生消化不良症状，但尚无充分证据表明长期饮用会增加溃疡发生的概率。③病毒感染：少部分溃疡病患者在溃疡边缘可检出Ⅰ型单纯疱疹病毒(HSV)，而离溃疡较远的组织中则未查到，这些患者无全身性 HSV-Ⅰ型感染或免疫缺陷，提示 HSV-Ⅰ型局部感染可能与"消化性溃疡"的形成有关。

(二)心理社会因素

(1)应激和情绪因素：急性应激可引起应激性溃疡。临床研究表明由于长期精神紧张、生活压力大、过度疲劳、焦虑、紧张、剧烈的情绪变化、不良社会事件等应激因素影响，导致胃十二指肠运动、分泌、功能异常，使胃酸分泌增加，易发生消化性溃疡。心理因素对消化性溃疡特别是十二指肠溃疡(DU)的发生有明显影响。在遭受异常应激因素刺激后，治愈的 DU 容易复发或恶化。但心理分析未能发现消化性溃疡患者有何特殊个性。

(2)个性特点：在心理因素中，性格是最基本、最核心的部分。消化性溃疡患者多具有明显的性格缺陷，属于内向性格，有强烈的依赖愿望、责任心强，情绪不稳定、矛盾心理较激烈、常有压抑感、神经质，容易被激怒，但又得不到发泄。

小实验

紧张情绪与溃疡病

Brady 用猴子做实验：将两只猴子 A 和 B 分别关进笼子里，每只猴子面前各有一个开关。每隔 20 秒使它们受到一次电击，如果 A 猴在开始电击前，按下开关，就能切断电源，两只猴子都能避免电击一次。而 B 猴的开关没有此作用。结果发现，A 猴为了避免电击，长期处于紧张状态，随时准备按压开关，压力过大，导致胃酸分泌过多，使胃肠道受到严重损害；而 B 猴由于开关无效，只有依赖 A 猴才能避免电击，没有过重的心理负担，精神比较放松，虽然也遭受电击，但安然无事。

工作任务分解与实施

一、评估病人

(1)了解患者发病的诱因、病因及发病的症状。

(2)了解患者现在的心理状态,及社会、家庭支持系统是否完善。

(3)评估患者的身体状况,如生命体征,有无消瘦、贫血等。

二、对症护理

1. 病情观察

严密观察患者的神志、面色、生命体征,有无腹痛、腹膜刺激征等。对于出血活动期的患者,应注意观察呕血和黑便的次数、量、性质等,记录出血量及24小时出入量。如果患者的脉搏细数、出冷汗、面色苍白、皮肤湿冷、血压下降、腹部突然疼痛加剧,或发现出血量在短时间内迅速增多时,均应立即通知医生,采取急救措施。

2. 疼痛护理

帮助患者认识疾病,解释疼痛的原因和机制,减少疼痛的诱发因素。注意观察疼痛的性质、部位、特点,与进食和服药的关系,并根据疼痛的特点教会患者缓解疼痛的方法。如胃溃疡表现为空腹痛,指导患者在疼痛时进食碱性食物;也可采用局部热敷以减轻疼痛。鼓励病人适当活动,劳逸结合,避免餐后激烈活动。

3. 饮食护理

指导患者选择营养丰富,易消化的清淡饮食,避免食入过冷、过热、过酸、过咸及粗糙、辛辣食物。规律进食,定时定量,以少食多餐为宜,每天进食4~5次,避免零食和夜间进食,以免影响胃液的正常分泌。进食时细嚼慢咽,食少渣食物,如面条、鸡蛋、稀饭等,避免暴饮暴食。戒烟酒、浓茶、咖啡,少喝可乐等刺激性饮料,以免诱发溃疡病。保证食品卫生,避免引起肠道感染。

4. 用药指导

嘱患者根据医嘱服药,注意药物配伍禁忌,及时观察药物疗效及不良反应。由于老年人记忆力差,自理能力欠缺,护理人员要协助患者服药到口,以免漏服或错服。服药时需注意以下几点:

(1)抗酸药物宜在饭后1小时和睡前服用,片剂应嚼服。避免与奶制品、酸性食物及饮料同服。

(2)抗胆碱药物有口干、视力模糊、心跳过速、尿潴留等副反应,有青光眼及前列腺肥大的患者忌用。

(3)HP阳性者要在饭后服用抗生素,避免胃肠道反应;禁用或慎用对胃黏膜有损害性的药物,如阿司匹林、吲哚美辛、激素等。

(4)质子泵抑制剂如奥美拉唑,宜在饭前30分钟服用,服药期间注意观察有无头晕等不良反应。泮托拉唑偶尔可引起头痛和腹泻。

(5)硫糖铝片宜在餐前1小时服用,注意观察便秘、口干、眩晕、嗜睡等不良反应。不能与多酶片同服,以免降低疗效。

5. 并发症护理

(1)上消化道出血:由于老年人胃部及十二指肠血管硬化,破裂出血后不易止血,因而可突然发生大出血。一旦发生上消化道大出血,嘱病人平卧头偏向一侧,立即清除口鼻腔分泌物,保持呼吸道通畅,防止误吸,立即通知医生,迅速建立静脉通道,留取交叉配血，并采取各种止血措施，使用止血剂及冰盐水洗胃等。同时应给予心理护理，安慰患者，避免患者出现紧张情绪，影响病情。给心电监护，监测生命体征，控制输液速度，以免引起肺水肿，记录出入液量。

（2）穿孔：老年消化性溃疡并发穿孔的概率仅次于上消化道出血。急性穿孔一经发现应迅速做好输血、补液及外科手术准备。准备工作有条不紊，避免引起患者的恐慌。

（3）幽门梗阻：严重梗阻时需禁食，给胃肠减压，观察胃液的颜色、量、性质，做好记录。通过静脉补充营养，注意输液速度，严格记录 24 小时出入量。做好基础护理工作，防止护理并发症的发生。

三、心理护理

（一）心理特点

老年人由于全身各系统生理功能减退，反应迟钝，而且由于疾病导致上腹部不适，长期吃药，医疗花费较多等原因，老年消化性溃疡患者多存在情绪激动，精神紧张，烦躁不安、消极、悲观、多愁善感、焦虑等不良心理反应。长期心理应激会给大脑皮层造成不良刺激，植物神经功能紊乱，增强胃黏膜的损害因素，影响溃疡愈合，使病情加重。

（二）心理护理措施

护理人员应面带微笑、亲切热情、态度和蔼，主动与患者交流，耐心听取患者对病情的叙述，了解患者的心理状态，患者有针对性地进行疏导，建立良好的护患关系。护士应耐心地、用通俗易懂的语言向其讲解疾病的有关知识及防治原则，鼓励病友之间相互沟通，有助于更全面地了解疾病；同时积极争取家庭和社会的支持，使患者消除顾虑，减轻负担，保持积极乐观的情绪，增强战胜疾病的信心。同时教会患者放松技巧，并尽可能满足患者的合理需求，对少数有焦虑、紧张、失眠等症状的患者可适当使用少量镇静催眠药物如安定等。同时，鼓励患者家属积极参与护理工作，给予患者足够的关心与关爱，使患者保持心情愉快。保持生活习惯规律、适当室外活动，有利于疾病的康复。

四、健康指导

生活环境应相对清静、空气清新、阳光充足。注意保持乐观、稳定的情绪，有规律的生活，保证充足睡眠。严格按照饮食原则进食，冬季饮食宜食用藕、木耳、生姜、羊肉等，并注意进食黄绿色蔬菜，如绿豆芽、胡萝卜、菠菜、油菜等。改变不良的运动习惯，积极锻炼身体，可打太极拳、慢跑、参与球类运动等，以增强机体免疫力。坚持按疗程服药，积极治疗其他疾病，避免复发。指导家属随时观察病情发展，当疼痛加重，药物不能缓解时，应及时来院复查。尽可能每半年做一次胃镜检查，以防发生癌变。

拓展训练

老李，男性，61岁，农民。6个月前小儿子结婚要买房子，老李家境不富裕，每日借酒消愁，拼命干活挣钱。于10天前无明显诱因突然出现上腹部疼痛，但可忍受。想到看病还要花钱，就没去医院看病，疼痛缓解后，也没在意，仍旧每天下地干活，正常进食。1天前腹痛剧烈，来市里医院就诊，诊断为消化道穿孔，手术治疗。由于病程较长，老李感染非常重，术后在ICU住了1周，转出后见到老伴就问花了多少钱，当知道已经花了5万元时，老李情绪非常激动，立即表示要出院回家，转回当地医院治疗，经过老伴和儿子的劝说，终于同意继续治疗，但每日都愁眉苦脸，唉声叹气，家里人也拿他没办法。

思考：

1. 老李出现了哪些心理问题？原因是什么？
2. 如何对老李进行对症护理及心理护理？

推荐阅读

1.［英］娜塔莎·坎贝尔-麦克布莱德. 肠道藏着心理的秘密. 北京：机械工业出版社，2020

2. 潘芳，吉峰. 心身医学(第3版). 北京：人民卫生出版社，2018

【老年支气管哮喘与心理护理】

工作任务描述

张女士，72岁，主诉反复喘息半月余，咳嗽，咳痰1周，加重3天。患者于15天前吸入冷空气出现喘息、气急、无咳嗽咳痰、无胸痛咯血，未系统治疗。3天前患者喘息加重，咳黄白色痰，自觉胸闷，呼吸困难明显，三四征，端坐呼吸，来院就诊，给予沐舒坦、甲强龙等药物治疗喘息较前缓解。既往有吸烟史40年。

思考：

1. 张女士的诊断是什么？
2. 如何对此类患者进行心理护理？

基本知识准备

一、老年支气管哮喘定义

支气管哮喘(简称哮喘)是由嗜酸性粒细胞、肥大细胞、T淋巴细胞等多种炎性细胞和细胞组分参与的慢性气道炎性反应疾病。这种慢性炎症导致气道高反应性，出现喘息、胸闷、咳嗽等症状，常在夜间或清晨发作加重，多数病人可自行缓解或治疗后缓解。

60岁以上的哮喘患者可统称为"老年支气管哮喘"患者。分为早发性老年哮喘和晚发性老年哮喘。患者60岁以前发病迁延至老年，称为早发性老年哮喘；患者60岁以后新发生哮喘，称为晚发性老年哮喘。据研究报道，目前老年人是继青少年之后第2大哮喘高发人群，老年哮喘严重影响着老年人的生活质量，甚至会导致患者猝死。随着我国人口老龄化的发展，老年人的患病率及死亡率有逐年增高趋势。

二、临床表现

哮喘的临床表现可以因年龄而改变。随着人均寿命的延长和哮喘发病率的增加，老年支气管哮喘的救治已成为临床医学关注的主要问题。由于老年人的组织器官功能逐渐衰退，对症状反应迟缓，感觉不灵敏，容易忽视轻中度的呼吸困难，常延误治疗，或被误诊为慢性支气管炎。年龄也是影响哮喘预后重要因素，因为老年人基础肺功能的降低以及伴有的慢性心肺疾病，都对平喘药物的选择及疗效有重要的影响。与年轻人比较，老年哮喘的死亡率显著增加2～3倍。

(1)临床表现：发作前有先兆症状如打喷嚏、流涕、咳嗽、咳痰、呼吸急促等，如不及时处理，可因支气管阻塞加重而出现哮喘，表现为呼气延长、发作性喘息、胸闷及胸部紧缩，尤其是夜间阵发性呼吸困难，严重者可被迫采取坐位或呈端坐呼吸，干咳或咯大量白色泡沫痰，甚至出现发绀等。可自行或应用药物后缓解，部分患者在缓解数小时后可再次发作，导致哮喘持续状态。症状不典型的患者有长期的慢性咳嗽咳痰病史，数年后才发生明确的哮喘症状，虽有通气功能障碍，但易被误诊为慢性支气管炎加重；另有部分患者表现为顽固咳嗽，对止咳药疗效不佳而对支气管舒张剂反应良好。

(2)并发症：发作时可并发肺不张、气胸、纵隔气肿；长期反复发作者可合并呼吸道感染或合并慢性支气管炎、支气管扩张、肺气肿及肺心病等。

三、影响因素

(一)生物环境因素

1. 遗传因素

哮喘是一种多基因遗传病，其遗传度70%～80%，因此遗传是重要的危险因素。亲属患病率高于群体患病率，亲缘关系越近，患病率越高。如父母双方均为易患病者，其子女也是易患病者的可能性远高于其他人群，因此，应避免选择高危人为配偶。血型与哮喘发病也有一定相关性。

2. 环境因素

气候变化，特别是寒冷、干燥、高热都可以损害纤毛功能和呼吸道黏膜血液循环，使局部屏障功能下降而易继发病原微生物的感染。汽车尾气增多，大气污染严重、雾霾等天气等，有害气体刺激黏膜，诱发哮喘及炎症。

3. 过敏因素

内源或外源性抗原可以引起迟发或速发型变态反应，使支气管痉挛并导致组织损害和炎症。尤其是支气管哮喘，过敏因素是一个重要的原因。引起过敏最常见的食物是鱼类、虾蟹、蛋类、牛奶等。如尘螨、花粉、真菌、动物毛屑等也可诱发哮喘，应避免过敏原的刺激。

4. 呼吸道感染因素

反复病毒感染损伤气道上皮细胞，导致气道高反应而诱发支气管哮喘。

5. 药物因素

缺血性心脏病、高血压等疾病的老年人使用受体阻断剂，这些药物会导致支气管痉挛，诱发哮喘的发作。另外，一些消炎药物的使用也会导致很强的支气管痉挛，是常见的一种诱发因素。

6. 其他因素

长期吸烟、剧烈运动以及胃食管反流也是诱发哮喘的重要因素。

(二)心理社会因素

社会心理因素与哮喘关系密切，近年来的研究发现，社会心理因素在哮喘的发作当中占到了重要的地位。心理因素会诱发哮喘的发作，同时还会影响到哮喘患者的控制水平。近年来大量心理调查发现哮喘患者多处于不良心理状态，在情绪、人格、社会适应方面普遍存在问题。

(1)情绪和生活事件：哮喘病人情绪不稳定，容易受应激因素影响，易出现情绪紧张、激动、焦虑、恐惧、愤怒等。有学者研究发现，负性情绪能增加哮喘患者的气道阻力，发生呼吸困难，诱发或加重哮喘。哮喘患者在家庭、工作和生活方面的不良事件也可以影响哮喘发病，如亲人死亡、子女不孝顺、家庭不和睦、退居二线以及意外事故、生活受挫等。生活事件的计量与哮喘发生存在着密切的相关性。

(2)人格特点：哮喘患者的性格趋于内向，依赖性较强，遇事畏缩，被动服从，懦弱、缺乏自信，有悲观倾向。研究发现哮喘患者信任度、危机感均低于健康人。

(3)社会支持：社会支持系统不健全的哮喘患者，由于缺少来自家庭和社区对其在精神和物质上的帮助与支持，容易产生无助感、孤独感、消极等心理问题，对疾病治疗产生负面影响。

 工作任务分解与实施

一、评估病人

(1)了解患者的患病及治疗经过，评估与哮喘有关的病因和诱因。

(2)评估患者的心理社会状况。

(3)评估患者的身体状态如生命体征、精神状态、皮肤、黏膜、胸部听诊、实验室及相关检查。

二、对症护理

(一)病情观察

严密观察心律、心率、呼吸频率及形态、血氧饱和度以及血压的变化，观察患者的痰液量、颜色、性状、记录24小时出入量。加强巡视，注意观察患者有无急性发作的前兆症状出现，如咳嗽频繁、打喷嚏、胸闷气短、呼吸困难加重等，及时发现严重并发症的发生。如患者出现三凹征加重、呼吸困难时，提示有呼吸衰竭，应立即通知医生给予处理。

(二)一般护理

保持病房温湿度适宜，室内不可摆放花草，定期开窗通风，保持病室清洁，避免刺激性气体。协助患者取舒适卧位，减少探视，避免不必要的打扰，保证充足睡眠。加强基础护理，保持皮肤清洁，注意保暖，避免感冒。应遵医嘱给予低流量吸氧，吸氧浓度不超过40%，吸入的氧气应尽量有一定的温度和湿度，可以避免气道干燥和寒冷气流的刺激而加重哮喘发作。老年人输液速度不宜过快，一般30～40滴/分钟，注意配伍禁忌。

(三)饮食护理

饮食以清淡、易消化、高蛋白、高热量、富含维生素和矿物质、营养均衡丰富的食物为主，应多食新鲜的水果和蔬菜，每日应多饮水，避免辛辣、腥膻、生冷、油腻的食物，如辣椒、韭菜、虾蟹、鱼、蛋、酒等。保持大便通畅，适当服用蜂蜜及香蕉、茄子、芹菜等含有粗纤维的食物。

(四)哮喘发作期护理

哮喘持续发作并伴有呼吸衰竭时需立即建立人工气道，必要时给予机械通气，改善通气。保持呼吸道通畅，气管插管固定完好，及时清除口鼻腔及气道内的分泌物。进行肺部听诊，评估呼吸状态有无改善。专人看护，做好病情记录。呼吸机治疗者需定期检查管道连接情况，根据患者的病情及血气分析调节呼吸机参数。

三、心理护理

(一)心理特点

(1)紧张和恐惧：患者在哮喘初次发作时，由于起病突然，症状明显，极度呼吸困难而不能平卧，严重影响生活质量。睡眠、饮食及正常的沟通交流均受到影响，而且患者自身对疾病没有充分的心理准备，容易产生紧张和恐惧情绪。夜间迷走神经兴奋，哮喘常在夜间发作或加重，患者容易在夜间精神紧张，心理负担过重，入睡困难。部分患者看到引起过敏哮喘的某些物质时，由于条件反射、心理作用，常表现为过度紧张、恐惧，反而容易诱发哮喘发作。哮喘持续发作时，症状不能及时缓解，呼吸困难明显，患者有濒死感，表现出烦躁和恐惧。

(2)担忧和焦虑：多见于哮喘缓解期的患者，由于对疾病知识的缺乏，不能正确认识疾病，过分担心疾病的发展及预后。出院后又非常担心发病时不能得到及时救治。

患者常表现为整日愁眉不展、顾虑重重、郁郁寡欢,对治疗缺乏信心,反而容易导致延误治疗,影响疾病的康复。

(3)依赖:平喘药是患者哮喘发作时的必备药品,许多患者对它有很强的依赖性,如果发现药物未带在身上,就会感到很惊慌,反而会诱发哮喘发作。同时,患者由于对疾病的恐慌,表现出对亲人及医护人员过分的依赖,在需求得不到满足时,便会转换为哮喘发作。

(二)心理护理措施

(1)做好宣教:由于老年患者生理、心理的特殊性,应加强宣教。护士要主动热情、耐心细致地为患者及家属讲解老年支气管哮喘的发生、发展、现状及治疗护理知识,取得患者的信任,消除顾虑,增强其治疗信心。为患者提供舒适环境,避免接触过敏原,确保足够的营养和休息,保持乐观心情。

(2)心理康复:给予心理、精神治疗,采用暗示性语言和放松疗法,使患者感到舒缓、松弛、安适,减轻患者的紧张、恐惧和焦虑情绪对疾病的刺激,减少哮喘发作。也可以应用药物、针灸、演示等方式增强治疗效果。使用激励、支持的语言给予关怀、抚慰和安抚,改善其负性情绪。指导患者进行自我心理疏导,建议患者记录每次哮喘发作的时间、程度、地点、当时的心理状态、有无其他不良事件发生等,以找出诱发哮喘发作的原因,采取必要的措施加以预防,减少复发。

小故事

靠自己

小蜗牛问妈妈:为什么我们从生下来,就要背负这个又硬又重的壳呢?

妈妈:因为我们的身体没有骨骼的支撑,只能爬,又爬不快。所以需要这个壳的保护!

小蜗牛:毛虫妹妹没有骨头,也爬不快,为什么她却不用背这个又硬又重的壳呢?

妈妈:因为毛虫妹妹能变成蝴蝶,天空会保护她啊。

小蜗牛:可是蚯蚓弟弟也没骨头爬不快,也不会变成蝴蝶,他什么不背这个又硬又重的壳呢?

妈妈:因为蚯蚓弟弟会钻土,大地会保护他啊。

小蜗牛哭了起来:我们好可怜,天空不保护,大地也不保护。

蜗牛妈妈安慰他:所以我们有壳啊!我们不靠天,也不靠地,我们靠自己。

温馨提示:有多少残酷,你就该有多少坚强,有多少努力,你就会有多少光芒。哮喘病人只有靠自己的信念、意志力,调整情绪,避免不良因素刺激,保持心情愉快,才能减少哮喘发作的概率。

四、健康指导

根据医嘱正确用药,提高用药依从性,定期复诊。积极预防哮喘发作,避免接触过敏源及非特异性刺激物。指导老年哮喘患者做好自救，随身携带止喘气雾剂，一旦有哮喘发作先兆时，应立即吸入。改变不良生活习惯，生活规律，营养饮食，适当锻炼，禁烟酒。避免冷空气刺激，注意保暖，防止发生呼吸道感染。

拓展训练

张老太，74岁，儿孙满堂。患有支气管哮喘15年，5天前由于感冒，导致哮喘急性发作，来院就诊。住院后给予抗炎、化痰、激素平喘等治疗后，病情未明显好转，夜间哮喘频繁发作，张老太被疾病折磨得身心疲惫。这两天儿女亲属频繁地来探望她，就连远在国外的大女儿一家也回来照顾她。近日家属发现张老太情绪低落，不言不语。只要到晚上张老太就特别紧张，不睡觉，不关灯，而且每隔一会就让家属去叫护士来看她，不停问护士自己的情况。

思考：

1. 张老太在住院期间出现了什么心理问题？

2. 如何对张老太进行心理疏导？

推荐阅读

1. 潘芳，吉峰. 心身医学（第3版）. 北京：人民卫生出版社，2018

2. 杨凤池，崔光成. 医学心理学. 北京：北京大学医学出版社，2013

【老年原发性青光眼与心理护理】

工作任务描述

孙某，男，76岁。因右眼反复胀痛伴同侧头痛、视力下降，近日加重，3天后来院就诊。眼科检查：左眼视力：0.5，右眼视力：0.1。右眼睫状充血，角膜轻度水肿，前房浅，周边前房为1/4CT，房水无异常，瞳孔散大约6mm，对光反射消失，晶体混浊膨胀，余窥不清；左眼角膜透明，前房浅，周边前房为1/4CT，瞳孔圆，光敏，晶体混浊，眼底无明显异常。眼压：左眼18mmHg，右眼57mmHg。诊断：1. 急性闭角型青光眼（右眼急性发作期，左眼临床前期）；2. 双眼老年性白内障。

思考：

1. 老年青光眼的临床表现有哪些？

2. 孙某入院后会有哪些心理变化？如何进行心理护理？

⚒ 基本知识准备

一、老年原发性青光眼的定义

青光眼是一组以视神经萎缩和视野缺损为特征的疾病，位居全球第二大致盲眼病。原发性青光眼随年龄增长与发病率呈正相关。我国人口老龄化日趋严重，老年青光眼患者呈增加趋势。老年性原发性青光眼是老年人常见的一种眼科心身疾病，是由于病理性高眼压导致视盘灌注不良，并发视功能障碍的疾病，分闭角型青光眼和开角型青光眼两种类型。

二、临床表现

(1)闭角型青光眼是一种以眼压急剧升高并伴随相应症状的眼病，发病急，多见于女性。双眼先后或同时发病，表现为眼部剧痛伴有偏头痛，视力急剧下降，常有恶心、呕吐及周身不适等症状。检查发现眼睑水肿、结膜充血水肿、瞳孔散大，光反射迟钝或消失，眼压明显升高。

(2)开角型青光眼起病缓慢，早期多数患者无症状，由于眼压不稳定，仅有少数患者出现轻微眼胀、虹视、雾视、头痛，晚期视功能进行性损害导致失明。

三、影响因素

(一)生物环境因素

(1)遗传因素：青光眼有明显家族遗传性，有家族史的患者发病率占整个发病人群的20%以上，发病率是无家族史患者的数倍。

(2)不良生活习惯：如饮食不健康，常吃辛辣食物，嗜烟酒、失眠、长期便秘等因素可导致青光眼的发生。

(3)视力改变：临床发现，老年人常伴有近视、远视、老花眼，因此老年人发病率比较高。远视者多伴有闭角型青光眼，而1/3的近视者可能患有开角型青光眼。

(4)其他因素：临床调查发现，眼部解剖结构发生变化，如前房变浅、眼轴短、晶体变厚等，这些因素均可导致眼压升高。另外高血压、血糖升高等因素也与眼压升高有密切关系。以上因素均可导致青光眼形成。

(二)心理社会因素

(1)应激因素：应激事件是诱发青光眼发病的因素之一。心理应激可发生血压升高，心率、呼吸增快，瞳孔扩大、肌肉僵直、皮质醇激素分泌增多等生理变化，这些变化都会导致眼压升高。据调查，原发性青光眼患者眼压升高多是在发病前有不良生活事件的刺激，如疾病、家庭矛盾、退休、经济困难及周围环境改变等。而低眼压性青光眼常由寒冷、情绪应激所激发，约超过50%的患者是以长期心理紧张为主要诱因。持续应激使正常眼的眼压升高，而对于易患人群或青光眼患者来说，轻微的应激就会导致眼压升高，发生青光眼或使病情加重。

(2)个性特征：大量临床研究证明，由于性格类型导致同一应激引起的反应具有明显的个体差别。多数学者认为闭角型青光眼患者个性内向、情绪不稳定，受暗示性强、神经质，A型性格明显。当发生应激事件后，情绪容易波动，常有情绪低落、急躁易怒、焦虑沮丧、失眠等表现，眼压持续升高，导致青光眼。开角型青光眼患者与正常人个性无明显区别。

(3)情绪：情绪的变化可以使眼压急剧升高，易导致青光眼。据调查，约80%的青光眼急性发作与情绪突然变化有关。焦虑、抑郁、恐惧、精神紧张、过度兴奋、入睡困难等均为影响因素。情绪波动可引起血管神经调节异常，血管舒张收缩功能紊乱，房水生成过多或排出不畅，眼压升高，最终导致青光眼发作。

 工作任务分解与实施

一、评估患者

(1)了解患者的患病及治疗经过，评估导致青光眼发作的诱发因素。

(2)评估患者的心理状况及情绪变化。

(3)评估患者的身体状态如精神状态、生命体征、眼部情况(眼压、视野、眼底)及相关检查。

二、对症护理

(1)保持环境安静，心情舒畅，劳逸结合，在保证安全的前提下，适当做有氧运动，如慢跑、做操等。保证充足睡眠，避免情绪波动、劳累等。保持眼部清洁，避免感染。注意保护眼睛，阅读时保证光线充足，减轻视觉疲劳，避免用眼过度，宜枕高一点的枕头睡眠。在黑暗环境中可使瞳孔扩大，容易诱发闭角型青光眼的发作，因此要慎戴墨镜。

(2)注意补充营养，饮食宜清淡，少吃辛辣刺激食物，多吃新鲜蔬菜和水果，保持大便通畅，戒烟限酒，忌喝浓茶。每餐间隔时间不宜过长，可少食多餐，以免因饥饿使头部血液集中、眼睛充血，导致眼压升高。急性发作时应卧床休息，半流食。

(3)限制饮水量，一次饮水量以不超过500毫升为宜，避免短时间内大量饮水，导致房水产生增多，眼压升高，诱发青光眼的发作。

(4)滴眼药操作规范，注意观察用药后的疗效及不良反应。1%～4%毛果芸香碱滴眼液可引起眉弓疼痛、视物发暗，甚至在高浓度频繁使用时出现头痛、胃肠道反应，点药后应压迫内囊区数分钟，出现上述症状，及时停药。应用β-肾上腺素受体阻滞剂如0.25%～0.5%噻吗洛尔滴眼液时，可使心率减慢，房室传导阻滞、窦性心跳过缓，要注意观察心率变化，支气管哮喘者禁用。

(5)控制血压，观察患者是否有头晕、恶心、呕吐的症状，评估其性质。注意安全，避免病人处于黑暗环境中诱发青光眼急性发作或因视力下降而发生跌倒摔伤。

三、心理护理

(一)心理特点

青光眼是一种慢性、终身性疾病，医疗费用高，致盲率高，这些都给青光眼患者带来沉重的经济压力、心理压力和思想负担。特别是患者失明后，难以适应生活习惯的改变。拒绝接受的患者情绪变化更明显脾气暴躁、愤愤不平、怨天尤人，从而严重影响日常生活及身体健康。个别老年患者担心视力受损后无人照顾，出现悲观、孤独情绪。

为了防止失明，多数患者选择手术治疗，然而手术对于患者的心理刺激是显而易见的，手术前患者常有不同程度的恐惧、紧张、焦虑、担忧情绪，害怕手术过程，担心手术后的效果。眼科手术时患者意识清醒，在特殊环境中感受整个手术过程，容易加重患者恐惧、紧张情绪。术后症状得到缓解，心理状况逐渐稳定。但临床研究发现，个别具有A型性格的急性闭角型青光眼患者术后出现焦虑情绪的概率明显增加。因此，在临床上对老年青光眼患者同时进行药物治疗、手术治疗及心理治疗是非常有必要的。

(二)心理护理措施

(1)创造良好的住院环境，使患者感到精神舒畅。护士要热情、耐心诚恳地与患者沟通，多加关爱，让患者倍感亲切与温暖，取得患者的好感与信任，建立良好的护患关系，增加老年患者的安全感。

(2)进行健康宣教，使患者了解疾病的相关知识，做好解释工作，加强患者对疾病的认识。告知患者任何激动情绪均可诱发青光眼并加重病情，帮助患者消除紧张恐惧的情绪，满足患者的心理需求，给予心理上的支持。同时争取家属及社会的理解与关爱，坚定战胜疾病的信念，消除各种不良心理因素的影响，用积极的态度配合医生进行治疗，提高生活质量和心理健康，促进康复。

(3)由于剧烈的情绪变化会干扰手术的顺利进行，影响术后恢复，需特别关注患者围术期的心理状态，增强其适应能力。评估引起情绪变化的原因，鼓励他们与家属之间进行情感交流，培养兴趣爱好，转移注意力，指导他们运用放松疗法舒缓情绪，保持情绪稳定。

小故事

乐观者和悲观者

从前，有一对夫妇养育了两个儿子，大儿子以卖煤为生，小儿子则卖雨伞。每到下雨，母亲就唉声叹气说大儿子的煤要卖不出去了，天晴时，母亲又惆怅抱怨小儿子的伞没人要。但父亲则和母亲恰恰相反，下雨天，他为小儿子高兴，天晴时，他为大儿子叫好。

温馨提示：性格决定命运，态度决定未来，有什么样的思维方式就会有什么样的人生。虽然失明很残酷、很可怕，如能积极面对，学会感恩，生活将赐予你灿烂阳光。

四、健康指导

（1）保持愉快的情绪。发怒、激动和紧张都是青光眼发病的诱因。必须善于控制自己的情绪，让心情保持稳定，心胸开朗。避免精神过度紧张而诱发眼压升高。衣服要宽大舒适，领口不要太紧，以保证眼部血液回流通畅。

（2）坚持体育锻炼可加快血液流动，减少眼底淤血，房水循环通畅，眼压下降。不宜做倒立动作，以免使眼压升高。防止眼部外伤，注意保护视力，不在光线过强或过暗的环境下读书看报。

（3）生活规律，不熬夜，保证睡眠质量。老年人睡前要洗脚、喝牛奶，以促进入睡，必要时服少量安眠药。老年人要"饭吃八分饱"，避免暴饮暴食。莲心、小麦片、核桃肉等具有养心安神功效，青光眼患者可以适当多食。

（4）积极治疗高血压。老年人尽量每年测量一次眼压，特别是高血压病人。定期检查及复诊，如出现应用糖皮质激素类药物滴眼后眼压升高的情况，注意发生开角型青光眼的可能，应立即就诊，以免延误治疗。

练习题（扫二维码查看练习题答案）

一、名词解释

1. 心身疾病
2. A 型行为
3. C 型行为

二、简答题

1. 老年人常见的心身疾病有哪些？
2. 简述心身疾病的诊断及防治原则。
3. 老年高血压的心理社会因素有哪些？
4. 老年冠心病的心理护理措施有哪些？
5. 糖尿病的心理社会影响因素有哪些？
6. 对癌症患者进行心理护理的措施有哪些？

三、案例题

刘奶奶，72 岁，儿孙满堂。患有冠心病 10 多年了，去年因为心绞痛频发，她自己很难受，在医生建议下做了支架介入手术。手术很成功，老人身体也舒服了很多。但没过多久，老人变得郁郁寡欢，走路小心翼翼，甚至不敢怎么走动，不敢出门，说是怕摔跤，怕支架会掉出来，常常诉说自己精力差、疲惫不堪、身体无力、失眠等。

请问：

1. 刘奶奶出现了什么心理问题？
2. 如何对刘奶奶进行心理疏导？

项目六　老年人死亡教育
与临终关怀

 项目情境聚焦

　　死亡是机体生命活动和自我意识的终止，死亡同时意味着对现世生活的告别。老年人因为身心衰老或疾病往往距离死亡更近，他们在面对死亡时呈现平静或抗拒的心理状态。科学研究证明，因死亡产生的恐惧焦虑情绪对人的身心健康、家庭和社会生活均会产生负面影响。如何提高人们对死亡的理性认识，增强心理接纳、从容面对人生终结成为死亡教育的重要部分。其中，临终关怀关注老年病患在临终阶段的身心变化，旨在减轻其肉体及精神的痛苦，将有效地提高病人在临终阶段的生命质量。随着我国老龄化发展日益加速，开展老年教育和实践临终关怀对个人、家庭和社会都有着重要的意义。

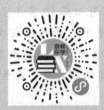

（扫二维码看：项目六思政案例：临终关怀人物之李松堂与方树功）

思考与讨论：如何看待临终关怀工作的意义？

任务一
老年人死亡心理与死亡教育

学习目标

> **素质目标**：具有对生命的敬畏之心；
> 　　　　　　具有良好的沟通能力和亲和力。
> **知识目标**：了解老年人对待死亡的心理类型；
> 　　　　　　掌握死亡教育的基本内容。
> **能力目标**：能辨别不同老人对死亡的心理态度；
> 　　　　　　能结合不同老人的特征合理开展死亡教育。

工作任务描述

> 　　姜大妈57岁了，初中文化程度，退休前是商店营业员。姜大妈患乙肝已经有两年，到处求医，看过西医和中医，吃过各种中西药，甚至还去求过菩萨，但都无济于事，病情始终未见好转。姜大妈开始怀疑自己已经转为肝癌，死亡的威胁日趋严重，整天提心吊胆，惶惶不可终日，总是觉得死神在向自己招手。晚上也经常梦见两年前因病去世的老伴，造成情绪烦躁不安，经常怨天尤人，埋怨自己的命为什么这样不好，而且经常无缘无故发脾气。近来她开始向上帝乞求宽容，希望多给她一段时间，让她有幸看到29岁的儿子成婚。姜大妈的儿子特求助社区居家养老工作人员小王。
>
> **思考：**
> 1.姜大妈可能出现了什么问题？她需要做哪些检查？
> 2.如何对姜大妈进行心理护理？

基本知识准备

一、老年人面对死亡的心理类型

　　老年人对待死亡的态度受到许多因素的影响，如文化程度、社会地位、宗教信仰、心理成熟程度、年龄、性格、身体状况、经济情况和身边重要人物的态度等。老年人对待死亡的心理类型大致有以下几种。

(一)理智型

老年人当意识到死亡即将来临时,能从容地面对死亡,并在临终前安排好自己的工作、家庭事务及后事。这类老年人一般文化程度和心理成熟程度比较高,他们能比较镇定地对待死亡,能意识到死亡对配偶、孩子和朋友的重大意义,因而总尽量避免自己的死亡给亲友带来太多的痛苦和影响。往往在精神还好时,就已经认真地写好了遗嘱,交代自己死后的财产分配、遗体的处理或器官(如角膜)捐赠等事宜。

(二)积极应对型

老年人有强烈的生存意识,他们能从人的自然属性来认识死亡首先取决于生物学因素,但也能意识到意志对死亡的作用。因此能用顽强的意志与病魔作斗争,如忍受着病痛的折磨和诊治带来的痛苦,寻找各种治疗方法以赢得生机。这类老年人大多属低龄老人,还有很强的斗志和毅力。

(三)接受型

这类老年人的表现分为两种,一种是无可奈何地接受死亡的事实,有些农村的老人一到60岁,子女就开始为其做后事准备,做寿衣、做棺木、修坟墓等。对此,老人们常私下议论说:"儿女们已开始准备送我们下世了"。但也只能沉默,无可奈何地接受。另一种是把此事看得很正常的老年人,多数是属于信仰某一种宗教的。这类老年人自己要亲自过问后事准备,甚至做棺木的寿材要亲自看着买,坟地也要亲自看着修,担心别人办不好。

(四)恐惧型

这类老年人极端害怕死亡,十分留恋人生。他们一般都有较好的社会地位、不错的经济条件和良好的家庭关系。他们指望着能在老年享受天伦之乐,看到儿女成家立业、兴旺发达。他们往往表现为会不惜代价,冥思苦想,寻找起死回生的药方,全神贯注于恢复自己机体的功能上,信赖一些滋补、保健药品。

(五)解脱型

此类老年人大多有着极大的生理、心理问题。可能是家境穷困、饥寒交迫、衣食无着;或者受尽子女虐待;或者身患绝症、病魔缠身极度痛苦。他们对生活已毫无兴趣,觉得活着是一种痛苦,因而希望早些了结人生。

二、死亡焦虑

(一)定义和症状

死亡焦虑指的是对即将到来的或者终将到来的死亡、消逝的这一事实产生恐惧、纠结、不解、不安等复杂的思想和情绪。意识到自己或他人终究有一天会从这个世界上消失,无法理解和接受。当产生和死亡有关的想法、念头或接触到有关的事物时会出现冒冷汗、心颤、呼吸急促、肌肉紧张等生理现象,同时伴有自主性神经功能障碍。

(二)死亡焦虑的心理诱因

不管老人在死亡这件事情上表现得多么通透豁达,在死之将至的时刻多多少少都会感到恐惧和不安。通常，诱发老人产生死亡焦虑情绪的原因包括以下三个方面：

（1）死后世界的未知引发失控感。人生是一个从无知到有知到知之甚多的过程，社会与宇宙世界虽然充满奥秘，但仍然是一个可感可知的领域。唯有死亡超出人的感知和思维，是真正不可体验、不可把握的事物。死亡是身体、意识和生活世界的全然消逝，它是如此不同，不可捉摸，无人可以替代和陪伴，怎能令人不惧。尤其是某些宗教迷信渲染了死后阴间、地狱、鬼魂的可怕，加剧了人们对死后世界的恐惧。

（2）对亲人朋友的留恋和担忧。某些老人担忧在自己死后，亲人无法接受、过分沉浸在悲伤的情绪里难以自持，又担心年迈的配偶和能力不足的子孙孤独无依，得不到很好的照顾，或者担心子女因为遗产分配而发生纠纷等原因而恐惧死亡的到来。

（3）死亡将中断自己的理想和事业。对于某些心存抱负和信念的老人，他们在患病前有着自己坚持的事业和未实现的理想，死亡的来临迫使他们放弃现实的一切，从而产生很深的遗憾感。他们把死亡当成绝对的虚无和永恒的消逝，看成是自我价值的丧失，从而导致心理上的万念俱灰。

三、死亡教育

（一）死亡教育的定义

死亡教育是对如何认识和对待死亡，以及利用医学死亡知识服务于医疗实践和社会的教育。它从心理学、政治学、生命科学、社会学、伦理学、哲学、医学、经济学、护理学和法学等不同学科角度来增进人们对死亡的认知，使人善待和珍爱生命，在面对死亡事件时能寻求良好的社会支持。

（二）死亡教育的意义

近三十年来，我国致力于构建中国特色的死亡教育体系和研究体系。普及死亡教育对于个人、家庭和社会都有着非常重要的价值和意义。

（1）缓解死亡恐惧，提高心理应对能力。死亡教育通过引导老年人科学合理地认识、面对和讨论死亡议题，帮助老年病患直面自己的病情和可能到来的死亡结局，更顺畅地表达内心的痛苦感受，得到家属的支持，进而保持心态上的平稳。一方面有利于老年病患积极配合医生进行治疗和康复；另一方面也有利于为自己的后事做妥善安排。

（2）直面死亡，反而更珍惜生命。死亡教育在提高老年人对死亡的理性认知和心理接纳以后，能够唤起他们对有限生命的热爱和珍惜，在为数不多的日子里充分享受生命给自己的馈赠，发展适宜的生活方式，重新发现和肯定自我价值。在死亡将近时，能不留遗憾地和现实生活告别。

（3）安慰死者亲属，顺利度过丧失期。死亡并不是单个人的事，死者已逝，生者却需要面对失去至亲的痛苦和悲伤。死亡教育帮助死者家属认识到，死亡虽是失去，却也是新生。那些和死者共有的过往并没有因为其离去而灰飞烟灭，而是以更加纯粹的方式留在我们的记忆和血脉中，带着珍惜生命的态度投入到现有生活中才是对死者最好的纪念。

(三)死亡教育的基本内容

死亡教育的核心在于帮助人们认识生与死的关系、了解死亡的本质及其不可避免性。死亡教育通常包括以下几个要点：

(1)向死亡的必然性臣服。衰老和死亡是生命发展顺应自然法则的必然结果，死亡作为一个人们无法认知和体验的对象，是一个不以人的意志为转移的事实。向人生必死结局的臣服能帮助人们获得心理上的平静，进而有能力寻找到适合自己的生活方式，度过一个积极有意义的晚年。

(2)认识死亡的本质。死亡意味着身体机能的永久性失灵，思维和自我意识的终极休止，更意味着与世俗生活的永别。死亡是身体、心理和社会三个层面同时发生的变化，因而对死亡的妥当处理也必然包含上述三个层面。减轻生理的痛苦，平静恐慌的情绪，妥善处理世俗的事务才能帮助个体从容面对死亡。

(3)摒弃错误的死亡观。怕死是每一位老人在面对死亡时的常见心理反应，然而不怕死却并不是一个好的生死观。原因在于它阻碍了老人们去接受和深思有关死亡的问题，在"不怕死"观念的主导下，有关死亡的问题被搁置到老人们不愿接触的意识深处。同时它也致使许多老人无法表达对死亡的恐惧和担忧，因而得不到专业人士的帮助及抚慰。此外，它不能鼓励老人更加珍惜生命的最后时光，特别是不能为死亡的到来预先做好精神、心理与物质方面的准备，让自己走得更加放心。

(4)生死渗透，永生之道。生与死的关系可以简单表述为"生死渗透"，即生与死是相互包含，彼此蕴藉的。死并非只出现在人生的终点，而是蕴含在生的每一个瞬间。同时，过去的死亡为未来的新生腾出空间。一种健康的生死观可以是"死是人之生活的终止，但是生命可以永存"。人的生理生命虽然终止，但是其血缘生命和人文生命依然可以通过子孙后代来传承，进而达到超越死亡的境界。

工作任务分解与实施

一、评估和诊断

通过与姜大妈及其家人的会谈，掌握她在生理、心理和社会关系等方面的基本情况，建立信任关系。姜大妈的各项情况整理如下：

生理：患乙肝两年，看病吃药无好转。

心理：怀疑、焦虑、恐惧、烦躁不安、怨天尤人、讨价还价。

社会：初中学历，退休，儿子未婚。

在本案例中，姜大妈在患病之后出现怀疑焦虑、烦躁不安，求神拜佛的现象表明她在面对自己的疾病时已经产生了比较严重的死亡焦虑。这种心理产生的原因一方面来源于她对于病情恶化的怀疑却不以科学的方法加以求证，转而求神拜佛。同时儿子的婚姻大事没有解决、退休之后的心理失落感也加剧了她对死亡的恐惧感。

二、心理护理计划制订和实施

结合姜大妈的各项情况，在与老人共同协商的基础上，根据问题的轻重缓急，护理人员可以采取以下几个步骤对其进行心理护理，护理的核心是开展死亡教育。

第一步：家属陪同就医，确定真实病情。

姜大妈的死亡焦虑很大一部分是来源于她对病情恶化的猜疑。安排其亲属陪同就医，确定疾病的真实发展状况，对于缓解她的焦虑情绪会有非常大的帮助。一个确定无疑的坏结果给病人带来的心理负担通常要小于一个未知的结果。另外，姜大妈求神拜佛，和死亡讨价还价的倾向表明她内心有强烈的求生欲望，因此引导她积极配合医生治疗，合理用药也有利于保持其心态的稳定。

第二步：进行死亡教育，提高心理应对能力。

（1）评估患者的疾病、生理状况、受教育程度以及以往生活阅历是进行死亡教育的前提。临床发现，长时间经受疾病折磨，病程较长的患者较发病急，病程进展快的患者更容易面对死亡话题。受教育程度高的老人在关于死亡话题上也更容易沟通。姜大妈已患病两年，对死亡多多少少也有一定的心理准备，此外，她有初中学历，因此比较适合做死亡教育。但在沟通过程中仍要注意较少谈论过于高深的死亡知识，尽量以平实简明的语言回答她对死亡的疑虑。在这个部分的评估中，也需要确认病人对死亡的谈论意愿，不能强迫病人面对和回答有关死亡的议题，整个过程应循序渐进。

（2）尊重患者的民族风俗和宗教信仰，对患者不同的死亡观念及言行不妄加评判。个体对死亡的态度受到个人因素和社会文化因素的影响，在沟通过程中需尊重其个人信仰，不应取消或刻意纠正他们的说法。如果能在其现有的观念或宗教信仰上，展开死亡教育会收到更好的效果。姜大妈祈求上帝宽限时日，表明其在信仰上是偏向基督教的。在进行沟通时，有意识地结合基督教中合理的死亡观念，帮助她建立一个合理的死亡观。

（3）鼓励病人回忆人生中的成功经验，增强人生的圆满感。善于发现老人生命历程中的闪光点，称赞老人的善心善为，点明老人已尝尽人生诸般滋味，可以心安理得地迎接死亡。如果老人是一位事业有成者，鼓励老人陈述创业的辉煌，赞扬老人的贡献；如果老人朋友众多，鼓励老人陈述友情的故事，赞扬老人的交际；如果老人子孝女贤，儿孙满堂，鼓励老人介绍家人的好，称赞老人的福气；如果老人的老伴儿好，鼓励老人回忆恩爱故事，小结人生风雨；如果老人一生坎坷，辛酸命苦，则同情老人，体贴关爱老人。

（4）重视亲情的力量，将家属纳入死亡教育的对象中来。家属某些错误的对待方式会导致患者不能表达自己的意愿、感受。在对患者进行死亡教育的同时，及时评估家属关于死亡的想法，指导他们正确面对死亡并克服自身的恐惧，才能有效支持患者。家人温情的关怀是淡化老人死亡恐惧的良药。

通过讲解死亡的不可抗性、生与死的关系帮助姜大妈更加从容地接受病情，放下对生的执著，明白死亡终结的仅仅是个体的生理生命，而其血缘生命和精神生命会通过子孙的延续而继续留存。同时鼓励她放下对晚辈的担忧，儿孙自有儿孙福。

第三步：脱敏治疗，缓解焦虑情绪。

如果有必要，可以利用脱敏疗法进一步帮助老人减缓焦虑情绪。在老人放松的情况下，让其闭眼想象一位病危患者的抢救过程。"……一位男医生站在凳子上，双手交叠按在老人胸口，一下、一下、又一下使劲为老人做心肺复苏。这位医生累了，第二个医生立即接着做……护士推着运尸车，你勇敢地跟在后面，来到太平间，往里一看……"随着情境的推进，老人感到的压力和抗拒会不断增大，鼓励老人面对，直到感觉平静和放松。

第四步：扩大社交，培养爱好，丰富晚年生活。

姜大妈已经退休，随着交往圈子的缩小和疾病的困扰，生活内容也将随之减少，精神上不免感到空虚和乏味。鼓励她积极结交新朋友，尤其是与自己有同类问题的朋友，团体内部的经验分享和互相支持将增加她直面死亡的心理准备。此外，培养自己的兴趣爱好，参与社区活动，不仅能充实生活，也有利于改变对疾病过度关注的心理倾向。

三、心理护理效果评价

检验死亡教育效果和对应心理护理是否达到预期目标，列出执行措施后出现的反应；再将反应与原来制定的护理目标进行比较、以观察是否达到要求。

拓展训练

孙伯，75岁，患直肠癌，手术后一年病情逐渐加重，剧烈的疼痛令他非常痛苦，几次想自杀都被及时发现。一方面，他认为自己现在的样子是为家里找事，拖了孩子和老伴儿的后腿；另一方面，以前的他大小也算一个干部，说话办事都是很有权威的，现在这些个人价值似乎都已不在了。每每看着病床上的自己成为家庭的累赘，使他不能面对自己，面对生活。所以医护人员和家属每天都给他讲一些开心的事情，解除他的恐惧心理。但是老人仍然不能发现自己的生存价值，还在钻牛角尖。

思考：
1. 孙伯遇到了什么问题？原因是什么？
2. 如何对孙伯进行心理疏导和护理，帮助他乐观面对生活？

推荐阅读

1. ［美］艾拉·比奥格. 优雅的离别. 北京：机械工业出版社，2018
2. 姚晓虹. 我们为什么来到这个世界. 北京：海豚出版社，2022

任务二
老年人临终关怀

学习目标

素质目标：尊重临终老人的尊严和权利；
　　　　　重视临终老人的生命质量。
知识目标：了解临终关怀的工作内容和实施原则；
　　　　　掌握临终老人的心理变化阶段和应对方法。
能力目标：能对临终老人的心理发展阶段作出正确判断；
　　　　　能为临终老人及其家属提供具体临终关怀服务。

工作任务描述

　　年近七旬的张爷爷在今年的 2 月，逐渐感到全身疼痛难忍，无法正常生活，家人得知此情况立即将其送往医院检查，经诊断发现张爷爷已经是癌症晚期，预计仅有 2～3 个月的存活时间。在得知自己的病情之后，张爷爷整日以泪洗面，神思恍惚，坐立不安，并拒绝接受任何治疗。其子女不忍心看到张爷爷如此痛苦，在朋友的帮助下，将其送往附近一家专门的康复护理机构。

　　思考：
　　1. 张爷爷心理上面临什么样的困难？如何对他进行心理护理？
　　2. 什么样的治疗和照护才是临终患者最需要的？

基本知识准备

一、死亡和临终关怀

(一)死亡和临终的界定

　　死亡是指一个人的生命活动和新陈代谢已经发生完全不可逆转的永久性的停止，它是一个渐进发展的过程。现代医学将死亡分为生理濒死期、临床死亡期和脑死亡期三个阶段，生理濒死期即临终状态。

　　(1)生理濒死期：人体主要器官生理功能趋于衰竭，脑干以上的神经中枢功能处于抑制或丧失状态。意识模糊或丧失，各种反映减弱或迟钝，肌张力减退或消失，心跳减弱。

(2)临床死亡期：中枢神经系统的抑制过程由大脑皮质扩散至皮质下部位，延髓也处于深度抑制状态。临床表现为心跳、呼吸停止，各种反射消失，瞳孔散大。

(3)脑死亡期：从大脑皮质开始整个神经系统以及各器官的新陈代谢相继停止，并出现不可逆的变化，机体已不能复活，是死亡的最后阶段。

(二)临终关怀的含义

临终关怀指的是对生命时间有限(6个月或更少)的患者进行适当的机构或家庭的医疗护理，以控制疾病症状、延缓疾病发展。临终关怀不追求猛烈的、可能给老人增添痛苦的或无意义的治疗。它的目标在于提高患者的生命质量，通过消除或减轻病痛与其他生理症状，排解心理问题和精神恐慌，使临终老人能够宁静而有尊严地面对死亡。

(三)临终关怀的内容

临终关怀的具体实施内容包括：

(1)老人的疼痛管理和症状控制，包括提供所需的药品、医疗用品和设备等；

(2)在老人需要的时候，给临终老人提供特殊服务，如语音练习和物理治疗；

(3)协助老人面对死亡引发的负面情绪、给予心理精神支持和关爱；

(4)指导老人家属如何妥当地照顾病人；

(5)为临终老年人家属朋友提供治丧服务，如丧葬、法律服务。

(四)临终关怀实施的原则

临终关怀的出现和发展同医学模式从过去单纯的生物医学转变为"生物－心理－社会医学模式"是息息相关的。它不同于一般医疗服务的地方在于，临终关怀不仅仅将生命视作有机体的存活，更关注个体的身心需要和生命尊严。它并不一味追求存活时间的延长，更注重生命整体质量的提升。在实施临终关怀的过程中，照护为主、保护生命尊严、提高生命质量、重视给予心理支持等原则最能反映临终关怀的精髓，务必时时注意、谨慎遵循。

1. 适度治疗，照护为主

当临终老人的治愈希望已变得十分渺茫，最需要的是身体舒适、控制疼痛、生活护理和心理支持。此时，关怀重心应由治疗为主转为对症处理和护理照顾为主。这种转变兼顾了减轻临终老人痛苦和节约社会医疗资源两个方面。

2. 保护生命尊严

尽管临终老人处于临终阶段，但个人尊严不应该因生命活力降低而被轻视，个人权利也不可因身体衰竭而被剥夺，只要未进入昏迷阶段，仍具有思想和感情，医护人员应维护和支持其个人权利。如保留个人隐私和自己的生活方式，参与医疗护理方案的制定，选择死亡方式等。

3. 提高生命质量

临终并不意味着老人的生命已失去价值和意义，对周围的一切不再有兴趣。临终是生活的一部分，是一种特殊类型的生活。医护人员要关爱体恤老人，正确认识老人最后生活的价值，尽其可能地提高他们的生活质量，营造充满爱和温暖的环境，让老人在舒适安宁的状态下走向死亡。

4. 重视给予心理支持

临终老人由于心理上的脆弱和思维上的混乱状态，特别需要周围人的理解和关心。医护人员需换位思考，认真倾听老人的感受、想法和希望，帮助老人逐步接受死亡即将到来的事实。在实施症状控制措施时要反复而耐心地告诉老人，减轻其焦虑恐惧情绪。此外，还应采取措施安抚家属情绪。

二、临终老年人的身心护理

(一)临终老年人的生理变化及护理

临终老人在死亡前往往会经历一系列生理机能的变化，如循环功能障碍，呼吸功能减退，胃肠道蠕动逐渐减弱，肌张力丧失(大小便失禁、呈希氏面容)，感知觉和意识改变等。针对这些症状，医护人员提供合适的照护，尽可能帮助老人减轻痛苦，感觉舒适，保有尊严。对临终老人的生理照护包括：

(1)改善微循环功能。密切观察老人生命体征、瞳孔、意识状态、末梢循环及尿量的变化，及时做好记录。准备好各种抢救药品与用物，注意保持老人体温，必要时应用热水袋，避免烫伤。

(2)改善呼吸功能。痰液堵塞与呼吸困难是临终老人呼吸系统的最主要问题。护理人员应根据医嘱，及时给予吸氧。保持呼吸道通畅，病情允许时可适当采取半卧位或抬高头与肩。床旁准备好吸引装置，及时吸出痰液和口腔分泌物。

(3)控制疼痛。WHO建议采用三阶梯法控制疼痛。轻度疼痛采用非麻醉性镇痛剂，中度疼痛采用弱阿片类止痛药，重度疼痛采用强阿片类止痛药。

(4)做好口腔和皮肤护理。临终老人极易导致压疮发生，应帮助老人维持舒适的姿势，勤翻身，经常按摩受压和骨突处，及时更换潮湿的被褥并给予老人温热水擦浴，使老人舒适。

(5)减轻感知觉改变的影响。眼睑不能闭合者涂眼膏，并用生理盐水纱布覆盖，预防角膜干燥，以免导致暴露性角膜炎。听力是最后消失的感觉，应避免在老人旁边窃窃私语。

(二)临终老人心理需要的主要内容

(1)躯体的需要。是指生理病理的需要，如对环境、睡眠、饮食、排泄等的具体需要。多数老人因疾病缠身感到极大的痛苦，因此对躯体疼痛的控制是其中最为重要的一项。

(2)安全的需要。由于接受检查治疗，与亲人分离，多数老人对医院环境感到陌生和孤独，需要亲人的探视与关怀，医护人员的同情和关心。

(3)尊重的需要。家属和医生应尊重老人各项权益和尊严，如知情权、选择权、发言权等，重视他们反复提到的想法和愿望，创造条件给予满足。

(三)临终老人的心理变化及护理

美国精神病学家库布勒-罗斯将大多数面临死亡的老人的心理分为连续的五个阶段：

否认期、愤怒期、协议期、抑郁期和接受期。医护人员可在这五个阶段中按照不同的情况进行相应的心理护理工作。

(1)否认期。临终老人在早期对医生的诊断一般都感到震惊和怀疑，不承认自己只有几个月时间的生命，采取否认态度，往往寄希望于复查和转院来证实之前的诊断是错误的。这个时期的心理护理要特别注意消除病人的心理负担，逐步取得病人的信任。尊重病人的反映，采取理解同情的态度，对于老人的询问，不回避、不隐瞒、不欺骗，把真实的情况告诉老人，希望他能尽快接受现实，消除对立情绪，调整心态，配合治疗。

(2)愤怒期。在确认诊断无误后，老人知道预后不佳，开始感到愤怒和生气，不理解为何病情恶化到这种地步。此时，老人可能把不满情绪发泄到医护人员或家属身上，不接受治疗，有时会发生破坏性行为。医护人员要提供环境和条件让老人发泄，婉言相劝，绝不可和老人争吵。但是要制止过激行为，防止意外事故发生。同时做好家属的心理辅导工作，给予老人宽容和理解。

(3)协议期。临终老人已经意识到自己病情的严重程度，可是他还觉得可能有一线希望。因此，他会付出努力，积极和医护人员配合以求延长生命的时间。此时，医护人员应该更加主动地给予关心和指导，尽量满足他在医疗、生活照顾、心理需求和社交活动等方面的合理要求。

(4)抑郁期。老人已知自己面临垂危，表现出极度伤感的情绪，出现沉默、哭泣甚至自杀的反应，某些老人开始考虑自己死后对家庭与子女的安排，要求留下遗言。许多人开始急切地要求见到自己的亲人或朋友。此时，医护人员要尽量满足亲属陪伴的要求，安排好亲朋好友的见面和聚会。要特别注意老人行为的安全，清除能伤害老人的各种器物，防止老人自杀。

(5)接受期。这时老人的身体极度虚弱，常常处于嗜睡和昏迷状态之中。当临终老人知道死亡即将来临时，在思想上不得不接受，一些焦虑、恐惧情绪基本消失，出现所谓的"回光返照"现象。这时候，医护人员要尊重老人，不强迫交谈，给老人安排单人病房，尽量减少外界的干扰。继续给予各方面的关心和支持，帮助解决其未了心愿，让老人能平静安详地走完人生的最后一站。此外，还应注意安慰老人家属，帮助解决一些实际问题。

工作任务分解与实施

一、评估和诊断，确定临终老人身心及社会状况

通过会谈、观察、阅读病历等方法对临床老人的生理机能、心理状态、社会支持资源进行评估。由于老人可能在较短时间内会经历明显而重大的身心变化，因而需要对其多次进行评估和诊断。

生理：循环系统；呼吸系统；肌张力；胃肠功能；感知觉；疼痛。

心理：情绪与心境；反复提及的想法；未达成的心愿。

社会：主要的支持者、人际关系等。

二、心理护理计划制订

根据评估与诊断，针对老年人临终具体情况，制定心理护理目标，设计心理护理措施。临终老人的心理护理结合恰当的医学治疗和护理进行。缓解老人痛苦，提高病人生命质量。

三、针对临终老人的生理状况提供恰当的治疗和护理

针对临终老人的生理状况提供恰当的治疗和护理主要工作包括以下几方面：

(1)改善微循环。

(2)改善呼吸功能。

(3)疼痛控制。

(4)口腔和皮肤护理。

(5)感知觉护理。

需要特别注意做好基础护理，保持老人的皮肤完整性，使病人感到舒适，并保持较好的外在形象。在进行基础护理时，不要忘记遮挡老人，尊重老人的隐私，绝不能随便应付。

四、针对老人进行的心理护理

(一)减轻痛苦

尽量避免各种不必要的检查(如 CT、核磁共振)和无价值的治疗(如化疗、放疗、导管插入)，以免加重老人的痛苦，对于癌症晚期老人尤其如此。临终心理关怀的关键是控制恐惧，减轻老人在生理和心理上的痛苦和压力。

(二)经常给病人进行生理抚摸

人的皮肤是爱和情感交流的"感受器"，皮肤的感觉可以缩小彼此之间的心理距离，增强信赖感。爱和情感交流是临终老人特别强烈的情感需要，医护人员和家属应予以满足。抚摸的部位可以是手、胳膊、额头、腿部等外露部分。抚摸者的手要温暖适度，动作要缓慢舒适，使老人感觉到放松、舒服和安全，从而起到减轻老人的孤独、寂寞和恐惧感。在进行生理抚摸前需征求老人的同意和配合。

(三)耐心倾听，诚恳交谈

当临终老人渴望表达自己内心的感受和想法时，护理人员一定要及时给予关注，认真仔细倾听，并适时地通过表情、眼神或手势来表示尊重和支持。在交谈过程中了解老人的真实想法和愿望，以便在将来创造条件满足老人未达成的要求，使其没有遗憾地离开。此外，也可以引导老人多多回忆过往生活中美好的事情，以增强人生的圆满感。

(四)帮助老人保持同社会的联系

老人在几十年的生活经历中，有着广泛的社会关系，也会结识许多好友。在自己生病住院的时候，会希望有亲人陪伴、朋友探望。所以，护理人员和家属要设法了解

临终老人的朋友和他们的联系方式，尽量帮忙安排探访的相关事宜。

(五)适时进行死亡教育

死亡教育旨在帮助濒死老人克服对死亡的恐惧，学习"准备死亡、面对死亡、接受死亡"，从而能够在心理上比较平静地接受死亡。将家属纳入死亡教育的安排，也能够帮助他们适应老人病情的变化和死亡，缩短悲痛过程，减轻悲痛程度。需要注意的是，死亡教育比较适合在老人情绪相对平稳时开展，当老人处于否认、愤怒情绪中时，认可他们的情绪才是第一位的。在死亡教育中，对优死的宣传有着突出的意义。优死指的是临终老人在医护人员和家属的精心护理下，心理上毫无牵挂、生理上无严重痛苦折磨，平静安详地离开人世。同时，留在世上的亲人不会因为没有采取医疗措施延长患者生命而感到内疚和自责。

(1)指导临终老人家属参与护理。临终老人家属参与护理既是护理工作的需要，也是老人的一种心理需求。老人家属的护理效果是任何人都无法替代的。亲人的护理不仅可以维持老人的尊严，同时能缓解其孤独和不安，有利于稳定情绪。要尽量让家属留床守候，聆听老人的自语和诉说，用正面积极的语言鼓励和安慰老人。

(2)做好家属的心理辅导。一般而言，临终老人家属在得知其亲人临终的讯息时，在情绪上同样要经历震惊、否认、愤怒、悲伤和接受几个阶段。因此，在关注老人的心理需求的同时，也需要对老人家属身心遭受的困扰和痛苦进行疏导和安抚。护理人员要注意与家属沟通，建立良好的关系。鼓励家属宣泄内心的情感、说出内心的感受，给予安慰和理解。此外，还需积极解释临终患者的真实情况，减少家属疑虑。同时，也应尽量为家属在医院的陪护以及善后等实际事务提供帮助。

五、心理护理效果评价

检验死亡教育效果和对应心理护理是否达到预期目标，列出执行措施后出现的反应；再将反应与原来制定的护理目标进行比较、以观察是否达到要求。

练习题(扫二维码查看练习题答案)

一、名词解释

1. 死亡焦虑
2. 死亡教育
3. 临终关怀

二、简答题

1. 简述死亡教育的基本内容。
2. 如何对老年人进行死亡教育？
3. 简述临终关怀的主要内容。
4. 简述临终关怀的实施原则。
5. 简述临终病人的心理分期及护理。

三、案例题

年轻女孩肖佳一年前失去了自己的外婆，至今只要看见病床仍会伤心不已。一年前，胃癌晚期的外婆拉着肖佳的手说想回老家，可肖佳担心外婆的身体受不了路途颠簸；外婆想吃咸菜，家人却硬让外婆吃其他营养品；外婆不想再做化疗，肖佳哄她"再做一次就会好"。外婆弥留之际意识已不清醒，那一刻肖佳才忽然明白，在外婆还能清楚地和她相处的时光里，她和父母"只顾做了自己想做的事情而全然没有顾及外婆想要什么"。

思考：

1. 肖佳和她的家人在对外婆的照料和护理中出现了什么问题？

2. 在老人临终前给予什么样的照料和支持才是合适的？

3. 如何对丧亲家属进行心理护理？

📖 推荐阅读

1. 纪慈恩. 遗愿清单——一个临终关怀工作者的手记[M]. 武汉：长江文艺出版社，2018

2. [美]阿图·葛文德. 最好的告别[M]. 杭州：浙江人民出版社，2015

参考文献

[1]卞国凤. 老年社会工作方法与实务(第2版)[M]. 北京：北京师范大学出版社，2021.

[2]常国胜. 老年心理障碍识别与干预指导手册[M]. 郑州：郑州大学出版社，2020.

[3]庄田畋，王玉花. 中医心理学(第3版)[M]. 北京：人民卫生出版社，2019.

[4]邹文开，赵红岗，杨根来，等. 失智老年人照护职业技能教材(中级)[M]. 北京：中国财富出版社，2019.

[5]潘芳，吉峰. 心身医学(第3版)[M]. 北京：人民卫生出版社，2018.

[6]姚树桥，杨艳杰. 医学心理学(第7版)[M]. 北京：人民卫生出版社，2018.

[7]中国就业培训技术指导中心，中国心理卫生协会. 心理咨询师[M]. 北京：中国劳动社会保障出版社，2017.

[8]梅陈玉婵，林一星，齐铱. 老年社会工作(第2版)[M]. 上海：格致出版社，2017.

[9]蒋玉芝，孙鹃娟. 老年人精神文化服务指南[M]. 北京：高等教育出版社，2017.

[10]王晓秋，孙颖心. 老年心理辅导师实务培训[M]. 北京：高等教育出版社，2017.

[11]孙颖心，齐芳. 老年人心理护理[M]. 北京：中国劳动社会保障出版社，2014.

[12]王大华，王玉龙. 老年心理病理学[M]. 北京：中央广播电视大学出版社，2014.

[13]宋岳涛，刘运湖. 临终关怀与舒缓治疗[M]. 北京：中国协和医科大学出版社，2014.

[14]徐坤，林雪，邓鸣菲. 老年心理解码[M]. 北京：中国轻工业出版社，2013.

[15]高云鹏，胡军生，肖健. 老年心理学[M]. 北京：北京大学出版社，2013.

[16]陈勃. 对"老龄化是问题"说不—老年人社会适应的现状与对策[M]. 北京：北京师范大学出版社，2010.

[17]陈露晓. 老年人心理卫生与保健[M]. 北京：中国社会出版社，2009.

[18]陈维樑，钟莠莉. 哀伤心理咨询理论与实务[M]. 北京：中国轻工业出版社，2006.